JN098407

WRITTEN IN BONE

HIDDEN STORIES IN
WHAT WE LEAVE BEHIND

SUE BLACK

SUE BLACK

[iliac crest]

[ilium]

[pelvic brim]

ONE OF THE WORLD' S LEADING
POLOGISTS. UNTIL 2018 SHE WAS DIRECTOR
ITRE FOR FORENSIC SCIENCE AT THE
Y PRO-VICE CHANCELLOR FOR PUBLIC
SITY AND THE CURRENT PRESIDENT OF THE
E OF GREAT BRITAIN AND IRELAND.
DER OF THE ORDER OF THE BRITISH
EMPIRE IN THE 2016 QUEEN' S BIRTHDAY HONOURS FOR SERVICES TO FORENSIC ANTHROPOLOGY. SHE IS THE AUTHOR OF THE CRITICALLY ACCLAIMED SUNDAY TIMES BESTSELLER ALL THAT REMAINS.

骨は知っている

声なき死者の物語

スー・ブラック
宮崎真紀＝訳

AKISHOBO

WRITTEN IN BONE

HIDDEN STORIES IN WHAT WE LEAVE BEHIND

BY

SUE BLACK

ILLUSTRATIONS DRAWN BY GLOBAL BLENDED LEARNING LTD

トムへ。

私の人生はあなたで始まって
あなたで終わると言えそう。

目次

※本文中の〔　〕は訳註を表します

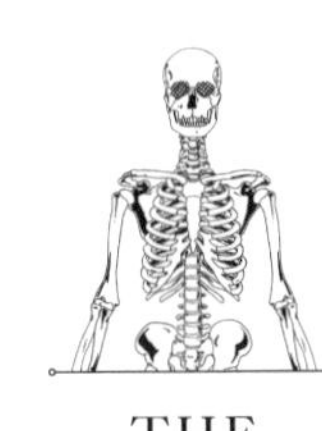

THE
Skeleton

序章

骨格

肉体は忘れるが、骨は憶えている
——ジョン・ジェファーソン（アメリカ人作家）

私たちの人生の記憶が刻まれる場所は脳だけではない。成人の骨格は二〇〇以上の骨で構成され、一つひとつに物語がある。尋ねれば誰にでも喜んで話してくれる骨もあれば、手際のよい科学者が辛抱強く上手にその気にさせない限り打ち明けてくれない骨もある。骨は私たちの体の土台となり、皮膚や脂肪、筋肉、臓器などが土に還ったあとも後々まで残る。頑丈な造りで私たちを二本足で立たせ、体形を保つ役割を果たす。だから骨こそが、その人がどんなふうに生きてきたのかを見守る最後の衛兵となるのも、当然と言えば当然だろう。

骨は乾ききった死んだ組織と考えられがちだが、人が生きているあいだは骨も生きている。切断すれば出血するし、折れれば痛むし、みずから修復して本来の形状に戻ろうとする。私たちが生まれてから死ぬまで骨はともに成長し、ライフスタイルが変わればそれに適応し、変化する。人の骨格はとても複雑な生体組織で、その維持には臓器から得た栄養を広範な動脈網を通じて取り込む必要があり、動脈同様に細かく広がる静脈網やリンパ網によって老廃物が除去される。

生きている骨には、構造を強固にするために、カルシウムやリンといった無機物やフッ素、ストロンチウム、銅、鉄、亜鉛などの微量元素がくり返し組み入れられる。しかし、もし骨が無機物だけで構成されていたとしたら、いともたやすく折れてしまう。そのため、柔軟性を与えるコラーゲンという有機物が含有されている。タンパク質の一種であるコラーゲンは、「糊（のり）」を意味するギリシア語を語源とすることからわかるように、文字どおり無機物を接着して、強さと弾力性の両方を兼ね備えた複雑な結合物を誕生させる。

以前は学校の生物の授業で、骨のこの二つの基本要素それぞれの役割を明らかにするため、こんな実験をよくおこなっていた。まず骨を二本、たいていはウサギの大腿骨（出どころは、私の父が狩猟に出かけたときの獲物ということが多かった）を用意し、一本は窯（かま）で高温で焼いて有機物を除去する。すると、柔軟性を与える要素がなくなって無機物のみとなり、残るのは基本的には灰だけとなる。骨は一時的には形状を保っているかもしれないが、誰かがつかもうとしたとたん、いきなりぼろぼろと崩れてしまうだろう。

もう一本は塩酸に浸し、無機物を溶脱させる。すると、骨を硬くしていた要素が失われて、骨の形をした〝ぐにゃぐにゃなもの〟しか残らない。指でつまむとちょうど消しゴムみたいな感触で、真ん中で曲げれば折れずに端と端がくっつくだろう。有機物にしろ無機物にしろ片方だけでは骨の機能を果たさず、両方が組み合わさって初めて、人間が進化し、存在するための礎（いしずえ）となったのである。

骨は見かけはとても硬そうだが、切って中を開くと、まったく異なる二種類の素材からできていることがわかる。食卓に出される骨付き肉の骨や、犬が齧（かじ）るための骨を見て、このことに気づいている人も多いだろう。外側の厚い殻の部分（緻密骨）は高密度で象牙のような外観をしているが、内側の繊細な格子構造（海綿骨あるいは骨梁）はハチの巣に似ている。骨中央の空洞は脂肪と造血幹細胞から成る骨髄液で満たされており、ここで赤血球、白血球、血小板が作られる。つまり骨は、筋肉を支えるためのただの枠組みではなく、無機物の貯蔵庫であり、血液成分の工場であり、内臓の防護壁でもあるのだ。

骨は人の一生のあいだ継続的に部品交換を続けるが、一五年ごとに根本的に刷新されると考えられている。部分によって変化の速度が異なり、海綿骨は緻密骨より頻繁に改築される。海綿骨では、細かい骨の小柱が個別に折れることがあり、長い年月のあいだにあちこちに微細な亀裂が入るので、骨全体がひしゃげてしまう前に即座に交換する必要がある。こんなふうに私たちの骨はメンテナンスを続けているわけだが、このメンテナンスはもともとの骨の形にはほとんど影響しない。とはいえ、骨の一部がダメージを受けて改築を余儀なくされたり、年齢とともに部品の交換方法が変わったりするため、骨格の外観は年齢とともに徐々に変わっていく。

　だから、体を最大限に機能させるには、骨に栄養を与えるために何を食べるかということがとても重要になってくる。骨に含まれる無機質の密度がピークを迎えるのは三〇代で、妊婦や授乳中の母親はとくに無機質が不足し、また、年を取れば誰もが足りなくなって、骨はしだいにすかすかになり、脆くなる。閉経後の女性はとりわけそれが顕著だ。骨を守っていた女性ホルモン、エストロゲンの減少によって、保護機能が働かなくなるからだ。エストロゲンが減ると、いわば水門が開いてそこから骨の無機物が流れ出すまま補充されない状態になり、骨がますます弱くなる。これが骨粗鬆症を引き起こし、簡単に骨折してしまうようになるのだ。一般に手首や股関節、背骨が折れやすいが、転んだり、どんな形にしろ何かにぶつかったりすれば、骨折はどの箇所でも起こりうる。とくに強く打ちつけたわけでなくても、たとえば少しいつもと違う動きをしただけで骨が折れてしまう。

　そういう意味でも、若いうちにできるだけ無機物を蓄えておくことが大事になってくる。成長期に骨の最も重要な無機成分であるカルシウムを摂取するのに最適なのは、今も昔も牛乳だ。学校で牛乳が無料提供されたのはそのためである。イギリスでは第二次世界大戦後にこの制度が始まり、保育園に通う五歳未満の子供には現在も提供が続けられている。

　健康的な骨に必要なもう一つの重要成分はビタミンＤで、これが骨に必要なカルシウムやリンの吸収を助けてくれる。乳製品や卵、油性魚に多く含まれているが、最大の供給源は日光の中波長紫外線（UVB）だ。紫外線に当たると、皮膚のコレステロールがビタミンDに変化するのである。ビタミンD不足はさまざまな病気を引き起こすが、これは子供に顕著だ。ずっとおくるみに入れられていた赤ん坊や外遊びをしない子供は、たとえばくる病のような病気を発症して、骨が軟化したり脆くなったりする。下肢に問題が現れることが多く、足首が内側や外側に曲がってしまうのが典型的な症状だ。

硬組織にしろ軟組織にしろ、体のどんな部分にも、私たちの体験や習慣、行動の痕跡が残っている。必要なのは、どんなツールを使って証拠を回収し、解読し、解釈すればいいか知ることだけだ。たとえば、アルコール依存症は肝臓に傷を残す。メタンフェタミン中毒は歯に記録される（〝メス・マウス〟）。脂っこいものばかり食べていると心臓や血管、場合によっては皮膚や軟骨、骨にまでその印が残り、それが心臓にダメージを与えて、外科医が早急に胸郭を開く必要に迫られる。

こうした過去の記憶の多くが、じつは骨の中にしまい込まれている。その人がベジタリアンだったかどうか骨を調べればわかるし、鎖骨の折れた痕はマウンテンバイクで転んだお土産かもしれない。ジムで長時間バーベルを使ってトレーニングを継続したことは、発達した筋肉だけでなく、その結果として筋肉と骨の接合部分が強化されていることからも推察できる。

これらは、ふだん私たちが記憶と定義するものではないかもしれないが、じつは私たちの人生という名のサウンドトラックを構成する、とても正直で信頼できるバックグラウンドミュージックとなる。いつもはほとんど聞こえず、おそらくは医療者などが医用画像を用いて詳しく調べない限り、音楽は表に出てこない。あるいは、人が思いがけず命を落としたとき、その人が生前何をしていた人物で、どうして死亡したのか、調査を担当することになった者が遺体の音楽を聴こうとするケースもあるだろう。

それにはその音楽を聴き分ける訓練を積んだ者が必要だ。一曲全部、完全な形で取り出そうとするのは不可能かもしれないが、メロディのほんの一部さえ聴き取ることができればおおよそをつかめることもある。たとえば、イントロを聴いて曲名当てをするクイズみたいに。

法人類学者の仕事は骨を読むことだ。あたかもそれがレコードであるかのように、専門家ならではのレコード針を動かして、人生という長い曲の一部である、体に刻まれた記憶の小さな破片を探し出し、遠い昔にそこにあったはずの曲を少しずつ上手に取り出すのである。それはたいていの場合、すでに終わってしまった人生だろう。私たちはそれがどんな人生だったか、その人生の主人公はどんな人だったのか、知ろうとする。骨に記録されたさまざまな経験を見つければ、それが人生を語りだし、おそらくはその体が名前を取り戻すきっかけになる。

法人類学という学問——法医学的に人間あるいは人間の遺骸を研究する——の範疇で遺体あるいは遺体の一部と対面したとき、研究者は次の四つの基本的問題に取り組まなければならない。適切な人材が適切な方法で適切なポイントを調べれば、たいていは答えが出る。

まず何より、その遺骸は人間のものか？

思いがけない状況で白骨遺体が見つかったとき、この最初の疑問の答えが出ない限り、警察は捜査を始める意味がない。人間のものと仮定して警察に助言をして、それがイヌやネコ、ブタ、あるいはカメのものだと判明したりすれば、とんでもない無駄遣いをしたことになる。法人類学者は、目の前にある素材がどこから来たのか迷うわけにはいかない。つまり、自分がフィールドとする国や場所で見つかりやすい生物種の骨についてよく知っておかなければならない、ということだ。

英国は島国なので、当然ながら、海岸にさまざまな生物の遺骸が流れ着く。海洋性動物であることが多く、アザラシやイルカ、クジラなど、生きているか死んでいるか、あるいは腐敗しているかにかかわらず、それぞれの身体的特徴に通じておく必要がある。

また、ウマやウシ、ブタ、ヒツジなどの家畜、イヌやネコなどのペット、ウサギ、シカ、キツネなど野生動物すべての骨の特徴にも明るくなければならない。どの動物のどの骨も少しずつ違うとはいえ、骨はその機能に準じた形をしているため、共通の特徴がある。大腿骨は、ウマのものであれウサギのものであれ、大腿骨らしい形をしている。あとは大きさと形状の微妙な違いがあるくらいだ。

祖先が同じ種はそれだけ骨の見分けがつきにくく、たとえばヒツジとシカの椎骨を区別するのはかなり難儀だ。捜査官に基本的な解剖学の知識があれば、人間の骨と動物の骨を混同することはまずないが、法人類学者でさえ注意が必要な骨もある。人間とブタの肋骨はとてもよく似ている。ウマの尾骨は人間の指骨と見誤りやすい。何より混乱を招くのは、私たちと共通の祖先を持つ種、霊長類だ。英国ではめったに起こらない問題だとはいえ、法医学の鉄則の一つとして、何事も当たりしよう。
前と考えるな、という言葉があるように、例外がないということはない。それについては追々紹介

白骨遺体が地表あるいは地中で見つかることもある。地中にあった場合、それは故意に埋められたもので、埋めたのは人間だとまずは考える必要がある。埋められているなら人間の遺体と普通は考えるが、ペットのような自分にとって大切な動物という場合もある。ペットについては、たとえば自宅の庭や林など、主人の好きな場所に埋められることが多いが、人の遺体であれば、決まった場所、つまり墓地に埋葬されるものだ。だから、裏庭や畑など、本来遺体などないはずの地表や地中に骨があったとき、いくつもの疑問に答えを出さなければならない。要するに、捜査が始まるのである。

第二に、その遺体が科学捜査に価するものかどうかはっきりさせる必要がある。最近見つかったからといって最近遺棄されたものとは限らないし、古代ローマ時代の遺体について殺人の捜査をしてもまず解決しない。テレビの推理ドラマでは、医師や法病理医、法人類学者がまず訊かれる質問はいつも「死後どれぐらい経ってますか、先生?」だ。必ずしも簡単に答えられるわけではないが、ごく大雑把に言えば、もし遺体が完全には白骨化していなかったり、脂肪で湿っていたり、悪臭がしたりすれば、死後まだそれほど時間が経っていない可能性が高く、法科学調査をおこなう価値がある。

遺体が完全に白骨化していた場合、判断が難しくなる。それが世界のどこで見つかったかによっ

て、遺体が白骨化するまでにかかる時間が異なってくる。気候の暖かい場所では昆虫が活発に活動し、地中に埋まっていない遺体ならものの二週間で白骨化する。地中にあった場合、分解の速度はもっと遅くなる。地中は温度が低く、昆虫の活動も限定的なので、白骨化するまでには、状況によっては、二週間から一〇年以上かかることもある。非常に寒くて乾燥した気候下では、永遠に白骨化しないこともある。可能性がこれだけ幅広いとしてもそれで警察が慌てるわけではないが、死後経過時間（TDL）の判断は精密科学とはとても呼べないものなのだ。

とはいえ、ここを越えたら法科学調査の対象にはしないという妥当な判断基準を設けることは重要だ。もちろん、白骨遺体が発見されたときに、死後経過時間とは関係なく法科学調査対象とするケースもないわけではない。たとえば、イングランド北西部のサドルワース・ムーアで子供の骨が見つかったときには、どんなものであっても、一九六〇年代にイアン・ブレイディとマイラ・ヒンドリーが起こしたムーアズ連続殺人事件との関連性が必ず調べられる。被害者の遺体がまだすべて発見されていないうえ、犯人は両者とも、たとえ何か隠していることがあったとしても、胸に収めたまま墓場に持っていってしまったからだ。

ただし通常は、七〇年以上前に死亡した人間の白骨遺体の場合、犯人逮捕に至る可能性が低いため死亡状況を調べるケースはあまりなく、原則的には、調査するとしても考古学的見地からおこなわれる。ただしこれは、人の寿命から考えて犯人に責任を問えるかどうかという判断基準から純粋に理論上作られた区切りであって、TDLを正確に決定できるような科学的方法論はいまだないのである。

ときには状況証拠が判定を助けてくれる。古代遺跡付近で、ローマ時代のコインと一緒に埋まっていた白骨遺体に警察が関心を持つことはない。また、オークニーの砂丘で、吹き荒れた嵐のおかげであらわになった遺骸についても同じ。それでも万が一のことがあるので、いちおう鑑定はおこなわれる。法人類学者は、発見されてから比較的早い段階で遺体を調べ、もし結論が出なかったときには、検体がラボに送られる。炭素の放射性同位元素であるC^{14}は空気中や木や骨といった有機物内で自然に生成され、考古学者たちは一九四〇年代からこれを使って、遺物の古さを計測してきた。C^{14}のレベルは、植物なり動物なりが死ぬとすぐに減少し始め、基本的には、骨が古ければ古いほど存在するC^{14}も少なくなる。この放射性同位元素が完全に崩壊するまでには何千年もかかるため、放射性炭素年代測定が活用できるのは、分析される時点から少なくとも五〇〇〇年以上前のものに対してだけだ。

とはいえ、前世紀以来、人類は地表での核実験を続けて放射性炭素の測定値を攪乱し続けている。核実験は人工的な同位体を生み出し、その一つが半減期わずか三〇年足らずのストロンチウム90である。ストロンチウム90は核実験がおこなわれる前は存在しなかったため、もしそれが骨の基質から検出されたとすれば、骨の持ち主が存命中にそれを取り込んだことになり、彼/彼女が死亡したのはこの六〇年以内と範囲が狭められる。しかし、自明のことだが、いずれはこのやり方も役に立たなくなる。その白骨遺体が土に埋められてから一一年が経過しているでしょうなどと断言するような、テレビ番組に出ている法病理医のことはけっして信用してはならない。そんなのはまったくの出まかせだ。

第三の疑問、それは、この人物は誰かということだ。

もし遺骸が最近死亡した人間のものだと判明したら、その身元を突きとめなければならない。もちろん骨に氏名が刻まれているわけではないが、この人ではないかというヒントを与えてくれることがしばしばだ。ある程度特定できたら、まずは遺骸から得られるデータをその人物の医療記録や歯科記録、家族の生物学的データなどと比較する。法人類学者の専門性が最も必要とされるのは、この身元確認作業をおこなうときだ。この人は男性か女性か？　死亡したとき何歳だったか？　人種や出身地は？　背の高さは？

こうした疑問に答えることで、人間を分類する四つの基本要素がわかる。つまり個人の主要な生物学的特徴を構成する、性別、年齢、人種、身長である。たとえば、二〇代から三〇代の白人男性で、身長は六フィート（約一八四センチメートル）から六フィート三インチ（約一九二センチメートル）というように。これに合致しない人は自動的に行方不明者リストから除外され、可能性が一気に狭まる。数値の規模をイメージしてもらうために言うと、最近の行方不明者リストでは、今挙げたような生物学的特徴で、可能性のある人物は一五〇〇人強に絞り込まれる。

私たちは骨を前にして、ほかにもありとあらゆる疑問を投げかける。この女性に子供はいたか？　関節炎が歩行に影響を与えていたか？　どこで人工股関節置換術を受けたのか？　いつどうやって橈骨を骨折したのか？　右利きか左利きか？　靴のサイズは？　体の各部分は、その人物について何かしらは語ってくれるもので、長く生きれば生きるほど、語る内容が豊かになる。

もちろん、死者とその名前を再び結びつけるうえで、ＤＮＡ鑑定は大きな技術革新だった。だがそれが役立つのは、死者のＤＮＡと比較できるデータがあった場合に限られる。つまり、比較対象となるＤＮＡのサンプルが前もって記録に残っていなければならない。しかしこれは、警官や兵士、法科学者など、職業上の理由からＤＮＡサンプルを登録してある少数派か、過去に罪を犯して有罪になった者以外にはまずありえない。遺体の身元がほぼ確実にわかっているなら、自宅やオフィス、車などから本人のＤＮＡを採取するか、親きょうだい、子供などのそれと比較することもできる。ときには親類の記録がすでに犯罪データベースにあり、間接的につながりが判明することもある。

分子科学ではどうにもならないとわかると、法人類学によって骨そのものにフォーカスするのがしばしば最後の手段となる。死者の名前が明らかにならない限り、当局が犯罪捜査すべきと判断するのはきわめて難しく、遺体の語る物語を、刑事司法制度や残された家族が納得のいくまで調べることさえ困難になる。

そして最後の疑問は、死因や死に至る経過を調べるうえで、私たち法人類学者が力になれるのかどうか、ということだ。

法人類学者は研究者であり、英国では一般に医師免許は与えられていない。人がどうやって亡くなったか（死の様態）、死因は何かを判断するのは法病理医（検死医）の専門であり、彼らがその責を負うことは明確になっている。たとえば、被害者は鈍器で頭部を殴られたというのは死の〝様態〟であり、失血死というのは死の〝原因〟である。しかしこれは、法病理医と法人類学者がうまく連携できる分野でもある。ときに骨は、人の身元だけでなく、その人に何が起きたのかについても語ってくれるからだ。

死の様態と死因を特定しようとするとき、私たちは法科学者それぞれ専門ごとに異なる疑問を持って臨む。この子供にはあまりにも多くの古い骨折痕があり、虐待を受けていたとしか考えられないのではないか？　この死戦期骨折（ペリモーテム）は、この女性が自分の身を守ろうとして起きたのでは？

専門家は自分の疑問に対する答えを出すために、体のそれぞれ異なる部位から情報を読む。臨床医は疾病の兆候を見つけるために軟組織や臓器を調べ、臨床病理医は癌組織の生検をおこなったり、細胞の変化を分類して、疾病の性質および進行を特定したりする。法病理医は被害者の死因や死の様態に注目する一方、法毒物学者は遺体の血液、尿、眼球の硝子体液、髄液など体液を分析して、薬物やアルコールを摂取していなかったかどうか調べる。

あまりにも多くの科学分野がそれぞれの専門だけに注目し、ときとして近視眼的にそこだけを注視するせいで、全体像がぼやけてしまうことも多い。臨床医や病理医からすると、骨はペンチや電気ノコギリで割り開けて、中の組織を取り出すだけの存在になりがちだ。損傷していたり、明らかな異常があったりしなければ、ざっと眺める程度だろう。法生物学者たちは、骨自体より骨の内側に隠された細胞のほうに興味があり、骨を切り刻み、すりつぶして粉にし、奥深くに潜む核細胞の暗号を手に入れようとする。法歯科医は、歯を見ると興奮するが、その歯を支えている骨にはそれほど目を向けないだろう。

だから骨の歌は誰にも聴かれないまま終わる可能性がある。でも、骨は人体の中で最も耐久性に富み、場合によっては何世紀も残って、軟組織が語る物語が失われてしまったずっと後まで記憶を留め続けるのだ。

もし遺体の身元がＤＮＡや指紋、歯型の照合で明らかになれば、ほかのすべての作業が終わり、専門家たちが別の牧草地に移動してしまうまで、誰も目を向けないだろう。遺骸が発見されて何か月ものち、ときには何年も経ってから、法人類学者がそれと向き合い、ようやく骨がその記憶を白日のもとに晒すということもある。

もちろん研究者側は、何を調べることになるのか自分では決められない。新しい遺骸であればあるほど、そして骨格が完全なものであればあるほど、より多くの物語を回収できるが、残念ながら、どこも欠けていない姿で、しかも良好な状況で見つかるとは限らない。遺棄されたり、どこかに隠されたり、埋められたりしていた遺体は、時間に蹂躙される。動物は骨を食い荒らし、破壊するし、天候や土壌、化学物質は共謀して、その遺体が秘めている生前の歌を人に聞かせまいとする。

法人類学者なら、どんな小さな骨のかけらからでも歌の一部なりとも回収しようとするが、それには、どこから何が見つかるかきちんと把握していなければならない。複数の骨が同じ物語を語っていれば自分の意見に自信が持てるが、ひとかけらの骨しか見つからなかった場合、解釈にはもっと慎重を期さなければならない。フィクションに登場するお仲間たちとは違い、私たちはつねに地に足をつけ、現実的に考える必要がある。

法人類学は、歴史的過去ではなく、比較的新しい過去の記憶を扱う学問であり、骨考古学あるいは自然人類学とは違う。裁判所ではなく裁判当事者が訴追を主導する英米の司法プロセスでは、私たちはいつ法廷に呼び出されて自分の意見や考えを述べることになっても困らないよう、準備をしておく必要がある。そのため結論を出すときには、厳密に科学的な裏付けがつねに欠かせない。自分の理論について研究を重ね、実験し、再実験し、出した結論の統計学的可能性について隅々まで精通し、正しく伝えなければならない。専門家による証言に関する刑事訴訟規定第一九条や、証拠の開示、未使用素材、事案管理に関する同規定を理解し、忠実に従う必要がある。当然ながら、厳しく反対尋問されるだろう。被告の有罪あるいは無罪を最終的に決める陪審員が私たちの提出する証拠を考慮するとなれば、私たちは科学にもとづいた正しい理解と解釈を確実におこない、はっきりとわかりやすく証言しなければならないし、方法論や手続きに厳密さが要求される。

かつて法人類学は、人の興味をくすぐる法科学の世界と触れ合うのに、いちばん手っ取り早いルートだと見なされていたかもしれない。なるほど、犯罪もののフィクションで法人類学の専門家に捜査をさせてみたくなる、そんな魅力にあふれている分野だということは確かだ。だが、今はもうそんな余地はない。英国では、法人類学者は王室認可の専門組織の管理下に置かれている職業だ。まず試験を受け、その後も活動を続けるには五年ごとに試験を受け直して、信用のおける専門家からきちんと認可を受けなければならない。探偵の真似事をしている余裕などもはやないのだ。

本書はみなさんを、フィクションではなく現実世界に焦点を合わせた、解剖学や法人類学のレンズを通して見る、人体を巡る旅にお連れする。章ごとに人体を分け、解剖学について学んだ法人類学者がどうやって遺体の身元特定を手伝うか眺め、死の様態と死因を特定する法病理医や、自分の専門に即して遺体から得た情報を解釈する法歯学者や放射線医にどんなふうに協力するか、見ていくことになる。人の人生や経験がいかに骨に書き込まれているか、私たちがその物語を科学の力でどんなふうに明らかにするか、知ってもらえるだろう。骨に関する私たちの知識がさまざまなデータを紡ぎ合わせると、驚くような事実が浮かび上がる――まさに、事実は小説より奇なり。

例として登場する事件や捜査はすべて実際にあったものだが、死者やその家族を尊重して名前や場所は変えてある。法廷に持ち込まれ、当事者について詳細が報道されたケースのみ、実名を含めた。死者にもプライバシーを守る権利がある。

第一部

頭部

頭蓋骨

PART I

THE HEAD

CRANIAL BONES

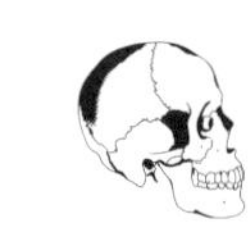

THE
Brain Box
Neurocranium

第一章　脳の容れ物（ブレイン・ボックス）——脳頭蓋

人生の真の顔は髑髏（どくろ）である

——ニコス・カザンザキス（作家、一八八三—一九五七）

図像学において、髑髏ほど瞬時に死を連想するイメージはほかにない。髑髏やその絵は、太古から多くの文化や文明で儀式に使われてきた。今日でもハロウィーンの恐ろしげなシンボルマークやヘヴィメタル・バンドのロゴ、バイカーや大昔の海賊のエンブレム、毒物を表す国際的な記号、少々気味の悪いゴスたちが好むTシャツのモチーフなど、あちこちでもてはやされている。

派手な装飾が施されたヴィクトリア時代の頭蓋骨（とうがいこつ）は、商売目的で作られた小美術品（オブジェ・ダール）だが、それは、先コロンビア期のアステカ文明やマヤ文明のものと喧伝された悪名高き水晶髑髏もそうだった。結局その多くは、金持ちの収集家を騙すために一九世紀末に製造された人工遺物だったことが判明した。偽造髑髏は、金儲けのためだけでなく、科学的な仮説を裏付ける〝証拠〟として作られたこともある。一九一二年のピルトダウン人捏造事件は、サルと人間をつなぐ進化の〝ミッシング・リンク〟が見つかったと学術界に信じ込ませようとしたものだった。イースト・サセックス州のピルトダウン近くの砂礫(されき)層で発見されたとされるその人類風の頭蓋骨は、一九五三年に捏造であることが明らかにされた。〝脳の容れ物〟つまり脳頭蓋は小ぶりの現生人類のものだったが、加工された下顎はオランウータンのものと証明されたのだ。英国学術界は清廉潔白であるというイメージが崩れた、歴史的汚点となった事件だった。

二〇〇七年、現代美術家のダミアン・ハーストが象徴的な作品『神の愛のために(フォー・ザ・ラヴ・オブ・ゴッド)』を制作すると、髑髏はさらに高額なアート作品となった。作品のタイトルは、ハーストが母親からいつも「いったい全体(フォー・ザ・ラヴ・オブ・ゴッド)、このあとどうするつもり?」と言われ続けていたことからつけたものだという。今回その答えとして、彼はプラチナで人間の頭蓋骨を仰々しくかたどり、表面に八六〇〇個以上の傷一つないダイヤモンドを敷き詰めて、額の中央には、すべてを見透かす第三の目を表す巨大な洋ナシ型ピンクダイヤモンドを嵌(は)め込んだ。主題は〝メメント・モリ〟であり、人間は死すべき運命を背負っていると知らしめると同時に、生命にはできなかったことを芸術は成し遂げるとほのめかす。つまり、美は永続し、腐敗に打ち勝つ、というわけだ。製作費は一四〇〇万ポンドにのぼると言われている。誰にそれが売却されたのか、いや、はたして本当に売れたのか、今も謎だ。なにしろ、五〇〇〇万ポンドという天文学的価格がついていたのだから。

このハーストの作品には、二つの点で困惑させられる。こんな、ある意味おふざけとも思えるアートにダイヤモンドをこれでもかと使うことはどうでもいい。しかし、基盤になった頭蓋骨はイズリントンにある剝製店で購入されており、その古さに関係なく、私たちの祖先の遺骨を売買することが倫理的に許されるのかという疑問を生む。過去のいずれかの時点で、それは誰かの息子あるいは娘だったのだ。一族の墓にあった祖先の遺骨が人に売られたりしたら、誰だってかんかんになるだろうし、だとしたら、同じように他者の遺骨にも敬意を払うべきではないか。第二に、歯は実物であり、この鋳造物にそれが埋め込まれているということは、芸術のために遺骸が損壊されたということだ。そうやって遺骸を勝手にばらばらにすることに私は腹が立つし、そんなことを平気でするくらいだから、埋めた歯の位置もいい加減なのではないかといやでも疑いたくなる。

髑髏がシンボルとしてこれほど訴求力を持つのは、遺体の中で最もはっきりと人間を表しており、人としての核になる部分だからだろう。脳が鎮座し、知性やパワー、人格、感覚の所在地であり、魂が宿る場所だと考える人さえいる。私たちは、たとえば膝小僧ではなく、顔によって人を認識し、人と交流するときは普通顔を見る。意識や知性がそこに存在するとすれば、人間性や自己の存在する場所でもある。いや、私たちが骸骨や髑髏に心惹かれるのは、もっと単純な理由からかもしれない。私たちはみな体を持ち、わがもの顔で使ってはいるが、骨はだいたいにおいて目に見えず、謎のままだからだ。

法人類学者が警察の捜査に協力要請されるとき、遺体の一部が欠けていて、その理由がはっきりしないというケースが多い。ほとんどの人が出生時は五体満足だとはいえ、例外はあって、たとえば、おそらくは羊膜索症候群という子宮内で四肢や指が欠損する珍しい状況によって、手足や指が最初から形成されなかったのかもしれない。生前に怪我で手足を失ったり、手術で切断したりすることもあるだろう。死後に発見された遺体の一部が見当たらないというケースもある。腐食動物に食われたということがほとんどだが、故意に切り取られたり、別の場所に捨てられていたりする可能性もある。とにかく、私たちの仕事はどんなときでもそうだが、あらゆる可能性を考慮し、ほんのわずかなかけらからでも最大限の情報を引き出すよう努めなければならない。

数年前、ロンドンのある教会の地下霊廟で鉛製の棺から遺体を発掘していたとき、私は同僚に「左脚が見つからない」と訴えた。彼女は、もっとよく見て、脚は必ず二本あるんだから、と私に言った。ところがこのときは違った。ジョン・フレイザー卿は一七八二年のジブラルタル包囲戦で片脚を大砲で吹き飛ばされていた。だから見つからなかったのだ。しかし一つ確かなのは、脚が片方、あるいは指が一、二本なくても人は生きていられるが、頭のないまま歩きまわれる人は地球上に一人もいない、ということだ。だからどんな白骨遺体にも頭蓋骨はあるし、あったはずだ。そして、もしなければ、私たちとしてはどうしても見つけたい部分なのだ。

私が法人類学者にまだなりたてだった頃、ロンドンで仕事をしていたときに、とても不可解な遺体に出合った。ある朝警察から連絡があり、「少々普通じゃない」事例について協力を仰ぎたいという。正直に言うと、私たちの仕事に〝普通〟はまずありえない。どんな捜査にも何かしら異常や奇妙なところがあるのだ。とにかくこちらに来て、ある家の庭で発見された白骨遺体を復元し、そのあと地元の遺体安置所で調査に協力してもらえないか、という要請だった。

検死チームは、いかにも警察署らしい、何の特徴もない灰色の建物に集まって顔合わせをした。いくつもの紙コップに入った紅茶が必ず配られ、運がいいと、ベーコンサンドイッチも提供される。事件の概要を説明してくれたのは上級捜査官（SIO）だった。

ある日、感じのいい中年女性が、やや慌てた様子で地元警察に現れ、受付の警官に、この近くにある平屋建ての建物の裏庭の敷石を持ち上げたら、遺体が見つかるはずですといきなり告げた。

捜査チームがそこへ向かうあいだ、女性は警察に勾留された。事情聴取を受けた彼女は、じつは二〇年ほど前、自分は建物の一室に住む老女の世話をしていたのだが、ある日訪ねると、老女が床に倒れて死んでいたのだと話した。気が動転した彼女は、どうすればいいかわからず、警察と揉めるのがいやで、とりあえず遺体を埋めたのだという。彼女は大家さんに、老女は病気になって養護施設に移されたので、自分がこれから部屋を掃除して引き払うつもりだと話した。しかしだからと言って、のちにわかったことだが、彼女がその後二年間にわたって、老女の年金を引き出していた理由にはならない。みなさんもそう思うだろうが、そのこと一つ取ってもどうも怪しかった。

部屋には現在は別の借り手が住んでいて、検死チームが作業をするあいだ、その人には別の場所に仮住まいをしてもらった。ガラスの引き戸を開けるとそこが庭で、パティオには灰色のコンクリート製の板石が敷かれていた。板石は簡単に持ち上がり、地表から六インチ（約一五センチ）も掘らないうちに最初の骨が発見された。この時点で、警察から私に電話があったのだ。

　庭じゅうが掘り返され、完全な白骨遺体が一体発掘された。ただし、首を除いて。私が警察にこのことを報告すると、本当にないのかと疑われた。もしかして、見逃したのでは？　仕事に不備があったかのような、首さえ認識できないひよっこ扱いのほのめかしに、私は怒り心頭で、ぴしゃりと言い返した。サッカーボールにも負けない大きさのものを、見逃すとでも？　ありえません。第四頸椎以下の骨はすべて揃っていますが、頭部と、第一から第三までの三つの頸椎は絶対にありませんでした。

　遺体安置所で頭部のないその白骨遺体を調べた限り、年配女性のものだと断言できた。両手と両足に関節炎を抱え、股関節置換術を受けていたという、情報提供者の話とも一致する。亡くなった夫が所有していた、軍用の特徴的なバックルのついたベルトさえ見つかった。老女はズボンをはくときいつもそのベルトを締めていたという。死の様態や死因を示す具体的な証拠は何もないが、遺体の身元についてはおそらく疑問の余地はないという点で、法病理医とも意見が一致した。

　老女の医療記録によれば、数年前に右股関節の置換術を受けていたが、残念ながら、身元特定の根拠として使えたかもしれない人工股関節番号は控えられていなかった。歯科医の話では、入れ歯をつけていたということだが、もちろん頭部がないので歯も見つかっていない。存命中の親類縁者もなく、家族とDNAタイプが一致するかどうかも調べられなかった。

　残っている頸椎の上部表面を調べたところ、頭蓋骨は死亡時に除去されたと考えられた。無理やり切り離されたことがわかる傷や破断が見られたからだ。

この点について明らかに隠していることがあるはずだと、勾留中の女性を追及すると、とうとう彼女は、老女がこちらをじっと見ているような気がして耐えきれず、刃物ではなくスコップの縁を使って首を切断したと自白した。彼女はそれをビニール袋に入れたが、人に見つかるとまずいので置いていくわけにもいかず、自宅に持ち帰った。それからは引っ越すたびに一緒に持ってまわっていたという。もちろん、ではその首は今どこにあるのか？　という質問が続く。彼女の答えは、庭の納屋の中の植木鉢の山の下にある、ビニール袋の中、だった。

ただちに警察チームが彼女の家の庭の納屋へ派遣された。彼女の名誉のために言っておくが、少なくともこの点については供述に嘘はなかった。チームはスーパーのレジ袋に入った頭蓋骨を遺体安置所に持ち帰った。私の最初の仕事は、その頭蓋骨が本当にその遺体に属するものかどうか確認することだった。当時はＤＮＡの利用が始まってまだ間もない頃で、〝一致する〟かどうかは断面の解剖学的な合致、頭蓋骨の性別および年齢を胴体部分と比較することが基本だった。私の手元にあったのは頭蓋骨と下顎骨（かがくこつ）、それに第一および第二頸椎で、第三頸椎はなかった。そこで切断がおこなわれたことは明らかで、それはつまり遺体と頭部を解剖学的に直接つなぐ要素がないということだった。とはいえ、頭蓋骨と下顎骨の解剖学的特徴から、それが年配女性のものであることはまず間違いなく、死亡時に歯が一本もなかったこともわかった。入れ歯を発見するのはもはや困難だろう。

しかし、驚くことはまだまだ続いた。まず、頭蓋底と第二頸椎に明らかな切断痕が複数残っていた。つまり、スコップに加え（実際にスコップが使われていればだが）、おそらく肉切りナイフのような鋭利な刃物も使われていたということだ。さらに重要なのは、頭蓋骨に骨折箇所を発見したことだった。頭部に少なくとも二か所、何か鈍器、おそらくは前述のスコップで殴られた痕があり、複数の骨折線が確認できた。法病理医は、後頭部を鈍器で殴打したことによる外傷が死因で、頭部は死亡様態を隠蔽する目的で死後に切断されたものと断定した。女性が引っ越すたびに頭部を持ち歩いた本当の理由はそこにあったのだろう。

被害者には身寄りがなく、行方不明者として一度も届けが出されていなかった。友人だったはずの人間の手でこんな暴力的な死を迎えることになった顚末は、私にはわからない。どんな状況だったにせよ、彼女の世話をしていた女性は、その老女をおそらくはスコップでたぶん二度殴って殺害し、そのあと同じスコップを使って頭部を切り離そうとしたのだろう。しかしうまくいかず、彼女は台所に行って、もっとよく切れる代わりの刃物を持ってきた。そうして頭部の切断に成功すると、それをビニール袋に入れて家に持ち帰り、パティオに穴を掘って残りの遺体を埋めた。

一人で掃除をするのは大仕事だったはずだ。そのあと彼女は犯罪の隠蔽に乗り出した。部屋を引き払う際に被害者の家財道具をおそらくは換金し、ついでに年金も懐に入れることにしたのだろう。金銭目的だったとすれば、血も涙もない犯罪だ。あるいは、言い争いがヒートアップした結果なのかもしれない。もしくは、老女の世話をするうちに積もり積もった不満がついに爆発したのか。

彼女がどんな説明をしたのか、私が内々に聞かされることはない。とにかく確かなのは、彼女は二〇年以上にわたって殺人を隠し続けたが、とうとう良心の呵責に耐えられなくなったか、嘘をつき続けるストレスに負けたかして、警察に出頭し、驚くべき告白をした、ということだ。結局彼女は殺人、死体損壊、死体遺棄、被害者の年金詐取などの罪状で有罪となり、残されたわずかな人生を刑務所で過ごすこととなった。被告が老齢であっても、刑が軽くなることはない。加重殺人の罪であればなおさらだ。

事件には通り名がつけられることが多いが、この事件は必然的に〈納屋の頭〉殺人事件として知られるようになった。私はミステリ作家によく話すのだが、私たちが実際に担当した事件を彼らが小説にしたら、きっと誰も信じないし、こんな馬鹿げた話は現実味に乏しいと一蹴されるはずだ。

この例では、骨は私たちに、頭部が故意に切断されたことに加え、老女は自然死ではなく殺害されたということまで教えてくれた。とはいえ、骨からその人の物語を読む前に、私たちはまずそれが骨かどうかを確認しなければならない。ときには別のものが人間の骨のふりをすることがあり、手元にあるものが何かきちんと把握していないと騙されてしまう。子供の骨は、動物の骨や石にさえ間違えられることが多い。成長期の骨は角の丸い小石のように見えるのだ。ただし、脳頭蓋ではそういう問題はあまり起こらない。脳頭蓋は普通、誕生前にすでに充分成長しているからだ。それでも混乱は起きる。

チャネル諸島にあるジャージー島の元養護施設〈ガレンヌの丘〉で起きた幼児虐待事件は、二〇

○八年に子供の頭蓋骨のかけらが複数発見されたと報じられたあと、世界じゅうの注目を浴びた。この〝骨〟こそが動かぬ証拠と見なされて、徹底的な捜査がおこなわれるに至り、養護施設で子供が虐待のうえ殺害され、遺体が隠匿されていたという禍々（まがまが）しい憶測が広がった。しかし、ラボで子供の頭蓋骨片の年齢鑑定をおこなった結果、そもそもそれは骨でも何でもなく、木片であり、おそらくはココナツの殻だということが判明したのだ。

結局警察は、〈ガレンヌの丘〉で殺人の証拠は見つからなかったと認めざるを得なかった。そこで発見された一七〇個近くの骨片らしきもののうち、人骨と思われるのはわずか三個で、それもおそらく何世紀も昔のものだった。

とはいえ、遺体がないからといって虐待がなかった証拠にはならず、捜査によって〈ガレンヌの丘〉およびジャージー島にあったその他の小児養護施設では、一九四〇年代末にさかのぼる頃から数々の恐ろしい虐待行為があったことが明らかになった。虐待者の何人かは逮捕されたが、事件が明るみになったときにはすでに他界していて法の裁きを逃れた者のほうがはるかに多かった。しかし、そうした誤った手がかりに時間や労力、公金を無駄に費やしたことで、警察や法科学関係者は批判に晒された。そのせいで重要な捜査がおろそかになっていた恐れもあったのだ。

ジャージー島での出来事でわかるのは、見つかると期待していた証拠らしきものがあったとしても、必ずしもそれとは限らないということだ。子供の遺骨を探していれば、まさかそれがココナツだとは考えもしない。これが確証バイアスの怖いところだ。確証バイアスとは、事前に信じていた理論や仮説を裏付けるようなものをつい探してしまい、発見物を偏向のある目で解釈する傾向であり、私たちはみなその罠に陥らないように心して仕事に向き合わなければならない。石や木片、プラスチック片でさえ（火災現場ではとくに）、よくよく調べてから結論を出すことが重要だ。骨がただのココナツだったということもあるのだから。

頭蓋骨のイメージが大昔からさまざまな文化においてふんだんに利用され、今も人々の心に強く訴えかけるのだとすれば、最大の不思議は頭蓋骨の構造そのものだろう。頭蓋骨にはどんな目的があり、どんなふうに形作られ、どう成長するか。それは、わずかなあいだそれを所有していた人物の人生について、たぶん死についてさえも語ってくれる。

成人の頭蓋骨が形成されるのは、妊娠二か月の終わり頃からだ。七か月後に赤ん坊が誕生するまでに、まだ接合はしていないとはいえ、解剖学的知識さえあれば、文字どおりすべての頭蓋骨が確認できる。成人の頭蓋骨を構成する通常二八個の骨の成長の仕方、その組み合わさり方を考えると、人間の骨格を理解しようとするとき、そしてばらばらになったものを再構築しようとするとき、そこはほかのどの場所より複雑だとわかる。

誕生時の赤ん坊の頭蓋骨は四〇個近い異なる骨で構成され、その多くはわずか数ミリメートルの大きさしかない。体の中でも、発達する脳に合わせて子宮内で不釣り合いに急速に成長する部分だが、母親の笑えるくらい小さな骨盤管を無事通過したいなら、柔軟であることも求められる。赤ん坊の頭に〝ひよめき〟つまり泉門があるおかげで、出産時に頭の骨がたがいに重なり合うだけでなく、まわりを囲む骨より速く成長する脳に合わせて頭蓋の容積を簡単に大きくできる。そのため、新生児の頭蓋骨は変形して見えることもあるが、骨はしだいに本来の位置に戻り、六か所ある泉門も閉じる。泉門はだいたい生後二、三か月頃から閉じ始め、少なくとも一八か月には完全に閉じる。

出生後の頭蓋骨の主要機能は次の四つである。

1　柔らかくて損傷しやすい脳とその周囲の膜を守る。

2　神経や血管を安全に通すための穴（孔）のほか、特殊な感覚器官（目、耳、鼻、口）が最適な状態で機能し、周囲の環境と効果的にやり取りができるよう、外部に通じる穴も備える。

3　食べ物を噛み咀嚼（そしゃく）する歯列のための空間を提供し、消化プロセスの第一段階として上下の歯をうまく噛み合わせる、一組の顎関節を発達させる。

4　呼吸のための気管と咀嚼された食物を通す消化管、両方の最上部を収納する。

頭蓋骨は大きく二つに分かれる。大きいほうが脳頭蓋で、成人の場合、八個の骨で構成される。この堅固な部屋の役割は、柔らかい脳組織を保護し支えるという、前述の機能1のみと言っていい。小さいほうは顔面頭蓋、いわゆる顔で、成人する頃には、さらに一四個の骨で構成される（一五個と数えることもある）。この部分が機能2から4までの大部分を担う。新生児は顔面頭蓋が相対的に小さく、脳頭蓋の容積の約七分の一にすぎない。

そのため新生児は頭が大きく（出産がおおごとになる最大の理由だ）、また、目は脳からじかに派生し、とても早く完成するので、眼窩も不釣り合いに大きい。ディズニーやワーナー・ブラザースのアニメーターたちは、この子供と大人の頭部の違いを強調して、〝善い者〟と〝悪者〟の特徴を人の潜在意識に植えつけている。同じ敵役でも、バッグス・バニーの宿敵エルマー・ファッドのようにたいして怖くないかわいらしいキャラクターは、ぽっちゃり型のちびで頭が大きい。顔は小ぶりながらふっくらしていて、顎がなく、目が丸くて大きい。基本的に幼児体形で、子供っぽい外見だ。対照的に、邪悪で恐ろしい悪役――『アラジン』のジャファーや『眠れる森の美女』のマレフィセント――は背が高くて細身で、相対的に顔が小さく、目は小さくて吊り上がり、顎が大きくてアンバランスに長く、顔が細い。現代のアニメやCGのキャラクターはもう少し洗練されているかもしれないが、それでもこういうある種の決めつけとも言える特徴はまだ健在だ。

　赤ん坊があのような特徴的な外見を持つのは、頭蓋骨の形が脳と歯というまったく異なる二つの組織と連携しているせいだ。脳は歯よりはるかに早く発達するため、年齢が低ければ低いほど、脳に伴って発達しなければならない部分が目立つことになる。胎児期の神経システムは最初は一枚の薄くて平らな組織で、それがストローのように細く丸まって、のちに脳となる部分を先頭に、体の中心を通って尾骶骨まで続く。妊娠四週目に入ると、脳になる先端部が前方に曲がって将来の脳幹となり、風船のように膨らみ始める。

これから脳になる部分ではその後も神経が急速に発達し、周囲で脳頭蓋がしっかりと守りを固め始める前に、どんどん成長していってしまう。脳組織や神経組織全般が、早くまわりを保護しろと骨にせっせとシグナルを送るので、人間の骨格の中で最も早く成長するものの一つが頭蓋骨、なかでも脳頭蓋の部分だとしても、驚くことではないだろう。

たとえば頭蓋底のちょうど中央にある蝶形骨のような骨の成長パターンを調べると、遺体が胎児のものか新生児のものか見分けるヒントになる。蝶形骨は六つの異なるパーツ、つまり二つの部分から成る体部、一対の小翼、一対の大翼で構成されている。妊娠五か月には体部の前面と小翼が、八か月にはこれと体部の後面が癒合する。そのため誕生時には、骨は普通、三つの異なるパーツでできている。体部と小翼が癒合したもの、そしてまだ別々に分かれている二つの大翼である。

蝶形骨の全要素は一歳になるまでにはすべてくっついて、一つの骨になる。癒合しているにしろしていないにしろ、小さなパーツ一つひとつを全部区別でき、月齢とともにどう変化していくかそのパターンと経過を理解していれば、法人類学者はこの骨一つだけで子供の年齢（月齢）をかなり正確に言い当てることができる。頭蓋骨にはほかにも同じように年齢のヒントをくれる骨がたくさんあり、それだけ頭蓋骨は情報の宝庫だと言える。

たとえば無脳症のような疾病によって大脳半球が正常に成長しないと、骨も成長を促されない。その結果、たとえ生まれたとしても、眼窩がきちんと形成されていないとても特徴的な顔つきになり、ほとんど発育しなかった脳の周囲を囲う硬い壁も基本的には存在せず、空気の抜けた風船と描写されるような外見の頭部となる。この障害を持った赤ん坊は数時間程度、長くても数日しか生きられない。

脳頭蓋の骨は、発達していく脳を囲む特殊な膜のような形状なので、体のほかの骨とは異なって見える。構造基盤は板間層と呼ばれるもので、英語のdiploic boneは「二重層」を意味するギリシア語が語源だ。いわばサンドイッチに似た構造で、すかすかにさえ見える多孔質の薄い中間層が、象牙に似た硬い骨の二つの層で挟まれている。

ときに、このサンドイッチ構造が正常に成長しないことがあり、するとその部分の骨が薄くなってダメージを受けやすくなる。カトリン・マークと呼ばれるこの遺伝症状は、頭頂骨後部にたいてい二か所、丸い大きな穴があくもので、「頭の後ろに目がある」状態と言われる所以である。カトリン・マークという名称は、アメリカ人生物学者ウィリアム・M・ゴールドスミスがカトリン家の五世代一六人にこの症状があることを突きとめ、一九二二年に論文を発表したことからついた。純粋にこの部分の骨が成長しないせいだが、ごく小さな穴なので、平均余命には影響を与えないという。とはいえ、この症状を抱えた人が頭部に怪我をした場合、その部分の頭蓋骨が脆いことは確かだろう。

穿孔術によって頭部に開けられた穴は、カトリン・マークとはまったく異なる。穿孔術とは、世界各地で見られる、患者の頭蓋骨に（たいていは意識のあるまま）ドリルや鑿（のみ）を使ったり、刃物でえぐったりして穴をあける歴史的・文化的行為で、耐えがたい頭痛や精神疾患の治療を目的としておこなわれた（ときには、頭痛も精神疾患も〝悪霊〟が原因であり、穿孔術は〝悪霊を追い出す〟治療だとされた）。ほとんどの地域で中世末には廃れたが、アフリカやポリネシアの一部では二〇世紀初めまで記録が見つかる。近代的な麻酔なしにおこなわれたのだから、想像を絶する痛みだったはずだが、逆に〝ハイ〟状態になることもあったらしい。こんな無茶な施術をして人が死なずに済んだというのは信じがたいことだが、実際に傷跡の周囲にかなりの程度治癒した痕跡のある頭蓋骨が数多く見つかっている。

一八世紀当時のいかにも禍々しい道具を見ると、実際にはずいぶん後まで施術がおこなわれていたのかもしれないとわかる。それは手回しドリルに少し似ていて、先端は鑿のような形状になっており、中央が尖っている。大工なら、すぐに平面木工用ドリルビットだと思うだろう。整形外科医の使う道具が大工道具を真似したように見えるのはけっして偶然ではない。そんなふうに道具がじつによく似ているので、大工の見習いとして建設現場で一週間修行すれば手術の腕が磨けるかも、と考えた、ウェールズの外科研修医の話を聞いたことがある。そんな彼も、今やすっかり一人前らしい。

法人類学者は、さまざまな原因で頭蓋骨にあいた穴にお目にかかるが、意外にそれが死因ではなかった場合も多い。経験豊富な専門家なら、カトリン・マークと穿孔術の穴の違いは見ればすぐにわかる。まず、穴の場所と対称性が異なっている。カトリン・マークは頭頂骨後部で見つかり、形も位置もたいてい左右対称だ。一方、穿孔術の穴は非対称的で、脳頭蓋のどこにあっても不思議ではない。

穴の縁にも違いがある。カトリン・マークの穴の縁は鋭利だが、穿孔術の場合、穴の周囲に皿状のへこみがあり、その人物が施術で命を落とさず治癒したとすれば、縁で骨が再生を始めている。穿孔術の結果、患者が死亡した、あるいは直後に死亡していれば、施術に使われた道具のつけた刻み傷や溝がしばしば目視でき、治癒の痕跡のない骨折線も見つかるだろう。

板間層はとても特徴的なので、骨格のほかの部分と間違うことはまずなく、かけらがぽつんとそれ一つしか見つからなかったとしても認定するのは難しくない。とはいえ、脳頭蓋のそれ以外の部分を特定するのはそう簡単ではない。

そのとき私たちは、スコットランドの小さな町で突然姿を消したある中年女性の身に何が起きたのか調べようとしていたが、手元にある唯一の手がかりは、鑑識捜査官（SOCO）たちが骨ではないかと考えて回収した小さなかけらだけだった。

メアリーは、捜索願が提出される五日前にコートを着て退勤したあと、行方がわからなくなった。同僚たちが最後に聞いた彼女の言葉は、夫の嘘や裏切りにはもううんざりだから、家から叩き出してやる、だった。その日、仕事場に銀行から電話があり、ご夫婦が署名した五万ポンドの貸付の申し込みについて、書類に不備があったと言われたのだ。〝不備〟は当然だった。彼女はそんな書類に署名などしていない。夫が彼女の署名を偽造したのだ。

メアリーの夫は事業で失敗し、借金は増える一方だった。メアリーは夫に対してもはや我慢の限界にきていて、もし自分が職場に現れなかったら、警察に裏庭を掘り返してもらってくれと友人たちに何度も話していた。

そして本当にメアリーが失踪し、しかも彼女の夫は五日ものあいだ警察に届け出をしなかった。事情を訊かれた夫は、その日仕事から帰ってきた妻と大喧嘩になり、彼女は家を飛び出したと話した。妻はそういうときいつも、気持ちが落ち着くまで帰ってこなかった、と彼は言った。ロンドンに住む、すでに成人した子供たちのところに行ったのだとばかり思っていたという。もちろん彼女はそこには行っていなかった。

鑑識チームは自宅を家宅捜索した。浴室に血痕が認められ、それはのちにメアリーのDNAと一致した。また、浴槽の排水管のUベンドにファイバースコープを挿入したところ、ごく小さな歯のエナメル質のかけらが見つかった。もちろん、これだけではメアリーが死亡している証拠にはならない。浴室に入ろうとしてつまずき、浴槽の縁に顎をぶつけただけかもしれない。彼女の血痕や歯のエナメル質のかけらがそこにあったことは、それで簡単に説明がつく。

次に鑑識は台所を調べ、洗濯機のドアの近くでまた血痕を発見し、これも後にメアリーのものと確認された。また、洗濯機のフィルターから、小さな骨片らしきものが回収された。警察は、これをDNA解析にまわす前に法人類学者に調べさせ、可能であれば、人骨かどうか、もしそうだとすれば、体のどこの部分のものか特定してもらう必要があった。

そのごく小さな証拠品を分析するには、順番に気をつけなければならなかった。証拠品に取り返しのつかないダメージを与えてしまう前に、傷をつけない検査をすべて終わらせることが重要だ。

骨片らしきものは長さ約一センチメートル、幅はその半分ほどしかなかった。DNA解析をするには証拠品をすりつぶすことになり、事実上の破壊だ。殺人事件かどうかこれで決まるのだとしたら、解剖学的にその正体を特定することが何より大事だった。骨が多少欠けても命に別状はない可能性が高いが、一方で、体外にかけらが見つかったとき、その持ち主はまず間違いなく死んでいると考えられる骨もある。

警察が私の研究室にそのかけらを持ってきたとき、彼らも研究員たちも全員がテーブルを囲み、同僚と私が拡大鏡でそれを眺めるのを見守った。いかにも脆そうで、手に取ることさえ憚（はばか）られた。警官たちがいる前で思考プロセスをさらけ出さなければならないこういう状況では、強いプレッシャーを感じる。検討を始めた当初の仮説は、最終的な結論と異なっていることが少なくない。否応なく袋小路に入り込んだり、さんざん迷ったり、罠に引っかかったりしたあとで、ようやく結論にたどり着く姿を警察が目の当たりにしたら、自分や自分の専門家としての力量に疑問を持つのでは、と不安になるだろう。

しかし、私たちは試料を評価し、可能性を排除し、それが何か確定させる、とても厳密なプロセスをたどらなければならない。それには経験と、知識にもとづく率直な議論が欠かせない。残念ながら、シャーロック・ホームズみたいに骨片を高々と掲げて、「ああ！　ワトソン君、もし私が間違っていなければ、これは片足を引きずって歩く二三歳女性の第三胸椎左上方関節面のかけらだよ」なんて勝利を叫ぶような瞬間はなかなかあるものではない。それは、世界に一つしかない一〇

○○ピースのジグソーパズルの中のたった一ピースを与えられたようなものなのだ。なぜなら、この世にまったく同じ骨格ジグソーパズルなどないのだから。鋭い縁はあるか？　何か模様は確認できるか？　その模様はどこかの部位に特有のものか？

今回のケースでは、それが確かに骨片だということ、そして頭蓋骨の一部だということは最初からはっきりしていた。薄くて平べったく、外側を滑らかな被膜が覆い、内側の表面にはやや複雑な凹凸があり、そこを畝が一本横切っている。こうした特徴を持つ骨は頭蓋骨以外に考えられなかった。

パズルの次の段階は、部位の可能性を排除していくプロセスである。脳頭蓋の上部、いわゆる頭蓋冠の主要骨ではありえなかった。頭蓋冠の主要骨はすべて板間層構造を持つが、この骨にはそれがないからだ。つまり側頭部か、頭蓋底か顔面頭蓋のものということになる。脳表面の脳溝や脳回（脳の凹凸）に応じたでこぼこ模様が内側表面にあることから、私たちは可能性を三つに絞った。前頭骨の眼窩板（眼窩の天井部分）か、側頭骨の鱗部（側頭部の耳のすぐ上部）か、蝶形骨の大翼（目の後ろのこめかみ部分で耳のすぐ前、頭痛がするときに本能的に揉む場所）である。

眼窩の天井にしては厚すぎると私たちは判断した。二番目の仮説についても、側頭部のその部分ならあるはずの畝がないので、排除した。そう、この骨は蝶形骨から来たものとしか考えられない。蝶形骨は脳頭蓋の一部だが板間層構造がなく、内側表面に脳のでこぼこに応じた模様が見られ、前頭骨との接合部に当たる畝がある。こう考えればしっくりくるし、納得もいき、ほかのあらゆる可能性を排除できたと思えた。私たちの議論は一時間におよび、警官たちが私たちやその理解不能な解剖学的おしゃべりに飽き飽きしているのがはっきり見て取れた。

最後に右側の骨かそれとも左側か、特定しなければならなかった。私たちの考えが正しいなら、左側だと断定できた。さもなければ、畝の位置と向きが正反対だろう。この骨のある狭い領域のすぐ近くにかなり太い動脈が通っており（中硬膜動脈）、もし頭蓋骨のこの部分が骨折して、かけらが外に飛び出したのだとしたら、メアリーはすでにこの世にいないと考えて間違いなかった。

しかし最終判断をするのは法病理医だ。彼は私たちの結論に同意したものの、その骨片の部位を特定することは、自分の解剖学的知識では難しいと認めた。こんなふうに私たちの解剖学的経験の豊かさに敬意を表されても、ちっとも嬉しくなかった。彼の回答は警告にしか聞こえなかったからだ。事件が法廷に持ち込まれれば、検察側にとって、おそらくは骨片の場所の特定が勝負の分かれ目となり、それはつまり私たちが法廷に呼ばれるということだった。そして地方検察官は、これは殺人事件だとすでに言明していた。

骨片はＤＮＡ解析にまわされ、メアリーのものだと確認された。すると夫は供述を変えた。あの日妻が帰宅したあと喧嘩になり、それはしだいに激しさを増した。妻はサンドイッチを作っていたので、手にナイフを持っており、夫はそれが自分に向けられるのではないかと恐れた。彼は妻の手をつかんで押しのけた。妻は台所のドアの向こうに倒れ、そのまま階段を転げ落ちて、階下のコンクリートの床に頭をぶつけた。夫によれば、血や脳みそが四方八方に飛び散ったという。これについて一言付け加えるなら、頭部がコンクリートの床にぶつかったとしても必ずしもそんなことにはならないし、実際、階段下に大量出血の痕跡は見つからなかった。

妻の頭の左側、耳の近くの傷からみるみる鮮血が広がり、妻は死んだと彼は気づいて、遺体を浴室に運ぶと浴槽に横たえた。それから家を掃除し、妻をビニールシートにくるむと、車のトランクに入れた。そして翌朝午前二時に、車で遺体を捨てに行ったという。夫の供述のこの部分は、警察が裏付けた。メアリーの血痕がトランクから見つかり、交通監視カメラに彼の車が写っていたのだ。夫は、妻の遺体を流れの速い近くの川に遺棄したと話した。遺体はいまだに発見されていない。

夫は血まみれになった服を洗濯機に突っ込み、知らず知らずのうちに妻の蝶形骨のかけらも一緒にそこに移動させていたのだ。彼が酵素入り洗剤を使って温水で洗濯しなかったのは幸運だった。その場合、妻のＤＮＡは検出できなかっただろう。

そうなったら、検察側や法科学がその骨片をメアリーのものと証明するのはもっと難しかったはずだ。ほかに誰のものだっていうんだ、とあなたが思うのは当然だが、公平な裁判という観点から、司法システムでは証拠を提出するのは検察側の義務であり、弁護側はそれに合理的な疑問を突きつけるだけでいい。

恐れていたとおり、私は法廷に呼び出された。そこで、ちっぽけな骨のかけらに集約される形で、人体の構造について私がいかに詳細な知識を持っているか、不躾に試されることになるのだ。研究者にとって、法廷はまさにアウェーの場所だ。私たちは尋ねられたことに答えるだけなので、もし的はずれな質問ばかり投げかけられたりするとストレスが溜まり、終わるとぐったり疲れる。スコットランドでは、法的手続きのあいだずっと法廷に座っていることは許されないため、証言台に立つ時点で事前に今どういう状況なのか聞かされることもなく、それまでにどんな証拠が提出されたのか、あるいは提出される予定なのかもわからずに、出たとこ勝負で臨むしかない。

まず検察側が証拠の提示を始めるのだが、私が一度も会ったことがない検事法律事務官が、英国君主代理として、おもに私の証人としての資格を問うという形で開始する。それでようやく私が証言を許され、その結論に至った経過を問われる。検察側として証言する場合、このときがその日最も楽な時間となる。検察側は、それが彼らに有利に働きでもしない限り、こちらの証言に異議を申し立てることはないからだ。このパートは一時間ほどで終わり、私には証言をするに足る専門知識があると法廷に納得させることに時間の大部分を費やす。

法廷で意見を述べるときには、自分の専門分野のみにもとづき、それ以外のことには口を出さないのが鉄則だ。その日の私の証言はとてもシンプルだった。そのかけらは人骨であり、蝶形骨の左の大翼が欠けたものだと考える。以上。この骨の持ち主の生死について、あるいはこの骨片がメアリーのものかどうかについて、私は意見を述べられないし、この骨片がいつから洗濯機のフィルターにあったか、それがどうやってそこにたどり着いたかも、推定することはできない。

裁判官や陪審たちは普通きっちり時間を守って昼食をとるので、私が弁護側の反対尋問に耐えなければならない時間はせいぜい二、三時間だろうと計算した。勅選弁護士は前からよく知っている、心から尊敬できる人だったが、だからといって法廷が明るく楽しいものになるわけではない。彼はとても仕事ができ、べつにそういう演出をしているわけじゃないと本人は否定するものの、いかにも弁護士らしい服装をし、もみあげをたくわえ、シャーロック・ホームズ風のパイプをくわえて、劇的な効果を好むことでよく知られている。もし私が何かトラブルに巻き込まれて、裁判にかけられることになったら、彼に弁護を頼みたいと思うくらいだ。

　スコットランドでは、証言をするときには証人席に座らなければならず、私は地に足がついていることを確認したくて、いつも靴を脱ぐことにしている。靴を脱いでいることは誰にも見えない。ただ、陪審たちがこちらを見ていることは確かなので、できるだけポーカーフェイスを装わなければならない。反対尋問のために弁護側の勅選弁護士が呼ばれたが、彼は席に着いたままで、法廷内に期待に満ちた静寂が広がっていく。やがてテレビの法廷ドラマさながら、彼がもったいぶって机の下に身をかがめ、分厚い大きな教科書を取り出すとゆっくりと体を起こし、その重さを強調するように本を目の前のベンチにどすんと置いた。ぱっと埃（ほこり）が舞い上がる。それは解剖学者のバイブルである『グレイ解剖学』の最新版だった。教養あるエディンバラ人らしい発音による最初の言葉を、今でもまざまざと思い出せる。「さて、教授、あなたのことを一瞬でも疑うつもりはないのですが……」

　そうして厳しい反対尋問が始まり、私は、子供の骨がどう発生してどう成長するか、骨折はどうやって起きるか、さらには骨周辺の軟組織について、ほかの可能性を排除してそれが頭蓋骨の左側のものであると解剖学的に特定した過程について、質問された。検察官は、たとえば、骨片がほかの誰かのものである可能性はないのかとか、なぜそれが洗濯機の中にあったのかなど、あえて私にとっては専門外の質問をして、弁護人がついてきたがりそうなルートを前もって塞いでおいてくれた。こういう点は、専門家として証言する証人が知っておかなければならない司法プロセスの人知れぬテクニックだ。

さいわい昼休みまでには私の時間は終わり、三〇分後には帰宅する列車に乗れた。専門家としての信用を保ったまま、反対尋問はなんとか乗りきれたと思った。陪審が理解できるようにうまく説明したし、押しつけがましくなりすぎずに、あの骨片を被害者のものと考えた私の意見をたぶん信じてもらえた。そして、私が事件と関わるのはここまでだ。

そのあとは一般の人たちと同じように、テレビのニュースや新聞で経過を見守った。プロセスの一部にあれほど深く関わったのに、大部分では部外者扱いになるのは奇妙な感じがする。研究者である私たちが個人的に事件に協力するようなことはいっさいない。それは専門家としてあるまじき行為だし、精神衛生上も有害だ。とはいえ、裁判の結果を新聞で読むとき、なんとなく締め出しを食ったような気持ちになるのも事実だった。

今回の事件では、メアリーの夫は謀殺ではなく、有責殺人（イングランド法で言う故殺とほぼ同等）で有罪となり、六年の禁固刑を言い渡された。それに加え、妻の遺体を遺棄した場所を隠して司法妨害をした罪でさらに刑期を六年加重された。彼は上訴し、刑期は九年に減刑された。実際にはそのわずか半分の刑期を務めただけで、しかも刑期のほとんどを開放型の刑務所で過ごした。聞くところでは、出所した直後にイングランド北西部のブラックプールに移り住み、再婚したという。いつも驚くのだが、女というのは本当に寛容で、人を信じる生き物なのだなあと思う。

彼が上訴したあと少しして、私はある研修会であの勅選弁護士とたまたま会い、私の証言は事件の結果をそれほど大きく左右するようなものでもなかったのに、ずいぶん厳しく攻めたわよね、となごやかになじった。警察は骨片がメアリーのものであることをＤＮＡ鑑定で特定していたし、夫も彼女の死に関わったこと、遺体を遺棄したことをおおむね自白していた。しかし謀殺はおろか有責殺人についても認めるまでには至らず、私たちが出廷させられることになったのだ。もちろん、優秀な弁護士は被告のためにどんな小さなことでも争点にし、証拠の脆弱さにつながる、あるいは専門家の資格、理解力、解析課程に疑問を突きつける、どんなちっぽけな穴でも見つけてしつこくほじくり返すものだし、その点は私もおおいに評価している。

勅選弁護士は、いつものさばさばしたスコットランド訛りでこう応じた。「悪かったね。でも、法病理医より君のほうがはるかに反対尋問のしがいがあるんだよ。法病理医たちの足をすくうのはずっと簡単だから」私がなぜ出廷するのを嫌うのか、これでわかってもらえるだろう。

頭蓋骨は立体的で、卵に似た形をしており、じつにさまざまな部品でできているうえ、それぞれ微妙に構造が異なっているため、当然ながら損傷の特定にはきわめて高度な技術が必要とされる。

傷がとりわけ複雑な場合、たとえば粉々に砕かれた頭蓋骨を元通りにしなければならないときなど、どれが何の骨か探り、どうしてそうなったのか突きとめるには、相当な経験がいる。

九二歳の男性の不可解な死について検討してほしいと警察に頼まれたのは、私が法人類学者としてダンディー大学に勤務し始めて六年ほど経ったときのことだった。頭蓋骨の骨折の状態そのものについても、そもそもその人物がどうして死亡したのかについても、ほとんど明らかになっていなかった。事件から四年経って、新たな未解決事件捜査班が何か今までとは違う糸口はないか探すうちに、法人類学が新鮮な切り口をもたらしてくれるかもしれないと考えたらしい。

警察署で、私は法病理医と未解決事件捜査班の面々とともに部屋に集まり、事件の詳細を眺めて、最初の捜査のときに何か見逃したことはないか、もっと詳しく調べる価値のある項目はどれか、検討した。ほとんどの証拠は問題がないのだが、目に留まったのは死の様態だった。法病理医によると、死因は頭部にある複数の外傷で間違いないという。しかし、男性が死亡していた部屋にごく小さな血痕が一か所しか見つかっていないこと、また、彼は絨毯にうつ伏せに倒れていたが、顔のすぐ前に脳の前頭葉がひとかけら落ちていたことについては説明がつかないと話した。脳を調べた記録を見る限り、挿入痕が見つからなかった。つまり、頭蓋骨を何かが外から貫通した痕跡はなく、それなのに脳組織の一部が左目上方の傷からこぼれ落ちたのだ。

テーブルを囲んで、ありとあらゆる無理な仮説が次々に提案され、分析され、却下された。時間が経つにつれ、仮説はどんどん途方もないものになっていき、ひとまずブレーンストーミングを小休止することになった。今必要なのは、犯行現場や遺体の写真、遺体のレントゲン画像などを持って、どこか静かな場所でじっくりと調べ、とことん知恵を絞って、その謎めいた死の状況を論理的に説明する方法はないか考えることだった。遺体そのものは男性が亡くなった直後に火葬されたので、もはや調べることはできない。だからこそ、どんな捜査でも正確で明瞭な、包括的な写真を残しておくことが重要なのだ。将来どんな証拠が必要になるかわからないのだから。

コリンは第二次世界大戦のとき、英国海軍の一員として出征した。結婚歴はなく、よく片付いた小さな平屋建ての家で四〇年間ずっと一人暮らしだった。人によく顔を知られていたし、好かれてもいたが、あまり交流はしなかった。活動的で、スケートや水泳の名手だったし、山歩きもし、つい最近まで水上スキーにさえ挑戦していた。近所の人たちの話では、毎朝早くに地元の売店で新聞を買う習慣があり、その日も売店に行く姿を見た人がいたし、売店の店員もそう証言した。

しかしその後、玄関前の階段に配達された牛乳がそのままだったので、近所の人たちが心配して様子を見にきた。呼び鈴を鳴らしても返事がなく、彼らは窓から中をのぞいて呼びかけた。家の裏手にある客用の寝室の窓から中を見たとき、彼がうつ伏せで床に倒れているのがわかった。救急車と警察が呼ばれたが、遅すぎた。コリンはすでに息がなかった。

最初は誰も犯罪絡みだとは思わなかった。きっと心臓発作か何かを起こし、倒れてそのまま亡くなったのだろうと推察された。救急隊員たちが彼の体を起こしたとき初めて、まったく別の状況で彼は死に至り、しかもそれには別の人間が関わっていたということが明らかになった。

家に誰かが押し入った形跡はなかったので、顔見知りの犯行である可能性が高かった。箪笥貯金がたっぷりあったが、それは手つかずで残されていた。ほかにも盗られたものはなさそうだったため、強盗の線は消えた。

検死の結果、頭部の傷は、ビルの四階から落下したか、スピード違反の車で衝突事故を起こしたぐらいの衝撃を受けてできたものだった。それでも、コリンが倒れていたその場所で死亡したことは明らかだった。室内にはほとんど血飛沫が見当たらず、家具が壊れてもいなければ、これといって凶器になりそうなものもなかった。まったくの謎だ。事件は広く報道されたが、誰も何も見ていないし、何も聞いていない。第一、この世に敵など一人もいないように見えるこんな無防備な老人に、なぜこれほど残忍なことができるのか、誰にも理解できなかった。死因は頭部の複数の外傷と記録され、遺体は荼毘に付された。

私は写真やレントゲン画像などを穴があくほど眺めた。どの角度から見ても筋の通る手堅い仮説を立てるには、邪魔の入らない集中できる時間と、自分の提案するあらゆる仮説を隅々まで検討し、矛盾をすべて排除して最も可能性の高い説を構築する手伝いをしてくれる同僚の存在が不可欠だ。その点では、シャーロック・ホームズと共通点があるだろう。私たちはみな、この金言に従う――「すべての不可能を消去して、最後に残ったものがたとえどんなに奇妙に見えても、それが真実だ」。

骨折を分析するとき、私たちはまず、損傷のパターンを説明できるような出来事の経過を考え、どういう攻撃がおこなわれたのかを明らかにしようとする。骨に最初の亀裂が入ると、それと交差する次の骨折線は、最初の骨折でできた溝によって推進力を消されてしまう。そうした法則から、どの骨折が最初で、次はどれかというように損傷の順番を推測できる。二番目以降の骨折がすでに存在する骨折線を越えてその向こう側に続くことは稀だが（不可能だと主張する者もいる）、加えられた力がそれだけ強ければありえないことではない。

検死前に撮られたコリンの顔写真を見ると、まず左目の目頭のあたりに大きな傷があり、頭蓋骨の穴が見えているのがわかる。それだけの傷の大きさなら、前頭葉のかけらが飛び出して、彼が倒れていた前方の絨毯に落ちる可能性はあった。問題は、どうやってそんなことが起きたのかということだ。

神経病理学者は、何かが頭蓋骨を貫いて穴をあけた形跡はないと述べていた。つまり、脳組織が外に飛び出したのは確かだが、外から脳に突入したものはないということだ。脳内に挿入痕がいっさい残っていなかったことが理由だった。両目の眼窩周囲に痣があり、頭皮に小さな擦過傷が見つかったが、ほかには傷らしい傷はない。しかし、頭皮を剥いでその下の頭蓋骨をあらわにした写真を目にしたとき、検死前写真を見たときには思いもよらなかったものを私たちは目にした。骨折は広範囲に広がり、脳頭蓋は無数に砕けて、骨折線が蜘蛛の巣のように頭蓋骨を覆っていた。

まずしなければならないのは、最初の骨折、つまりほかのすべての骨折の進行を止めたあるいは邪魔をした骨折を特定することだった。写真やレントゲン画像から、後頭部の骨折がそれだと見なすことができた。二度殴られてできた損傷で、どちらにも頭皮に二個一組の刺創があり、そのせいで板間層の内板が頭蓋腔に押し込まれていた。その一組の刺創の距離は、写真で見る限り、どちらの損傷でも同じに見えるので、二つの尖った突起のある何か同じ凶器で、後頭部を恐ろしい力で二度殴られたのだという結論に達した。高齢だったとはいえ、コリンの後頭骨はかなり厚く、この部分の頭皮はおろか頑丈な板間層まで内側にめり込ませるには、相当な力が必要だったはずだ。

現場写真を見返したとき、そのうちの何枚かに、底に二つ尖った突起のある、足で動かす自転車用の空気入れが部屋の床に転がっているのが写っていた。その突起の距離は、頭蓋骨にあった二つの穿孔の間隔と一致するように見えた。とはいえ、その空気入れは保管もされていないし、血痕や指紋、ＤＮＡの採取もおこなわれていないので、凶器だと断定はできなかった。

この二度の殴打が、コリンの後頭部のほぼ耳から耳まで走っている水平方向の骨折線の原因であり、これが頭部の最初の骨折だと考えて間違いなかった。最初の損傷がわかれば、次に移れる。コリンの場合、それはおそらく左目上部から鼻梁を横切る骨折箇所と呼応する顔への殴打だと思われた。すでに後頭部を二度殴られて意識が朦朧としていた彼は、顔面にかなり激しい打撃を受けたようだ（おそらくは拳でパンチされ、傷から見て、犯人は指輪をしていたと考えられる）。

この二度目の殴打で、目から後頭部にほぼ直線的に伸びる垂直方向の骨折が起き、これは最初の骨折でできた溝で止まった。この段階では出血はほとんどなかっただろう。皮膚に痣はできたとはいえ、目頭のところでぱっくりと口をあけている傷はこのパンチによるものだとは思えなかった。三度目の攻撃を特定するのはもっと難しかった。ただ、すでに脆くなっていたとはいえ、頭蓋骨にこれだけのひびを入れたのだから、かなり激しいものだったことは確かだ。私たちは、そんな強烈なダメージを与えた原因を探るため、体のほかの箇所にヒントを求めるしかなかった。検死報告書によれば、左肩の菱形筋に損傷が認められた。菱形筋とは、肩甲骨の内側の縁を脊柱とつなげる短い筋肉のことだ。現場写真をよく見ると、部屋の壁に古いマットレスが立てかけてあるのが見えた。犯人はもしかするとコリンの左腕をつかんで振りまわし、そのときに菱形筋に亀裂が入ると同時に、コリンの頭がマットレスにぶつかり、それが衝撃をやわらげたのではないかと私たちは考えた。

マットレスは一見したところ事件とは無関係に見え、鑑識チームが血痕を調べなかったとしても不思議ではない。なにしろ被害者は床に倒れていて、そこに脳組織の一部がこぼれていたのだ。マットレスは何の検査も受けないまま、自転車用の空気入れと同様、家が清掃されたときに一緒に廃棄されてしまった。

コリンは振りまわされて頭をマットレスにぶつけたが、その振りまわす勢いで肩の筋肉が裂け、脊柱が頭蓋底の穴に向かってぐいっと押し上げられて、検死報告書に記載されているような異常に激しい粉砕骨折を招いたのかもしれない。これが頭蓋底を砕いただけでなく、その両側に一つずつある頭頂部まで伸びる放射状骨折の原因にもなったようだ。とくに左側の骨折がひどく、最初と二番目の骨折線さえ飛び越えて、最終的に頭の右側まで届いている。骨折が大きな横静脈洞をも通過していることからすると、おびただしい内出血があったものと思われ、生存を続けるのはまず無理だっただろうと法病理医も述べた。このときまでにコリンズがすでに意識を失っていたことを願うばかりだ。

　信じられないことだが、彼の悪夢はまだ終わっていなかった。目頭近くにあいた穴の原因がまだ突きとめられていなかった。コリンの側頭部に小さな挫傷があり、当時室内に立っていた小型の脚立の踏み段の形と傷が一致するように見えた。やはりその脚立からも血痕やＤＮＡの採取はおこなわれず、現物も家の清掃時にほかの家財道具とともに廃棄されてしまった。コリンはマットレスに向かって突き飛ばされたあと、頭を踏み段にもたせかけるようにして倒れ、その状態で頭を踏みつけられたのではないか、と私たちは考えた。それで、こめかみからこめかみへ水平方向に前頭部に走る二本の骨折線が生じたのだ。

　おそらくそのあと足を引っぱられて床に投げ出されたのだろう。コリンが自分で立ち上がったとはとても考えにくいからだ。こうしてとうとう彼は、発見されたときと同じく、床にうつ伏せで横たわることになった。粉砕された頭蓋底全体が今や蝶番（ちょうつがい）のようにぶらぶらと揺れ、左目のすでに打撲を負っていた皮膚が裂けた。太鼓腹をこするように引きずられるうちに、割れた頭蓋骨の鋭利な縁が鋏（はさみ）の役目をして、脳の左前頭葉の一部を切り取り、顔の穴からそれが押し出されて、横たわる彼の正面の絨毯に落ちたのだろう。

　まあ、あくまで推論ではある。私たちはさまざまな疑問を投げかけ、あらゆる角度から調べて、むかむかするほど暴力的だが、解剖学的に妥当な説明を構築した。あらゆる骨折について科学的に原因を究明し、経過も信じるに足るものだった。こんなに複雑な内容になってしまったことが不安だったし、内心びくびくしてさえいたが、とにかく次の未解決事件捜査会議で発表した――被害者は自転車用空気入れで後頭部を二度強打され、顔を拳で殴られたうえ、腕をつかまれて壁のマットレスに投げ飛ばされ、頭を踏みつけられたあと、床に転がされたと思われる。出来事を順に述べていき、そう考えた理由を説明し、もし証拠品が現存していたとしたら、私たちの主張の正しさを調べるためにどんな検査をおこなうべきだったか、詳細に話した。

発表を終えたとき、全員の目が法病理医に注がれた。はたして彼が今の説に賛同するかどうか、誰もが固唾（かたず）を呑んで見守っている。審判たちが自分の技術と演技にいったい何点をつけるのか、待っているような気分だった。やがて彼はうなずき、ほかに代案はないのだから、可能性の一つだと言った。しかし、今もってそれは仮説の域を出ない。

ただ、この悲しい事件には、興味深いおまけがついた。ある若い夫婦がスペインで休暇を過ごし、居酒屋で、コリンが住んでいたあたり出身の男と出会って話をした。夜も更け、酒が進むにつれ、男はじつは元アルスター義勇兵〔アイルランドのプロテスタント系住民による右派民兵団。北アイルランド闘争でIRAなどカトリック系組織と闘争〕で、紛争当時は武装闘争に明け暮れていたと打ち明けた。何か後悔するようなことをしたことがあるかと夫婦が尋ねると、故郷を訪れたときに年寄りを殺したことがあり、それについては心底悔やんでいると男は話した。酒の席でのほら話だろうと夫婦は思い、あまり気に留めなかった。

ところが帰宅したあと、二人はある晩BBCの『クライムウォッチ』という犯罪報道番組でコリンの殺人事件が取り上げられているのを観た。それが、二人がスペインで出会ったあの男の故郷で起きた出来事だと気づき、偶然の一致とは思えないと考えて、警察に通報することにした。おずおずと、戸惑いながら警察で話をした二人だが、警察のほうはこの幸運に飛びつき、裏付け捜査が始まった。問題の男が誰か判明はしたものの、たとえ彼がコリンを殺した犯人だったとしても、警察はどうすることもできなかった。男は何年も前に、ある歴史的重大事件について検察側に情報提供したため、免責を受けていたのである。

番組放映後、問題の右派密告者からも新聞社に電話があった。情報提供したことで、彼は今もアルスター義勇軍から命を狙われているのだという。スペインの居酒屋で夫婦に話したことが誤解を生んだ、自分はコリンを殺したわけではないと彼は訴えた。たしかに事件が起きた頃あの近辺にはいたが、コリンの事件には関わっていない、と。

今日に至るまで、犯人（その右派密告者だったにしろ、ほかの誰かだったにしろ）があの老人をあれほど無残な目に遭わせた理由はおろか、そもそもなぜ襲撃したのかもわかっていない。コリンは警察にマークされていたわけでもないし、元警官や看守のような、犯罪者の恨みを買いそうな人間でもなかった。彼と、現在はスペインに住んでいる右派密告者のあいだにもつながりは見つからない。

私たちが明らかにしたことが犯人逮捕につながらなかったのは残念だが、少なくとも、難解な疑問に答えらしきものを出せたことは事実だ。ここでおこなった作業――証拠を調べて、発見されたことを説明する物語を構築すること――は、私たち法人類学者の仕事の中でも重要なパートだ。必ずしも犯人逮捕につながるとは限らないし、正解を導けたのかどうかさえ最後までわからないこともある。事件が未解決のまま終わるストレスには、この仕事に就いてまだ間もない段階で慣れなければならなかった。テレビドラマには向かないかもしれないが、現実なんてそんなものだ。

一度完全に形が定まった成人の頭蓋骨なら、変化する余地はあまりない。それぞれ適切に保存されていれば、一つひとつの骨は隣の骨とぴたりとはまる。しかし、成長中の骨はとても可塑性が高いので、子供の頭蓋骨は変化しやすい。

人類史上、さまざまな文化で、骨が〝固まる〟前の赤ん坊の頭を型にはめて、脳頭蓋部分を人工的に変形させてきた。特定の形にすると頭がよくなると信じられていた場合もあれば、単純にそのほうが美しいからという場合もある。ある種の部族では、高い社会階層に所属する印としておこなわれていた。

頭蓋骨を変形させるためには、赤ん坊の頭を板で挟んだり、布や包帯をきつく巻いたりした。細長く伸ばす、円錐形、円形など、文化によって望ましい形は異なる。生後一か月ぐらいから始めて、泉門が閉じて総じて変形が元に戻らなくなるまで六か月間、ときには一年から二年も続けられる。子供の脳神経に影響はなかったと言われてはいるが、私としては疑問だ。

頭蓋変形は、世界じゅうのさまざまな場所でさまざまな時代におこなわれた。南北アメリカから、イラク、エジプト、アフリカ、ロシア、ヨーロッパの諸地域、スカンジナビア半島まで。たとえば、南フランスの一地方の〝トゥールーズ型頭蓋〟の場合、二〇世紀初頭まで風習が続いたが、これは単純にまだ柔らかい頭蓋骨を保護するために布が巻かれただけで、頭蓋骨の変形はそれ自体が目的だったわけではなく、いわば伝統の副産物にすぎなかった。

形がどうにせよ、脳頭蓋は持ち主についてさまざまな情報を提供してくれるが、とくに性別、年齢、ときには人種もわかる。性別を判定するには、一般に男性の場合は筋肉との接合部分がより大きい点、女性の場合は見た目が華奢で、男性ほどがっしりしていない点に注視する。脳頭蓋と接合している筋肉はあまりないが、首の後ろでは筋肉が頭蓋基部とつながっている、その中心を走るくぼみの奥をさわってみると、男性なら大きな骨の突起があるのに気づくはずだが、女性にはない。これは外後頭隆起と呼ばれ、脊柱のとても強い靭帯（項靭帯）が頭蓋骨と接合する部分であり、一般に男性のほうがより発達する。この靭帯には、首の椎骨を一直線に並べ、第一頸椎の上にのった頭蓋骨を支える役割がある。

最近オーストラリアのある大学が、小規模な調査結果をもとに、現代の青少年や若者たちに外後頭突起の突出が見られると発表して、ニュースになった。わずか二一八件のサンプル数にもとづいた研究だったにもかかわらず、彼らは堂々と、若者は電子機器を長時間使用するため〝うつむく〟姿勢をとりがちなことが原因だと述べた。私は青銅器時代の骨格研究をして優等学位を取得したのだが、かの時代の頭蓋骨でも突起がやけに発達したものが数多く見られた。でも、どんなに目を皿のようにして探しても、彼らが使っていた携帯電話は見つからなかった。

科学はすばらしいものだとはいえ、似非（えせ）科学はときに危険だ。自分の学説を世間に広く認めてもらいたいという誘惑はあまりにも強く、限られた調査をもとにした推断で有頂天になってしまわないよう気をつける必要がある。こうあれかしと思う自説に沿ったきちんと裏付けもない情報で、警察の捜査や法廷を引っかきまわすわけにはいかないのだ。

乳様突起（英語ではmastoid process。ラテン語で「小さな乳房」の意味）と呼ばれる耳の後ろの骨の小さな突起も、性別を知るうえで、絶対とは言えないが便利な指標だ。胸から耳の後ろまで続く胸鎖乳突筋という長い筋肉が接合する部分で、首を伸ばして片側にねじるとこの筋肉を見ることができる。筋肉が強ければそれだけ突起も大きくなるので、男性より女性の突起のほうが小さくなる傾向がある。乳様突起が下向きの場合、耳たぶがあまりはっきりしない（〝密着型〟耳たぶ、いわゆる平耳）ことが明らかになっている。逆に、乳様突起が前に飛び出していると、耳たぶがはっきりしている（〝分離型〟耳たぶ、いわゆる福耳）ことが多い。

死亡時の年齢を脳頭蓋だけで特定するのは、対象者が幼い子供でない限り、難しい。成人になると、頭蓋骨一つひとつのあいだの接合部、つまり縫合線は癒合し、その人が若かったか年をとっていたかを知る一般的指標としてはもはや役に立たない。

頭蓋骨の縫合線のあいだにときどきウォルム骨と呼ばれる、骨の小島のような副次的な骨が見つかることがあり、ダウン症やくる病などの身体状況の指標となる。また、特定の祖先を持つ集団に多い傾向もある。たとえばインド系の人の頭蓋骨にはこれが頻繁に見つかる。一方で、後頭部に大きめの独立した骨が一つだけあるケースは、ペルーのミイラに頻発することから、〝インカ〟骨としばしば呼ばれる。こうした副次的な骨が頭蓋骨縫合線にできる遺伝的傾向は、人種を特定するときに貴重な情報源になる。

また、頭蓋冠の内側に、前方から後方に向かう正中線と平行に並ぶ小さなくぼみが見つかることがある。これらは、くも膜顆粒と呼ばれる、脳を覆うくも膜の突起によってできたものだ。くも膜顆粒とはカリフラワーの小房のような形をした組織で、脳を浸している脳脊髄液を脳周囲から吸い上げて、上矢状静脈洞と呼ばれる中央に位置する静脈洞へ排出し、静脈システムを使って脳脊髄液をリサイクルさせている。

くも膜顆粒小窩と呼ばれるこの小さなくぼみは、年齢とともに骨の表面に刻み込まれていく。だからこれが確認できたときは、目の前にある頭蓋骨は年配者のものと考えてさしつかえない。一時期、対象者の年齢を特定するために、ちょうど木の年輪を数えて樹齢を知ろうとするように、この穴を数えるのが流行ったが、話のタネにはなっても、無意味なおとぎ話でしかない。

頭蓋骨からある種の聴覚障害を認めることもできる。耳には三つの異なる部分があり、それぞれ別々に形成される。外耳は耳介（じかい）（頭の脇についている翼のような形の外部器官）と外耳孔、そこから側頭骨内にある鼓膜へ続く外耳道で構成される。頭蓋骨にあいた外耳孔がないと、音波が鼓膜に届かず、その人物は聾者（ろうしゃ）となる。

側頭骨の奥にある中耳は、鼓膜から内耳壁までの範囲である。この場所で横向きに組み合わさっている三個の骨（耳小骨）が鼓膜の振動を内耳へ伝える。この三個の骨（つち骨、きぬた骨、あぶみ骨）のごく小さな関節がうまく機能していないと、やはり聾者となる。また、あぶみ骨の底部が内耳壁と癒合していないとき、これも聴覚障害の指標となる。もちろん聴覚障害を起こす原因はほかにもたくさんあるが、今挙げたような例は頭蓋骨から読み取れる解剖学的な証拠である。

内耳（側頭骨の錐体内）の形成異常を原因とする聴覚障害を特定するのはもっと難しく、法人類学者は、胎児期にできる内耳の前駆体である耳包（じほう）を調べるため、そのまわりに形成されるとても分厚い骨を文字どおりドリルで掘らなければならない。耳包は、安定同位体分析をする者にとってはまさに宝の山だ。安定同位体分析とは、人間の体組織の基礎要素を構成する酸素、窒素、リンといった基本的同位元素のレベルを測定評価するものだ。この小さな骨は、母親が妊娠中に食べたものを建設用材として形成されるので、赤ん坊の耳ができるときに母親が何を食べ、どこの水を飲んでいたかを研究者に教えてくれる。つまり、そこから母親が世界のどこに住んでいたかがわかるのだ。

意外な場所で頭蓋骨が一つぽつんと見つかったとき、誰が見ても人間のものだとわかったとしても、警察は捜査を始める前に必ず専門家にそのことを確認してもらう。一度、どこかの空き地で警察が見つけた頭蓋骨の写真を送ってもらったことがある。とてもよくできていたが、歯を見れば明らかに模造品だった。見つかったのがハロウィーン直後の一一月だったことを考えれば、なぜそれがそこにあったのかすぐに推理できただろう。

とはいえ、漁船が引き上げた漁網の中に人の頭部や頭蓋骨がまじっていることは珍しくない。そういうとき、船長は難しい決断をしなければならない。なぜなら、もし人の遺体が漁獲物の中に見つかれば、残りもすべて廃棄しなければならず、収入に深刻な影響が出る。そのため、遺体が見つかっても通報されないことも多いはずだ。

スコットランド西岸の港の防波堤に頭蓋骨（下顎はなかった）がぽつんと置かれているのが見つかったとき、どこぞの船長が妥協案としてそうしたことは明らかだった。表面にフジツボが付着していたので、海中からすくい上げられて、誰かが警察に届けてくれることを期待してあえてそこに置かれたものと推察できた。それを警官が写真に撮り、人間の頭蓋骨かどうか確認してほしいと私たちのところに送ってきた。言うまでもなく、人間のものだった。

それから、いつ頃のものか（死後どれくらい経過しているか知るため）、何か特徴はあるか調べ、できればＤＮＡ解析をしてほしいと依頼された。突出した眼窩上隆起や耳の後ろの乳様突起の大きさ、後頭部のよく目立つ外後頭隆起から、明らかに男性のものと思われた。歯がそれほどすり減っていないため、年齢は一〇代後半から二〇代前半と推察できた。歯の治療跡はない。頭蓋縫合線がまだ閉じ始めておらず、頭蓋底では、蝶形骨と後頭骨のあいだにまだ隙間が見えている。この隙間は蝶後頭軟骨結合（スフェノ＝オクシピタル・シンコンドロシス）（私の好きな解剖学用語の一つ）といい、男性の場合一八歳ぐらいで閉じる。

ラボでは骨からＤＮＡプロファイルを検出できなかったが、さまざまな要素を考え合わせると、新しい遺体ではないと思われた。骨の一部を放射性炭素年代測定してもらったところ、この男性は六〇〇年から八〇〇年前に亡くなったという推定結果が戻ってきた。彼が誰にせよ、捜査対象ではなかった。海岸線の浸食で古い墓地から骨が海に流れ出し、漁網のおかげでまた岸に戻ってきたのだろう。

潮に乗って海岸に打ち上げられたり、漁船に回収されたりした頭蓋骨は、脳頭蓋しか残存していないことが多い。顔面頭蓋のほうが脆いので、浚渫船（しゅんせつせん）によって、あるいは海底を転がるうちに、破壊されてしまうのだ。送られてくるのは頭蓋冠の骨一個ということもままあるが、それでも脳頭蓋はいろいろなことを教えてくれる。

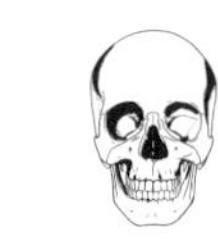

THE
Face
Viscerocranium

第二章 顔 ――顔面頭蓋

顔は心の写し絵であり、目は心の通訳者である
――キケロ（政治家、紀元前一〇六―四三）

体の部分の中で、一般に好んで人前に出しておく場所が二か所ある――手と顔だ。どちらも自分を表現し、人と意思の疎通をするのに使う部位である。でもやはり、いちばん注目され、人とのやりとりに使われるのは顔であり、そのため、たいていの人が顔によってたがいを認識する。

しかしながら、顔を覆う習慣のある文化圏や、理由が何であれ、体の別の部分に意識を集中させがちな場では、面白いことに、人はすぐにそれに応じたやり方で人を認識するようになる。最近、癌病棟のある看護師に聞いた話では、ずっと患者の手の甲の血管を見つけることばかりしてきたので、顔だけでなく手やアクセサリーでも、その患者が誰かわかるようになったという。

先日、私はサウジアラビア法科学協会に招待されて、リヤドで開催された会議に出席した。アラブ圏を訪れたのはそれが初めてで、ブルカやニカブ、手袋は必ずしも必要ないと言われたのだが、現地の習慣を尊重したかったので、アバヤと呼ばれる伝統的な女性用の黒いローブと、シェイラあるいはスカーフを身に着け、顔と手は見せるけれど礼儀にのっとり体と髪は隠した。

ほかの女性たちと同じ格好をしていると、連帯感で結ばれているような気さえしたし、会議で男性たちの目を引かずに済んで、実際とても快適だということに気づいた。西側から来た出席者の一人が現地のドレスコードに従わないことに決め、控えめで上品な完璧な服装だったにもかかわらず、会場のホテルの廊下で地元代表の男性出席者たちに悪意に満ちた言葉を投げかけられていた。彼らは、恥晒しめ、髪を隠せと彼女を叱りつけていた。

これはたぶん、文化という尺度で、身をもって性差を意識した初めての体験だったと思う。仕事を始めてから今まで、性差別という概念をおおむね忘れていられたのはとても運がよかった。それは、おまえは女の子だろうと私に一度も言わなかった両親のおかげだろう。そう、父は私においしいルバーブクランブルを作れるようになってほしがったが、同時にダイニングテーブルにセラックニスを塗ることも、ウサギを撃ち、腸を抜き、毛皮を剝ぐことも手伝わせようとした。

軍隊や警察のような場所は女性蔑視がはびこっていると思われがちだが、私は嘘偽りなく、X染色体が二つあるからといって違う扱いをされたことは一度もないと言える。単に私がそれに気づかないくらい無頓着なだけかもしれないし、運がよかっただけかもしれない。私がこの件に関われたのはただＤＥ＆Ｉ（多様性、公平性、包括性）に目配せしたかったからだけね、と思ったことが二度だけあるが、それはじつはどちらも学術界での出来事だった。私はそのとき、問題の二人の男性部長が二度と私に不快な思いをさせないよう、巧みに立ちまわった。その点で、解剖学の専門家だったことが役立ったと言える。私たちのような仕事をしている人間にとっては普通でも、一般の人なら当惑してしまうような用語を堂々と使えるからだ。どちらの会議でも、私がその部屋にいる唯一の女性だから質問を投げかけられたのだとわかったとき、私はごく慇懃に、あなたがたが興味があるのは、私の答えなのか、それとも私の子宮の存在なのかと問い返した。彼らはおおいに恐縮し、もちろんあなたの意見が聞きたいのだと慌てて言った。でもなぜか、それ以降二人とも一度も私に質問をしなかった。

サウジアラビアでの会議では、女性と男性は会場の右側と左側にきっちり分かれて座った。ニカブを身に着け、目以外いっさい見えない女性たち同士の交流を見て、私があることに気づいたのはこのときだった。会場に入ってきた彼女たちが、かなり離れた距離からでもたちまち友人を見つけることに、私は驚いた。おたがい座っていて、顔は覆われ、みな同じ黒い服をまとってとくに目立つアクセサリーもつけていないのに、である。このことをサウジアラビア人の同僚に話すと、女性たちがなぜあんなにやすやすとたがいを認識できるのか、彼にもわからないという。私は彼に自宅に招かれ、夫人を紹介してもらうことになった。

このことについて尋ねると、彼女もやはりニカブを着ていても友人のことはすぐにわかるが、子供の頃に身についた、当たり前に使っている技術のつねとして、どうやっているのか自分でも説明ができないという。私たちは、説明のつかないことを見つけたとき、すぐれた科学者なら誰もがすることをした。調査である。男性の友人と私はサウジの女性科学者を集め、ニカブを着た友人と他人を見分ける能力について調べる国内実験の準備を始めた。

最初の難関は、充分なサンプル数を集めることだった。リサーチ・チームは全員女性だったにもかかわらず、参加者候補たちはおしなべて懐疑的で、なかなか人が集まらなかった。調査倫理はすべて遵守するし、本人確認のために撮る、調査に必要な写真は分析が終わったら必ず廃棄し、第三者の目にはけっして触れないようにすると確約したが、実験参加を打診した女性たちの多くは写真撮影に不安を見せた。

私たちは、全身を覆ったほかの女性と出会ったときに、知人かそうでないか判断する手がかりを見つけるために女性が何を見るのか、視線計測ソフトウェアを使って調べようと考えた。既存の研究から、顔が覆われていないときには、人は目、鼻、口、顎をつなぐ逆三角形に注目することで、知っている顔かそうでないかを判断することがわかっている。でも私たちのサンプル集団には、目、体全体の形、大きさ、歩き方しか判断要素が与えられていない。顔が覆われているとき、本人確認の重要なヒントとなるのは目だけでなく、座り方、歩き方、しぐさといった曖昧な要素も重要だと思われた。

研究はまだ進行中で、具体的な答えはまだ出ていないが、最終結果が出れば、この技術の使い方を理解し身につけることが、たとえば安全保障機関などの組織にはとても有用になるだろう。

顔あるいは顔面頭蓋は、頭蓋骨の二つの部分のうち小さいほうで、三つの領域で成り立っている。額と目がある上部領域、鼻と頬がある中央領域、口、歯、顎がある下部領域である。顔面頭蓋は、視覚や聴覚、味覚、嗅覚などを司る感覚器官の多くが収まっている場所だ。そうした器官は誕生前に形成されるため、その成長に合わせて骨も形作られていく。第一章で述べたように、目は脳からじかに派生し、とても早い段階で完成するので、眼窩は誕生時にはすでにかなりの大きさになっている。

中耳や内耳のさまざまな稼働部分が、誕生時にはすでに文字どおり成人サイズになっているし、嗅覚ももうずいぶん発達しているが、臭いや香りを集める部屋である鼻そのものも、耳の外側の部分（耳介）も、生涯を通じて成長を続ける。年寄りの耳がやけに大きく見えるのはそのせいだ。しかし、顔の中で最も成長するのは口である。たいていの赤ん坊（例外はある）は誕生時に歯がないからだ。

概して私たちは、知っている人の顔を認識することにはとても長けているが、研究によると、通りすがりに見かけたことがある程度の他人の顔を思い出すのは下手くそらしい。私は何度も会ったことがある人の顔でさえよく忘れるので、家族にいつも馬鹿にされている。なかでも恥ずかしかったのは、私の顧問弁護士のオフィスでの懇親会での出来事だ。パートナー弁護士の一人を紹介されたのだが、じつはご自宅にディナーに招ばれたことがあるんですけどね、と言われてしまったのだ。

でもそれさえ、私がイラクへの二度目の出張から帰ってきたときの大失敗と比べればたいしたことではない。アバディーン空港が濃霧だったため、乗っていた飛行機がエディンバラ空港に代替着陸することになり、夫が車で迎えに行くと言ってくれた。私が夫を探しながらコンコースを歩いていると、二人の幼いブロンドの少女が嬉しそうに「ママ、ママ！」と叫びながらこちらに走ってきた。ありがたいことに、その「ママ」で私の子供たちだとすぐにわかったのだが、父親の姿がどこにも見えない。じつは彼は私のすぐ後ろで、自分の前を素通りしていった私が信じられず、腰に手を当てて首を振っていたのだ。夫とは二五年以上の付き合いなのだから、私がどれほどばつが悪かったか、お察しいただけるだろう。夫だとわからなかったのは、最後に会ったときにはなかった顎ひげを彼がはやしていたからだ。正直、似合っていたのだけれど。

私は会議に出席すると、いつも人の胸をじろじろ見てネームプレートを読もうとする。あまり利口とは言えないやり方なので、私がわざと相手を知らないふりをしていると誤解して、とんでもなく嫌味なやつだと思っている人もいるはずだ。こんなていたらくは情けないだけでなく、人の、というかその遺体から身元を割り出す仕事をしている者としては決定的な欠点だと言われかねない。だって仕方がないでしょう？　私は顔ではなく名前で人を覚えているのだから。

たとえ一度しか会ったことがなくても、並はずれて人の顔を記憶し認識することができる特殊能力を持つ人々がいる（言うまでもなく私はそこに属していない）。会った人を覚えていられる割合はだいたい二〇パーセントというのが一般的だが、この超認識力を持つ〝スーパーレコグナイザー〟たちは約八〇パーセントもの顔を覚えている。驚くことではないが、こういう天賦の才の持ち主は諜報機関や安全保障機関だけでなく、カジノからサッカークラブに至るまで、個人顧客を相手にする商業施設でも引く手あまただ。まもなく顔認証システムに取って代わられるとは思うが、スーパーレコグナイザーはこれまで警察でも、ギャングによる暴行事件や性犯罪などさまざまなケースで貴重な貢献をしてきたのだ。最近では、元ロシア軍事諜報部員だったセルゲイ・スクリパリと娘のユリアの毒殺未遂事件の犯人特定において活躍した。

スーパーレコグナイザーの存在は、まったく異なる分野の研究から認知されるようになった。顔認識能力の程度からするとその正反対の極となる、相貌失認についての臨床心理学実験である。相貌失認は失顔症とも呼ばれ、人の顔を認識するのがきわめて困難になる障害だ。これは生活上、とても困ったことになる。わが子の顔が認識できず、学校に迎えに行っても連れて帰れない。自分の写真を見ても自分だとわからない人さえいる。一般には遺伝性の疾患だが、脳卒中や脳損傷によって生じることもある。ネット上などにある、相貌失認からスーパーレコグナイザーまでの変域のどこに自分が位置するかわかるテストを受けてみるといいかもしれない。大部分の人は中央付近のどこかになるが、私よりは夫の顔を認識できる人がほとんどだろう。

とはいえ、人の顔認識が得意にしろそうでないにしろ、加齢や体重の増減で自然に顔が変わったり、ときには故意に変化が加えられたりして、一瞬あれっと思わされることはよくある。もちろん、長い人生のうちにどんなふうに見た目が変わるかには遺伝子が重要な役割を果たすが、私たちはかなり頻繁に、容貌に多かれ少なかれ手を加えるものだ。眼鏡をコンタクトレンズに換えたり、メイクをしたり、髭をはやしたり、髪を染めたり。しかしそんなふうに表面を一時的にいじるだけでは、その下の顔の基礎は変わらない。過去にごく親しくしていた人にも誰かわからないほど根本的に顔に手を加えるケースはあまりないだろう。とはいえ、たとえば顎先を削ったり、頬に詰め物を埋め込んでふくらませたり、つけ歯をしたりして、基礎の部分から変えると、認識するのがもっと難しくなる。この手の究極の変装は、ハリウッド映画などでは物語を成立させるうえで不可欠だった。

顔移植はかつてはＳＦの領域だったが、現在では、ごく稀な措置ではあれ現実におこなわれている。深刻な病気や怪我、火傷などを負った患者が、ドナーの組織（筋肉、皮膚、血管、神経、場合によっては骨も）を利用した皮膚移植を受けるのである。この手術では、他人の顔を移植するために新しい土台を作ってある種の異質同体（キメラ）を創造するのだが、二つの根本的な交換作業が拮抗することになる。手術はその人のもともとの容貌も保全しないし、かといってドナーの容貌を授けるわけでもない。手術の過程でどうしてもプラスアルファの変化が加わるため、結果はその両方がまざりあった顔となる。

こういう最先端の手術はほかのあらゆる手段がなくなって初めて検討される。拒絶反応が出るリスクが大きく、そうなると免疫抑制剤に一生頼らなければならない。それに被移植者のみならず、ドナーの家族や友人たちにも、倫理的・心理的・身体的問題を引き起こす。

顔面移植はとても新しい分野で、二〇〇五年に初めて部分移植がフランスで成功し、完全移植が成功したのはさらにその五年後、スペインでのことだ。私の知る限り、今のところそうした顔面移植患者が法人類学の関心の対象になったことはまだないが、時間の問題だろう。とにかく、身元確認をするときには無数の可能性を考慮し、どんなケースでも先入観を捨てて検討することが大事だという一例だ。

見た目がこれほど重視される社会では、顔かたちが損なわれるとたちまち引け目を感じ、疎外されがちだ。人工物で体の欠損を修復する医学の一分野である補綴学は、体に障害を負った軍人が社会に適応しやすくするために、第一次世界大戦後に生まれた専門分野で、とくに顔の各部分の修復に努力が注がれてきた。つけ鼻は、戦争や梅毒で失われた鼻を補うために作られた最初期の人工補装具だろう。補装具は、もともとは象牙や金属、木材といった無機物が材料だったが、しだいにプラスチックでもっとリアルに作られたものに置き換わり、やがてラテックス製が主流となった。

現在では義眼、つけ鼻、人工耳介は驚くほど現物に近いものが作られるようになった。鼻は欠損前と変わらないものができ（ただし患者がこの機会に新しい形にしようと思う場合は別だが）、義眼や人工耳介はもう一方の目や耳とほぼ遜色のないものが複製されて、つけても患者の顔は以前とあまり変わらず、左右対称になる。

人の顔を認識することとそれを描写することは、まったく異なるスキルだ。犯人を捜すため、目撃者の証言をもとに警察が作るモンタージュについては、誰もがよく知っているだろう。顔の各部分――額、眉、目、鼻、頬、口、顎――ごとに考えて、あとでそれを一つにまとめて最終的に顔を組み立てるのである。

もともとは画家が似顔絵を描いていたが、各部位ごとのサンプルを使ってそれを組み合わせる、初めて商標登録された似顔絵システム〈アイデンティキット〉は一九五九年にアメリカで導入された。その後登場する、写真やソフトウェアによる〈フォトフィッツ〉や〈E－FIT〉といった同様のシステムは結果がより洗練されているとはいえ、候補のデータベースから選んだ顔の各要素に依然として頼っており、結局はそれを組み合わせて最終的なイメージを構成する。

こうしてできたものが対象の完璧なレプリカになるとは誰も思っていない。たとえばアンジェリーナ・ジョリーの目とスティーヴン・フライ〔イギリスの俳優〕の鼻とアーサー・キット〔アメリカの歌手、女優〕の口を組み合わせたら、ずいぶんめちゃくちゃな顔になってしまうだろう。要は、それが見た人の記憶を呼び覚まし、捜査に活かせればいいのだ。モンタージュの正確さは五割未満だとされており、そう聞くと少々がっかりするかもしれないが、ときにはそれが捜査の唯一の手がかりということもある。普通と違うものや異常なものを人間の目は注視し、脳は記憶する傾向がある。これはじつは諸刃の剣だ。対象者に解剖学的な異常があり、それが正しく描写されれば、犯人特定プロセスを大きく前進させるだろう。しかし、もし間違っていたら、捜査が本筋から大幅に逸れかねない。

もちろん私たちの認識スキルは、普通は存命中の人間のみを対象にしている。死者の身元確認をするとなると、私たちの受け取り方はがらりと変わる。死を目前にした家族に付き添い、その死を看取った人、あるいは埋葬の前に遺体と最後のお別れをした人は、人間の核のようなものや顔の動きや表情が失われると、外側の体は、記憶にある愛する人とはまるで違って見えると思うものだ。今までよりひとまわり小さく、どこか空っぽな感じがすることが多いだろう。

暴力的な死や災害死を迎えた家族、あるいは亡くなってしばらく経つ家族の身元を確認するという本当に恐ろしい作業を余儀なくされたとき、それはもっと難しくなる。二〇〇二年初めに起きたバリ島爆弾テロ事件では、約半数の遺体で家族による身元特定に誤りが出た。彼らは、膨張したり、腐敗したり、損壊したりした遺体が並ぶなか、行方のわからなくなった家族を探して右往左往したのである。そんなショッキングな状況で多くの人が判断を間違ったとしても、不思議ではないだろう。悲しみや苦痛、ぞっとするような死であふれる場所、愛する者を早く見つけたいけれど見つけたくない追いつめられた心理状態、そのどれもが人の頭を混乱させる。一〇〇パーセント確かですと訴える家族に、間違っているのでは、とほのめかすのは簡単なことではない。そのため国際刑事警察機構（インターポール）は、災害犠牲者身元確認（ＤＶＩ）要覧で、顔による確認のみで遺体を家族に返却してはならないと明記している。必ずＤＮＡ鑑定、指紋、歯科情報の三つの主要確認要素のいずれかによる科学的根拠の裏付けが必要とされるのだ。

腐敗や損壊のせいで遺体の顔が確認できない場合、復顔を試みることがある。復顔は、ほかのあらゆる手段を試した後で私たちがしばしば頼る法科学ツールの一つで、アートと科学の両方を組み合わせた特殊なスキルが必要になる。それができるのも、人の容貌と、その下の骨格およびそれを覆う筋肉、脂肪、皮膚の形態のあいだに密接な関係があるからだ。

粘土を使う方法や、コンピューターによる3Dモデリングなどがあるが、現在最も標準的とされ、最も正確だと私も思うマンチェスター・メソッドでは、頭蓋骨か、少なくともその上質な模型か3Dスキャンデータが必要となり、これに実際にあるいはバーチャルで木釘をありとあらゆる場所に貼りつけて、骨を覆う軟組織の厚みを指定する。この厚みは性別や年齢、人種によって異なる。

次に、顔の約四三種類の筋肉を一つひとつ、一層ずつこれに加えていき、できるだけ正確に土台となる軟組織を構築する。耳下腺やおもな唾液腺も顔の側面に貼りつけ、頬には脂肪をくっつける。その上をすべて皮膚で覆い、顔の輪郭を整える。ケーキの表面にアイシングを薄く貼りつけていくイメージだ。

復顔するときにどこまで化粧を施すかは目的による。たとえば考古学的な遺骸を博物館での展覧会に出品するなど、展示目的で復顔をおこなうことがある。こういうときには、肌や目の色、髪型や髪の色、髭や眉など、常識的な範囲で技術者の自由裁量にまかされることもあるだろう。

遺体の身元について情報を求めるためメディアに発信する場合は、モノクロのイラストが制作される。法医学上、肌の色ははっきりわからないし、髪や目の色についても余計な先入観を与えて、見る人の想定を狭めたくないからだ。

DNA表現型の研究が進めば、こうした不確実さはそう遠くない未来に解消されるかもしれない。現在では、自然な髪色や目の色は、DNAによって特定できると考えられている。また、目の形や鼻の長さ、口の大きさなど、もう少し複雑な要素も遺伝子が要因だと思われ、解釈がもっと難しいとはいえ、いずれ部分的には、DNA解析だけで生前とよく似た顔を復元できるようになるかもしれない。

損壊したり腐敗したりしている顔から生前の顔を再現して一般公開するには、単純な描写で充分な場合も多い。ノースヨークシャー警察に呼ばれて、きわめて異様な状況で遺体となって発見された若い女性の身元の特定に協力してほしいと言われたとき、警察はこの方針を取ろうとしていた。

田舎道を車で移動していた二人の若者が、道端の側溝に銀色のスーツケースが捨てられているのに気づいた。当然ながら、二人は車を停め、よくよく見てみることにした。とても重く、刺激臭のある茶色い液体が漏れ出しているのに気づいて、賢明にも開けるのを思い留まり、地元警察に連絡した。

警官たちも中に何が入っているかうすうす予想がついたので、スーツケースごとビニール袋に入れ、名札をつけて、遺体安置所に送った。彼らの疑いが正しかったことが証明された。検死室で警官と法病理医がスーツケースを開けると、全裸の若い女性の遺体が見つかった。胎児のように丸めた体が狭い場所に押し込まれ、頭部にはビニールテープが巻かれていた。隙間からわずかに見えている顔から、アジア系だと思われた。

彼女のDNAや指紋はさまざまなデータベースで検索されたが合致するものはなく、英国内で登録されている行方不明者リストの中にも一致する者はいなかった。腐敗はそれほど進んでおらず、法病理医は死亡して数週間しか経過していないと判断した。死因は窒息の可能性が高かった。

法人類学者が登場するのは、最初の検死が終わった後ということが多く、その後の警察の捜査で新たな手がかりがつかめず、手詰まりになりつつあるときと相場が決まっていた。そうなると、遺体からもっと情報が引き出せないか確認するために二度目の検死をよく頼まれるのだが、今回がそれだった。

最初の検死では調べることが多いので忙しないのだが、二度目ではそれほどでもなく、私としてもそのほうがありがたい。雰囲気が落ち着いており、作業へのプレッシャーも少ない。警察のカメラマンが現れることもあるが、いないこともある。法病理医は挨拶をしに顔を見せる程度で、たいていは法人類学者と検死技師だけだ。そのため、私たちはこの検死解剖技師（ＡＰＴ）、略して検死技師たちと密に連携することになる。私が学生たちにいつもアドバイスするのは、遺体安置所に行くときにはちょっとしたお土産を持っていけば失敗がない、ということだ。ビスケットはお勧めだし（私はどこに行くにも必ずビスケットを持っていく）、チョコレートならもっといい。でも、とくにジェリードーナッツはどんなに頑なな人の心でも溶かしてくれる。悪いことは言わない、とにかくＡＰＴを必ず味方につけること。そうすれば、彼らはいつも親切にしてくれる。

最初の検死による損壊に慣れるまでには少し時間がかかるだろう。頭蓋骨を見るために頭皮は剥がされており、脳を摘出するために頭蓋冠が切り取られている。頭蓋腔には通常綿が詰められて、頭蓋冠は元に戻されたあと縫合されている。胴体には、鎖骨に沿って水平方向に、そこから垂直方向に恥骨に向かって続く、T字あるいはY字切開の縫合痕がある。

この縫合を解くと、体腔内には通常、前回調べて取り除いた脳や内臓が、今後の検査のためにビニール袋に入って保管されている。法人類学者がそのビニールを開ける意味はほとんどない。私たちの関心の対象は、体の外側や内部の骨格だからだ。背中や手足は、傷があった場合や、法病理医が何か気になったことでもなければ、普通はそのままだ。

レントゲン撮影や、場合によっては全身のCTスキャンまで、最初の検死前におこなわれることがあり、そうした画像は、遺体安置所と現場で撮られた写真とともに私たちに提供され、二度目の検死のために私たちが求める予備知識はこれで揃ったことになる。

遺体がもし冷凍庫に保管されていたとすれば、法人類学者による検死の前日にそこから出されて解凍される。遺体安置所はどんなに気候のいいときでも快適な場所とはとても言えず、冷たく湿った半解凍の遺体に触れながら作業をしていると、手がかじかんで痛くなる。ここでジェリードーナッツが本領を発揮するのだ。休憩時間にお土産のお返しとして熱いお茶が出され、そのときぐらいマグカップのぬくもりが嬉しいことはない。

スーツケースに入っていた若い女性の二回目の検死で警察が知りたがっていたのは、彼女の年齢と人種だった。レントゲン写真と私の分析から、死亡時の年齢は二〇歳から二五歳のあいだと推定できた。このことを教えてくれたのは、骨格の中でも胸骨の縁にある小さな部分（これについては第四章で触れる）と、骨盤と頭蓋骨にうかがえる成長による変化だった。

顔と頭蓋骨を調べたところ、彼女はベトナム、韓国、台湾、日本、中国あたりの出身だと思われた。マレーシアやインドネシアのような東南アジア地域特有の顔の特徴はない。この私の推論は、女性の顔や鼻、目、歯の形と髪の質や色の観察にもとづいていた。のちにスーツケースは韓国かレバノンで製造されたものだということがわかった。

しかしそれでも、新たに可能性の広がった行方不明者とは一致せず、DNAや指紋照合も捜査を前進させる役には立たなかった。私たちは、インターポールのブラック・ノーティスを発行してもらうよう警察に助言した。身元不明の遺体が発見されたことを公式に国際的に通知するのである。

警察は事前に法医学アーティストを呼んで似顔絵を依頼していた。法医学アーティストとは、メディアに発表する遺体の似顔絵制作のトレーニングを積んだ人で、たとえば今回スーツケースで発見された女性のように、実際にはすでに腐敗して変色し、膨張の兆しを見せているとしても、一般の人にもわかりやすく、不快感を与えない似顔絵を描く。残念ながら今回の場合、遺体のアーティスティックな解釈とリアルな肖像画という組み合わせは、美しいハーモニーを奏でるには至らなかった。

才能あるアーティストだったことは事実だが、肖像画は見たままの遺体の顔を再現したものだった。もちろん腐敗した部分は修正されていたが。とはいえ、この遺体の顔は腐敗ガスで膨満しつつも、ビニールテープをきつく巻かれていた。つまり腫れた顔はビニールテープの圧迫も受けていたのである。できあがってきた肖像画は文字どおり正確なものだったが、ひどく違和感があった。被害者の唇は、上唇の中心線とちりめん皺のところで風船のように膨らんでおり、ホタテ貝様の波状模様がついていた。そこはテープで唇が歯に押しつけられていたからだ。私はこんな口を今まで見たことがない。

私は警察に、この似顔絵は発表しないほうがいいと強く助言した。もっと経験豊富な法医学アーティストなら、腐敗による顔の変化を斟酌していたかもしれない。でもこの絵では、死後にさまざまな扱いを受けた結果としての遺体の状態しか人々にはわからず、彼女の身元を探す役には立たない可能性が高かった。実際、むしろ捜査を妨害さえしかねない。さいわい、警察は私の意見に同意してくれた。

幸運にも、似顔絵がなくても彼女の名前が判明した。インターポールが手配した行方不明者リスト（イエロー・ノーティス）の中に、二二歳の韓国出身の女子学生のものがあったのだ。彼女が通っていたフランスの大学当局が届けを提出していた。韓国大使館に連絡し、彼女の身分証明書にあった指紋を送ってもらったところ、ただちに遺体と一致することが確認された。

ジン・ヒョジュンは観光で英国を訪れ、ある韓国人男性が所有するロンドンのアパートの一室を借りた。その部屋で、警察は男のガールフレンドが所有する英国人アーティスト〝ギルバート&ジョージ〟のビニールテープを一巻き見つけ、これが被害者の顔に巻きつけられていたテープと一致した。英国のテート・ギャラリー系列の店舗でわずか八五〇個しか売られていなかったもので、見つかったテープには彼女の血痕が付着していた。ジン・ヒョジュンの血痕は室内や家主の車からも発見され、彼女の銀行口座は空っぽになっていた。

裁判が始まって初めて事件の全容が明らかになることが多いのだが、今回もそのケースで、家主のキム・キュスはロンドンの中央刑事裁判所に出廷した。今回、被害者の身元はすでに確認されていたので、私は証言を求められずに済んだ。遺体が発見されて数週間後、裁判の最中に、ロンドン警視庁は別の韓国人学生も行方不明になっていることを知った。当然ながら、ノースヨークシャー警察とロンドン警視庁の合同捜査が始まった。

二人目の学生は、キムの所有する別のアパートの部屋の板を張りつけられたクローゼットの中で、手足を縛られ猿ぐつわをされた格好で遺体となって発見された。家主は二人の女性の殺害、銀行預金の詐取、二人の遺体を隠匿した司法妨害の罪状で有罪となり、終身刑二回を言い渡された。

私は、法医学アートの授業で、死の状況が顔にもたらす影響を理解し解釈することの重要性を教えるとき、教訓としてこの例をよく使う。生前のジン・ヒョジュンの写真と死後に描かれた似顔絵を並べて見せると、九〇パーセント以上の学生たちが一致するとは思えないと答える。それでは、同一人物と判断してもらえなくなる恐れがある。

アーティストがなぜこういう描き方をしたのか、私にはわからない。当時私が思ったとおり、経験不足だったのかもしれない。たぶん、正確さを第一に考えたのだろう。理由は何であれ、ミスリードになっていたかもしれず、比較的新しい遺体であっても似顔絵や顔による確認だけに頼ってはいけないというよい教訓になるだろう。

しかし、似顔絵に、経験と技術を兼ね備えた専門家による復顔を組み合わせると、その結果は気味が悪いほど正確なものになる。たとえば二〇一三年の事件では、殺人事件の被害者の頭蓋骨のCTスキャンにもとづいてコンピューターで再現した顔の画像によって、彼女の身元が判明した。

遺体が見つかったのはエディンバラ郊外にあるコーストフィン・ヒルの森の中の空き地で、あるスキー・インストラクターがサイクリング中にひと休みしたときのことだった。ふと足元を見た彼は、土に覆われた顔が地面から自分を見上げていたような気がした。驚いて飛びのき、木の根っこがそう見えただけだろうと思ってもう一度見てみたが、最初の印象は間違っていなかったことがわかった。彼は、首を切断されて体をバラバラにされた女性が埋められた浅い墓の上をうっかり踏んでしまったのだ。

遺体の分析によって、被害者の年齢、性別、身長のほか、鈍的外傷があり、手段は不明だが喉を圧迫されていたことが明らかになった。しかし、法人類学の専門知識のない科学者が現場で不用意な発言をしたせいで、彼女の身元を捜査していた警察は無駄足を踏むことになった。〝非法人類学〟専門家は、女性は「東欧系」に見え、おそらくはリトアニア出身と思われるが、審美歯科治療の跡は「ハンガリー風」なので、移民なのではないかと話したのだ。これも、自分の専門外にまで手を伸ばし、勘に頼って机上の空論を並べるような人の話に耳を貸してはいけないという、いい教訓だ。何かつぶやくにしても、人に聞かれていないと確認してからにするべきだ、と私たちは長年の経験で身に染みている。

その後警察は、ダンディー大学の私の所属する学部のもっと適切な資格を持つ研究者に協力を求めた。彼らは遺体を切断した凶器の痕跡の分析をおこない、被害者の身元捜査のために遺体をさらに詳しく調べ、さらには私の同僚であるキャロライン・ウィルキンソン教授が復顔に取り組んだ。コンピューターを使って、頭蓋骨のCT画像に一つひとつ筋肉や軟組織を重ねていき、その上に皮膚を伸ばす。女性の年齢を考慮し、さらには遺体に残っていた毛髪をもとに長さと髪型を考えて髪の毛も加え、そうしてメディアに発表するためにキャロラインが復元した顔は驚くほどリアルで見事な出来栄えだった。

クラダリングと呼ばれる、王冠をかぶったハートをつかむ両手をモチーフとした伝統的なアイルランドの指輪など、遺体から見つかった複数のアクセサリーから、ケルト系である可能性が出てきたため、警察はその復顔画像をアイルランドにも送るよう助言された。そして実際、被害者の家族がその映像をニュースで見た場所はリトアニアではなく、ダブリンだった。ぞっとするほど似ていたため、家族はすぐにスコットランド警察に連絡を入れた。

女性はエディンバラに住む息子を訪ねていたことがわかり、身元がDNAによって確認されたのち、その息子が殺人容疑で逮捕された。罪状は、限定責任能力にもとづき、謀殺ではなく有責殺人に問われることになった。有罪判決が出され、故殺および母親の死体損壊と遺棄の罪で九年の禁固刑を言い渡された。男は、母親はトカゲではないかと疑い、人間に化けているのかどうか体の中を見て確かめようとしたと主張し、弁護側は心神喪失状態だったとして情状酌量を求めたが、判事と三人の精神科医はこれを退けた。なぜ首や手足を切断し、穴を掘り、遺体をそこに埋めたかについて、男はいっさい説明をしなかった。しかしまあ、ありきたりな理由だったことは明らかだ。彼は遺体を捨てに行くためにスーツケースを使ったが、体をバラバラにしたのはそのためだろう。たいていの殺人者は、体を細かくしたほうが捨てやすいと気づくものだ。

成人の顔面頭蓋を構成する一四個の骨は人の生活スタイルに合わせて成長し、変化するが、その複雑さが顔の特徴を生む。土台の頭蓋骨とそこに重なる顔の密接な関係を再現する専門家の高いスキルこそが、復顔の信頼性を高める。

ときには、法医学者の手元に、頭蓋骨一つと行方不明者候補の名前しかないことがある。その場合、私たちはスーパーインポーズ法を試みる。行方不明者の頭部の写真を用意し、頭蓋骨を同じ位置取りで撮影して、両写真を重ねるのだ。もし特定のポイント（眼窩縁、顎の形、頬骨の位置など）が一致すれば、その頭蓋骨と顔は同一人物のものと判断することが可能だ。

法医学の場で初めてスーパーインポーズを使ったケースが、現在でも最大の成功例と考えられている。二人の女性を殺害し、そのうちの一人である内縁の妻を殺害した罪で一九三五年に絞首刑になった、医師のバック・ラクストンの有罪の決め手の一つとなったのが、このスーパーインポーズ法だった。当時の法科学の最先端技術の数々が使われた点が注目に値するこの事件の捜査については、最終章で詳しく論じることにする。法医学者のジョン・グレイスターと解剖学者のジェームズ・ブラッシュが二人の女性の腐乱したバラバラ死体を復元した法医学の草分け的な偉業でとくに知られ、なかでも、頭蓋骨の一つとイザベラ・ラクストンの顔、両方の写真をスーパーインポーズした映像は有名だ。ダイヤモンドのティアラを誇らしげに頭につけたイザベラのにこやかな顔と頭蓋骨が重なるそのちぐはぐさは、妙に忘れがたい印象を残す。

スーパーインポーズ法は、以前に比べると現在ではそれほど信奉者は多くないだろう。それは単純に、二一世紀になって、科学技術の進歩によって捜査に使える手段が増えたからだ。しかしそれでも、八五年前にグレイスターとブラッシュが開発した方法に立ち戻ろうと決めることもある。

一九九〇年代半ばにイタリアで起きた、今も凶悪事件として名高い一件に協力したときがそうだった。当時グラスゴー大学で法人類学を教えていた私は、イギリスでの分析を頼まれた〝素材〟を受け取りにヴェローナ警察を訪れ、そのあとロンドンを経由してスコットランドに戻ってきた。

イタリアで私が警官たちに会ったのは、がたの来たテーブルや擦り切れた椅子しかない殺風景な部屋ではなく、いかにもヴェローナらしいしゃれたカフェだった。イタリア警察(カラビニエリ)がヨーロッパで最もスタイリッシュな警察だと言われるのも、だてではないのだ。警官たちは事件のあらましを話してくれた。一九九四年、ジャンフランコ・ステヴァニンという男が、ヴィチェンツァの北にある町で売春婦を車に乗せ、一緒に自宅に来て、写真を撮らせてくれたら上乗せした料金を払うと誘った。

ヴェローナの南東に位置する田舎町テラッツォの片隅にある農家に帰り着くと、彼はさっそくセックスゲームを始めたが、しだいに乱暴になっていき、売春婦はそれ以上続けることを拒んだ。ステヴァニンに喉にナイフを突きつけられた彼女は、解放してくれたら貯金を全部あげると泣きつき、ステヴァニンは金を受け取るために彼女を家まで送ることに同意した。高速道路の料金所で車が速度を落としたときに彼女はなんとか逃げ出し、停まっていたパトカーに駆け寄った。ステヴァニンは性的暴行と強請り（ゆすり）の罪で逮捕され、禁固二年半の刑期を言い渡された。

しかし、〈テラッツォの怪物〉の異名をとることになるこの男の物語は、まだ始まったばかりだった。警察が彼の自宅を捜索したところ、おそらく売春婦と思われるほかの女性たちの数千枚にもおよぶポルノ写真のほか、彼女たちに関する詳細なメモを収めたファイル、少なくとも二人の女性の所持品が発見された。その二人のうちの一人が、前年に捜索願が提出された売春婦、ビルジャナ・パヴロヴィッチだった。さらに大きな警報が鳴り響いたのは、写真の中に、被害者の秘部に激しい暴行を加えた様子を写したものが見つかったときだ。撮影時に彼女が死亡していたことは明らかだった。

今や殺人事件となり、さらに一九九五年の夏に、ステヴァニンの家の近くの土地でバラバラにされた女性の遺体が入った袋を農家が見つけたとき、捜査はいよいよ大掛かりなものとなって、農場には大型重機が持ち込まれ、徹底的に掘り返された。著しく腐乱した四人の女性の遺体が発見され、なかには頭に袋をかぶせられ、首にロープを巻かれたものもあった。一刻も早くはっきりさせなければならないのは、彼女たちは誰か、ということだった。セックスワークは人の移り変わりの激しい仕事で、行き当たりばったりな生活をしている人も多い。女性たちはしばらくそこにいたとしても、何も言わずにふらりと姿を消してしまう。売春婦がいなくなっても誰も気づかないことが多く、同僚たちもトラブルに巻き込まれたくなくて、警察にあまり話をしようとしない。

警察は、見つかった遺体と、ステヴァニンが所有していた写真、メモ、記念品とを結びつけるという難しい作業に取り組まなければならなかった。検死の結果、女性たちの性別や年齢は特定され、そうなると、それぞれに名前を割り振ることが最重要課題となった。私がイタリアに送られたのはそのためだった。被害者の一人はビルジャナ・パヴロヴィッチと考えてまず間違いない証拠が揃っており、別の一人はやはり行方不明になっているブラゼンカ・スモルジョという女性である可能性が高かった。どちらも東欧出身で、それまでのところ家族は見つかっておらず、その他の情報も、遺体と比較検討できる試料も入手できていなかった。

警官たちはそのカフェで、カプチーノのカップのあいだにポルノ写真や現場写真を広げた。ジュリエットのバルコニーやオープンエアーの華麗なオペラ劇場のある美しい町で、まわりで人々が明るく挨拶を交わし、コーヒーとケーキを囲んでおしゃべりに興じるなか、そういう背筋の寒くなるような写真を眺めるのは、なんだかシュールだった。せめて薄暗い警察署であれば、人に見咎められたらとびくびくせずに、堂々と写真を見られたのに。でもイタリア警察の面々は、私がしばしば晒される周囲の過敏な反応など、ものともしていないようだった。遺体はひどく腐敗しており、写真と頭蓋骨をスーパーインポーズできないか確かめてほしいと彼らは求めた。当時イタリアにはそれができる設備も経験もまだなかったのだ。

私がその会合をシュールだと思ったとしたら、まだ甘かった。最終的に、彼らがビルジャナ・パヴロヴィッチとブラゼンカ・スモルジョだと考える二人の被害者の頭部の実物をスコットランドへ移送し、現地で分析およびスーパーインポーズをおこなうことが決まった。その二人については、比較のための生前の写真が手に入っていた。遺体の頭部だけが切り離されて、それぞれ白いプラスチック製のバケツに密封され、白いバケツはさらにおのおの、イタリアの有名高級ブランドのキャリアバッグに入れられた。私はバッグをひょいと渡され、バッグの中身の説明とそれを運ぶ私の資格を保証する旨が書かれた英語とイタリア語の手紙を一通ずつ持たされた。

最初の関門は空港のチェックイン・カウンターだった。そこで私は、申し訳ありませんが、機内に持ち込める手荷物はお一つまでなので、もう一つはお預けいただくことになります、と言われた。私はここぞとばかりにイタリア語の手紙を差し出した。カウンターにいた女性の顔色が少しばかり青くなり、それ以上何も言わずに搭乗券を出してくれた。次に立ちはだかったのは手荷物検査だった。画面を見ている人がどんなにショックを受けるか考えると、キャリアバッグをスキャナーに通すわけにいかなかったので、警備員を脇に呼び、イタリア語の手紙を見せた。彼も同じように顔色を変え、スキャナーを迂回して脇のドアから私を通してくれた。

飛行機に乗り込むと、きれいなイギリス人フライトアテンダントがまたしても、荷物の片方は預けてくださいと言ってきたので、英語の手紙を渡し、証拠品の保全に責任があるのでそれはできません、と説明した。少なくとも彼女は顔色は変えなかったが、とてもおせっかいな真似をした。ほとんど乗客のいなかったビジネスクラスの席に私を移動させ、あら親切じゃない、と私としては思ったのもつかのま、そうか、ほかの乗客から隔離しただけなんだと思い至った。それは特別待遇でも何でもなく、私はフライト中ずっと、事実上つまはじきにされた。水の一杯さえもらえなかった。私は招かれざる客であり、ほとんどバイ菌扱いだった。ヒースロー空港で降りるとき、いってらっしゃいませの一言さえなく、背中で安堵のため息が聞こえたような気がした。

私が次に直面したジレンマは英国税関でのことだった。申告すべきか、せざるべきか？　でも、スコットランド長老派の善女として育った私としては、やはり申告することにした。退屈そうに机に脚を投げ出していた係官は、近づいてきた私を眼鏡越しに見て、その有名デザイナーのロゴ入りキャリアバッグの中身は「自家消費用」ですかと尋ねてきた。彼は英語の手紙を読んだとたんゴホゴホと咳き込み、大急ぎで私を出口へ追い払った。ヴェローナからヒースローまで移動するあいだ、誰も私の異様な荷物をスキャンもしなければ、検査もしなかった。今の世の中、そんなことが許されるなんて想像もつかない。現在はそんなことは起こらないものと心から願う。

さて、今度はスコットランドへ向かわなければならない。私は英語の手紙を握りしめて手荷物検査の列に再び並んだ。係員は、私のバッグをスキャナーに通すのは遠慮したいが、中身を確認する必要があると言った。ようやくチェックが入る！　と私は思った。ところが、彼がバッグからバケツを出そうとしたので、彼がほかの乗客がいて荷物もあるその場所で蓋を開けるつもりなのだと気づき、慌てて止めた。ほかに誰もいない、空調のあるところでやらないとだめです、と私は告げた。

それは頭蓋骨ではなく人の頭で、腐敗したぐちゃっとした組織がまだ付着しており、臭いもひどく、下手をするとウジさえ何匹か顔を出しているかもしれません。それまでは健康的な普通の色をしていた彼の顔が、みるみる青くなった。彼は急いで上司に相談したあと、バッグの中身をちらりとも見ずに、私を出発ラウンジへ案内した。

機内で英語の手紙を呼んだ今度のフライトアテンダントは、哀れにも、ひいっと悲鳴を漏らして両手を上げ、私を最後列に座らせて、またしてもフライト中は終始無視し続けた。もし手段さえあれば、私を有刺鉄線で囲み、鈴を持たせて、「さわるな、危険！」と叫び続けさせただろう。ほかの乗客はといえば、全員前方の空いた席に移動させられた。

グラスゴーに到着すると、私たちは頭蓋骨から軟組織を除去し、ありとあらゆる方向から写真を撮り、３Ｄスキャンをした。イタリア警察から渡された写真のポーズと一致するようなイメージが求められた。

どちらの頭蓋骨も女性で、同年輩の人間のものだったので、それだけではどちらがどちらか判断できなかった。ビルジャナもブラゼンカも失踪当時、二四歳ぐらいだった。一つ目の頭蓋骨はビルジャナの写真とは解剖学的に呼応せず、逆にブラゼンカとは一致した。そして二つ目はその逆だった。どちらもそれぞれに一致したと冷静に確信できたので、結果をヴェローナに送ると、イタリア警察は裁判まで頭蓋骨を保管しておいてほしいと言ってきた。数週間後、二人の女性の家族のＤＮＡが手に入り、解析結果が私たちの分析を裏付ける形になったため、ようやく二人の女性の身元が正式に特定された。

身元がはっきりすれば、法律上は私がステヴァニンの裁判で証言する必要はないのだが、検察官としては、外国人法科学者や目新しい分析法を仰々しく法廷で披露してメディアの関心を引くせっかくのチャンスを逃したくなかったらしい。それにどのみち頭蓋骨をイタリアに返さなければならなかった。それにもし私が法廷で証言するなら、私の旅費は警察ではなく裁判所が持つことになるので、警察のほうも私をぜひとも出廷させようとした。

帰り道では、私の荷物はすっかり乾燥し、きれいになったただの頭蓋骨だったので、もし道中で誰かがチェックしようとしたとしても何の問題もなかったが、今回もどの空港でも、どの飛行機のスタッフも、私の言葉をただ鵜呑みにした。到着後はガルダ湖畔にある検察官の自宅でのディナーに招かれ、すばらしいひと時を過ごしたが、外国の法廷での試練を目前にして不安でもあった。私の証言は通訳を通じて伝わるわけだし、どんな反対尋問が来るのか見当もつかなかった。私は、ハイヒールで足が痛んだとはいえ、隙のないいでたちで臨んだ。でも法廷の席についたとたん、目にしたものに立ちすくむような恐怖を覚えた。

これまでの人生で、出会った人に心底ぞっとした経験は数えるほどしかないが、ジャンフランコ・ステヴァニンはその一人だった。証言台に立ったとき、できるだけ彼のほうを見ないようにしたものの、こちらを射すくめるようなまなざしは不快だったし、催眠術にかかりそうな気さえした。私の証言の通訳が終わったところで傍聴席に座り、言葉はほとんどわからなかったとはいえ、その後の裁判の行方を見守った。その日の予定が終わると、被告は法廷から引き立てられていった。彼は私の席に近づいたとき、わざと歩みを緩め、こちらに顔を向けてじっと見つめた。冷ややかな笑みが口元に浮かんだが、底知れぬ冷酷な目は少しも笑っていなかった。私は全身の血が凍りつくのを感じた。

彼のことを非難したジャーナリストたちに殺害を予告する脅迫状が届いたことを知っていたので、私は不安だった。出廷後数か月のあいだ、私は何か思いがけないものを見たり聞いたりするたびにびくびくした。この仕事を始めてから自分や家族の身を本気で心配したのは、あのときだけだ。

ステヴァニンの弁護側は、被告はバイク事故に遭って脳の手術をして以来、被害者たちとの性交渉についてまったく記憶にないと主張した。演出効果を狙って、ステヴァニンは頭を剃り上げ、頭皮に走る巨大なアーチ形の傷跡をわざと衆目に晒していた。被告側の弁護士たちは、ステヴァニンの精神状態であれば裁判に耐えうるという精神鑑定に異議を申し立てたが、却下された。一九九八年一月、彼はビルジャナとブラゼンカを含む六人の女性を殺害した罪で終身刑を言い渡された。

イタリアではこの事件をきっかけに、精神疾患を持つ犯罪者の加害責任や、そうした人が自分の行動が招く結果を理解できるかどうかについて、議論が巻き起こった。ステヴァニンの弁護団はこの論争をもとにさらにさまざまな異議を申し立てたが、有罪は引っくり返らず、〈テラッツォの怪物〉は現在もアブルッツォの刑務所で服役しており、最近ではフランシスコ会修道士になりたいと話しているという。それが実現するかどうかはわからないが、彼が刑務所にいてくれたほうが人々は安心して暮らせるだろう。

顔面頭蓋の骨から、その持ち主について何がわかるか？　上のほうから始めると、まずそこには眼窩がある。鼻梁を中心として、完全にではないがほぼ左右対称だ。眼窩の目的は、眼球とそれを動かす六つの筋肉、涙嚢、神経、血管、靭帯を収めて保護することだ。これらの軟組織はすべて、目がじかに何かにぶつかったときに緩衝材として機能する眼窩脂肪で包まれている。

眼窩の上壁、下壁、内側壁は七つの異なる骨（蝶形骨、前頭骨、頬骨、篩骨、涙骨、上顎骨、口蓋骨）で構成される。どの骨も比較的薄く、とても脆い。眼窩に上向きに何かを突き刺せば、薄い上壁を楽々貫いて、脳の前頭葉の下側に突入する。

成人女性の場合、眼窩の縁はとても鋭いが、男性の場合はやや丸まっており、この差異は性別を仮判断するのに役立つ。男性は眼窩の上部（眉毛の下あたり）が突き出し、これは眉上丘と呼ばれ、棚のような眼窩上隆起に発達することもある。初期人類の頭蓋骨ではこれがとても目立つが、下顎が今よりがっしりしていて筋肉量も多かったため、そこからの力の発散によって形成されたと考えられている。食べ物が軟らかくなり、加工度が進むにつれて、人の顎が小さくなったことは明らかだ。男性の場合、ホルモンの影響で明らかに筋肉量が増える思春期後にこの隆起がよりはっきりする一方、女性は隆起自体ほとんどなく、子供に近い外見となる。

二歳から六歳までのあいだに、眉毛のすぐ上のあたりの前頭骨に空気が入り、二つの骨の層のあいだにいくつも気胞ができる。この気胞が一つになって前頭洞が作られる。この前頭洞の内側は呼吸器上皮で覆われ、そこで分泌された粘液が最終的に鼻に排出されて鼻水になる。なぜこの空洞ができるのか完全にはわかっていないが、一つ確かなのは、この空洞の形は一人ひとり違っているということだ。そのため、その人物の生前のこの部分のレントゲン写真が手に入れば、遺体のX線写真と比較することで身元を特定できるかもしれない。興味深いのは、たとえばダウン症のようなある種の先天的な障害がある場合、この空洞が形成されないことだ。

顔のこのエリアは身体改造や異物の装着が頻繁におこなわれる場所だ。眉ピアスはよく見かけると思うが、バーベルピアスやスタッドをつけるときには、眉の下にカニューレ針を通して眉頭から出す。眉ピアスには、垂直方向、水平方向、あるいは両方を組み合わせてT字型にするものなどがある。顔改造の確認は、遺体の身元に直接つながる場合が多く、検死をおこなううえでとても重要だ。軟組織はなくなってもアクセサリーはなくならないので、前頭洞は必ず調べる。

眼球そのもの、眼球の白い部分に当たる強膜のすぐ下に異物を入れるケースもある。たとえば、結膜（目を覆い、まぶたを裏打ちする粘膜）の下、強膜の上にインクを注入するタトゥー。そうして白目の部分を好みの色に変えるわけだが、重大な合併症を引き起こすリスクも高い。

眼窩の位置を見れば、人の顔面頭蓋とほかの動物の頭蓋骨を間違えることはまずありえないし、それは人間が捕食者だという証でもある。捕食者は顔の前面に眼窩があり、立体的に物を見て奥行きを知ることができる。獲物がどれくらい遠くにいて、捕獲するにはどの程度の速さで移動しなければならないか計算する必要があるからだ。頭の側面に眼窩がある動物は逆に襲われる対象だと判断できる。彼らとしては、できるだけ周囲を見渡せるほうが捕食者を警戒できる。「目が前にある動物は狩り、目が横にある動物は隠れる」という英語のことわざにあるとおりだ。

顔の中心部分を構成する鼻は眼窩と口のあいだに鎮座している。同様に顔の中心部には、鼻の両側に頬がある。鼻は気道の最上部を成し、鼻孔から吸い込んだ空気を温かく湿らせる。冷たくて乾燥した空気を吸い込むと気道が痛むからだ。また鼻は、鼻孔内の毛（鼻毛）を覆うべたべたした粘液（鼻水）で異物を捕えて、呼吸器に入らないようにする門番の役割も果たす。エアフィルターの役目を立派に果たした緑色のどろりとしたもののことは誰もが知っているはずだし、とくに小さな子供たちにはおなじみだ。

鼻から吸い込まれた空気は鼻甲介（びこうがい）あるいは甲介骨のまわりをめぐる。鼻甲介には血管が密に張り巡らされていて、壁付けのオイルヒーターの折りたたまれた金属板のような役目を果たす。顔の真ん中に堂々とそびえる器官の中にそうして血がたっぷり通（かよ）っているというのは、一種の設計ミスのようにも思える。顔に何かがぶつかったときに鼻が矢面に立ち、その結果大量の失血につながるからだ。発見された頭蓋骨を観察すると、鼻が折れていたり、中隔が目に見えて曲がっていたりすることも多い。ラグビーやボクシングなどのコンタクトスポーツで激しく打たれた遺産である。

匂いをとらえてそれを脳に伝えるのも鼻の役目だ。鼻の上壁の最上部に、嗅上皮（きゅうじょうひ）という三センチ四方ほどのごく小さな専用の粘膜がある。鼻孔に入ってきた匂いはこの粘膜に浸み込み、篩板（しばん）という篩骨の中でも篩のような部分を通じて、嗅細胞が頭蓋腔へ情報を伝える。シグナルはそこから嗅神経を経由して、脳の側頭葉の深部皮質へ伝わる。

匂いによって記憶がよく呼び覚まされるのは、この脳内の嗅皮質が扁桃核や海馬といった脳の古い部分とつながっているからだ。私はニスやテレビン油の匂いがふっと漂ってきただけで、作業場で父の手伝いをした子供時代にタイムスリップする。嗅覚の低下は神経変性性疾患の初期症状だと言われ、認知症発症リスクの判断材料でもある。また、COVID－19〔新型コロナウイルス〕の一症状としても今では認識されている。

法科学では、人が鼻に詰め込むものにとても注意を払う。たとえば、コカインを吸引する習慣があった人は、鼻と口蓋の硬軟どちらの組織にもその痕跡が残っている。コカインには血管を収縮させる性質があり、それが組織に影響を与え、しだいに組織が壊死して、最悪の場合鼻が取れてしまう。一般に最も損傷を被るのは鼻中隔の軟骨だが、ダメージは口蓋にも広がり、何か飲み物を飲むたびに液体が鼻に入り込んでしまったりする。

そのため鼻洗浄は法科学捜査にとってきわめて重要だ。鼻腔を洗って、その水からそこに残っていた花粉や胞子などの微粒子やゴミを回収すれば、その人が最後に呼吸した環境について大事な情報を得られるかもしれない。もし特殊な植物の花粉が見つかったら、その人は遺体の発見場所とは別の場所で殺害されたことが示される場合もある。

鼻洗浄はとても面倒な作業だが、同僚のパトリシア・ウィルトシャーと私は効果的な方法を編み出した。ある日、法花粉学者（花粉や胞子、その他の有機質微化石の専門家）であるパトリシアから、検死中の鼻洗浄がとても難しいと相談された。鼻洗浄をするには、食塩水を鼻に流し入れ、それが咽頭に流れていってしまう前に回収しなければならない。咽頭から鼻へと逆方向に水を流す方法も試してはみたが、そう簡単ではなかった。だから解決策を依然模索していると彼女は話した。

私はつい最近、エジプト人が遺体の防腐処理をするとき、鼻から鉤状の針金を挿入して脳を取り除くと聞いたのを思い出して、名案を思いついた。検死中に法病理医が脳を取り除き、その過程で嗅神経を切断するので、篩骨の篩板のフィルター機能を利用して、上の脳腔から鼻に向けて水を流したらどうか、と提案してみた。これがとてもうまくいき、こうして新手法が生まれたのだ。まったく別の分野が交わる境界では、しばしば魔法が生まれる。そんなとき、一方を悩ませていた問題にもう一方が解決策を提供できたりするのだ。

鼻と頬は人種についてヒントをくれる。頬骨の形でアジア系だとわかることがあるし、鼻梁の高い人種グループと鼻孔間の広い人種グループの違いがしばしば身元の特定に役立つ。列車やロンドンの地下鉄に乗っていると、人の顔の各要素には本当にいろいろな形があるなあと気づかされ、その下の頭蓋骨のことを想像するとわくわくしてしまう。ただ、地下鉄の乗客はたがいの顔などじろじろ見ないものなので、相手から変な顔をされてしまうのだけれど。

鼻ピアスもごく一般的で、鼻梁付近や、鼻の脇の軟骨、鼻中隔などによく見られる。まだそれほど多くはないが、頬ピアスもときどき見かける。両頬のいちばん高い部分にスタッドを刺すのが最近のトレンドらしい。

顔の下部に当たる口と顎は、大人に近づくにつれ生えてくる歯の場所を捻出するために、顔面頭蓋の中で最も大きく成長する部分だ。人は一換歯性動物で、一生のうちに二組の歯列を経験する。乳歯と永久歯だ。もっとも、歯科技術のおかげで、永久歯は、少なくとももともと生えていた形では必ずしも永久ではなく、プラスチックやセラミックでできた三組目の歯に置き換わる場合があるので、まあ実際には二換歯性なのだが。

もちろん、何であれ取りはずしのきくものは、今の持ち主が必ずしも本来の持ち主とは限らないと考えるのが私たちの鉄則だ。一九九〇年代に私がグラスゴー大学で教員をしていたとき、地元の公園の草むらで死んでいるのを発見されたホームレスの検死に立ち会ったことを思い出す。彼の死にとくに不審な点はなかった。健康状態のあまりよくない老人で、発見されたのは、夜間に気温が零下まで下がった冬の日の朝だったことを考えれば、おそらくは凍死だった。問題は、彼がどこの誰かわからないことで、身元特定につながる何か手がかりを見つけるために私たちが呼ばれた。

男性は上の歯が総入れ歯（下には義歯はなかった）で、義歯床の蹄鉄型の部分に傷だらけの照合番号があり、それをたどれば彼のために義歯を作った工房が見つかって、持ち主の名前にたどり着くと思われた。

ところが調査が進むにつれ、男がつけていた入れ歯は彼の口に合わせて作られたものではないことがわかった。実際、工房は見つかり、記録にあった持ち主はまだぴんぴんしていた。彼は何年も前に入れ歯をなくし、その入れ歯は最後の所有者にたどり着く前に、わかるだけでも少なくとも三人持ち主がいたことが判明した。グラスゴー人は鉄のように頑強だということで有名だが、まさにそれを証明していると思ったのが、その後入れ歯のもともとの持ち主が、それが死者の口で見つかったと知っても嫌な顔一つせず、できれば返してほしいと申し出たことだ。「今までこしらえた入れ歯の中で、いっちばんつけ心地がよかったんでな」

入れ歯の取り違えなんてそうめったに起きないだろう、と思うかもしれない。でも、私の父が入居している施設の看護師からこんな話を聞かされた。あるお茶目なおばあちゃんが、夜になると、眠っている入居者たちの枕元から入れ歯を全部集めては、それを流しにざっと空けるのだという（「よく洗ってあげようと思ってね」）。翌朝スタッフはどの入れ歯がどの口に合うのか確認する、時間ばかり食う余計な仕事をさせられ、しかも必ずしも正解しないことが多いらしい。

歯は裸眼でも見える唯一の骨格なので、人の身元を探るうえではとても役に立つ。また、年齢を特定する際にも非常に便利だ。

子供から大人になるまでの顔の成長を追っていくと、とても楽しい。顔の骨が大きくなる最大の理由は、生えてくる歯のためにスペースを作ることだ。長い時間をかけてゆっくりとおこなわれるので痛みはあまりないが、子供時代に年に一度写真を撮ると、変化がよくわかる。私はこれを自分の娘たちで試してみた。

二歳までには、いわゆる〝赤ちゃん〟顔はおおむね消え、大人になったときになる顔のミニチュア版が認められるようになる。乳歯の歯列を構成する二〇本の歯が作られ、生え出すと、それが全部顎の中に入るように顔を大きくする必要があるからだ。六歳頃にまた顔が顕著に変化する。今度は口の四隅に最初の永久歯の臼歯（きゅうし）が生えてくるのである。そうして外に見える歯は約二四本になり、歯茎の下にはさらに多くの見えない歯が形成されていく。

六歳から八歳までのあいだは最悪の期間だ。その間、歯の妖精が乳歯を次々に抜いていき、永久歯の前歯がにょきにょきと生え出して、子供の口の中は盗掘に遭った墓場のようなありさまになる。墓石もあちこちおかしな方向に傾き、高さもがたがただ。やがて、思春期に入る直前の一二歳頃に二番目の臼歯が生えると顔がまた変化し、一五歳頃には大人の顔かたちに落ち着く。

最後の歯は最も問題を起こしやすく、すでに歯が口の中でぎゅう詰めになっていたとすればなおさらだ。知恵歯（親知らず）がそう呼ばれるのは、人が大人になるまで姿を見せず、その頃には誰もが知恵らしきものを身に着けているはずだからだ。親知らずは、すでにほかの二八本の歯が所定の位置に収まったあとで無理やり顔を出そうとするが、まったく形成されないこともあれば、形成されても生えてこないこともあるし、歓迎できない角度で出てきて、いばりん坊のようにほかの歯を押しのけようとすることもある。つまり親知らずのあるなしは人それぞれであり、もしあれば、分析する遺体の成人度を判断するうえで大事な基準となる。

乳歯は、生後六か月から一〇歳までのあいだにすべて抜ける。永久歯が乳歯を追い出し始めるのは六歳から七歳のあいだで、一五歳頃には永久歯が生え揃う。このように成長過程がはっきりしているため、子供の遺体の年齢を推定するとき、歯はきわめて重要だ。

歯の生え換わる時期がだいたい決まっているとわかっていたことが、一八三三年に、とくに繊維工場の労働環境の向上を図るために制定された工場法の適用にも役立った。この法律で九歳未満の子供の労働が禁じられたが、英国では一八三七年以前は出生届というものが存在せず、義務になったのはさらに四〇年近く経った後だったので、子供の年齢は本人にとってさえ、推測することしかできなかった。そのため、子供が働ける年齢かどうかは、歯の生え方を見て判断された。

また、七歳未満の子供は、自らの行動にまだ責任を持てないという理由で、刑事責任を問わないとされており、この場合の判断基準は最初の永久歯の臼歯が生えているかどうかだった。もしまだこの歯がなければ、その子は七歳未満と見なされ、刑事責任を問える年齢に達していないと考えられた。

歯の構造や疾病を専門とする法歯科医あるいは法歯科学者は、今でも子供の年齢判定のために法廷に呼ばれることがある。被害者にしろ加害者にしろ、法廷に立つ未成年の子供が年齢を証明できる身分証を必ずしも持っていないことがあるからだ。出生証明書を発行しない国はまだまだ多く、国を追われてきた移民や難民は身分証明書を持っていないケースも多い。児童奴隷の場合、身分証明書を取り上げられて、〝主人〟に文字どおり隷属させられる。こうした子供たちの年齢を判定するときには、レントゲンを撮るより口の中を見て歯の発達の度合いを確認するほうが安全だとされている。もっとも近年ではほかにもさまざまな方法が可能になってきた。ＭＲＩ検査など、非電離放射線を使った画像検査で骨を調べることができるからだ。

死亡した新生児が死産だったのか、出生していたとしたらどれくらい生きていたか調べるときも、歯が役に立つ。出産は母親にとってだけでなく、赤ん坊にとっても一大事だ。それによって歯の成長が妨げられ、顎の中で作られている最中だった歯のエナメル質と象牙質に顕微鏡サイズの帯、〝新産線〟が刻まれる。原因は、出産中の生理学的な変化のせいだと考えられている。分娩のあいだもせっせと成長を続ける歯にしか現れないものなので、これで出生前と後のエナメル質が区別できる。出生後の歯の長さを計測すれば、赤ん坊がどれくらい生きたか、おおよその時間を計算することができる。法医学では、新産線の有無を子供が生児出生だったかどうかの指標としている。新産線がない場合、子供は死産だったか、産後すぐに亡くなったかどちらかである可能性が高い。

また、時とともに歯の色は変化し、特定の物質に触れ続けるとそれによって異なる色味を帯びるので、身元特定のヒントになる。ペニシリンのような抗生物質を与えられた子は歯に茶色い染みができやすく、妊娠中の母親が抗生物質を飲んでも同じことが起きるとされる。逆に、フッ化物を摂取しすぎるとフッ素症によってエナメル質形成不全が起き、歯に白い斑（はん）ができる。

成人の歯は、歯の衛生管理不足やコーヒー、赤ワイン、煙草などで汚れて、黒っぽくなることがある。赤黒い歯は、ビンロウ（檳榔）の実を嚙む習慣がある証かもしれない。これはアジア地域で広く見られる習慣で、六〇〇万人以上の人々が楽しんでいる。実際ビンロウの実は、煙草、アルコール、カフェイン飲料に次いで世界で四番目に消費されている精神活性物質である。

こんにち歯科学界は、「誰もが同じインスタ映えする完璧な笑顔になろう」運動を推進して、こうした歯の汚れに対抗しようとしている。美しく揃った、輝く真っ白な歯（あるいは被せもの）だ。これは法歯科学にとってはあまりありがたくない話だ。法歯科は、私たちの歯が自然に持つさまざまな形状や歯科治療の跡によって、個人を特定するからだ。

二〇〇四年に起きたインド洋巨大津波のあと、法歯科医たちは、ホワイトニング用のマウストレー、歯の充塡剤、根幹治療痕、ブリッジなどでも死者の特定をおこなえるようになった。歯の治療をすればするほど、歯がその人のものだと判断するのが簡単になる。もちろん、歯の治療記録が残っていればの話だが。一方、歯科矯正のように美容目的で歯に手が加えられると、私たちの笑顔はみんな同じになり、個性がなくなっていく。

生きているあいだは、食事や飲料で歯はすぐにぼろぼろと虫歯になるのに、死んだ後になって歯というものが驚くほど頑丈だとわかる。爆発や火事に遭っても口の中にきちんとはまったまま守られているし、さまざまな環境の中で骨より長く生き残ることがある。

その結果、そして見ればすぐに歯だとたいていの人がわかるので、法人類学者のもとにばらばらの歯が持ち込まれることがよくある。しかし、それが何の歯か特定するのはそう簡単なことではない。まず人間の歯かどうか判断するには、一般的な動物の歯との違いについてある程度知っておかなければならない。私たちのデスクにやってきたものが、ヒツジやブタ、ウマの臼歯だったということはそう珍しくないのだ。人間のものだとわかっても、子供の二〇本の歯のどれかか、それとも大人の三二本のどれかか、見極めなければならない。あるいは上の歯か下の歯か、右側か左側か？

歯は、系統発生（進化）の面からも、個体発生（個人の成長）の面からも、人間あるいはその動物の暮らしについてたくさんのことを教えてくれる。私たちは誕生してからやがて食べることになるものに応じた歯列を持っている。肉食動物には犬歯はなくてはならないが、草食動物には必要ない。門歯と臼歯はどちらにとっても必要だとはいえ、臼歯のタイプが異なる。完全な肉食動物なら、食べている肉を細かく切り刻む鋏のような役目をする裂肉歯だが、草食動物ならすりつぶすことが目的の臼歯だ。人間は雑食性で、何でも食べるので、挟んで齧り取るための門歯と突き刺すための犬歯、すりつぶすための臼歯を持つ。

法人類学者のもとにやって来る歯の中には、人間のものではあるが、大昔の墓で見つかったと判明するものもある。近代的な歯科治療痕の有無は重要な判断基準だが、現代の食生活ではありえないような摩滅の仕方も目安になる。ひどい虫歯痕は糖分過多の現代の食事をしていた可能性がある一方で、考古学的遺骸の臼歯は、よくよく噛まなければならない食事のせいで、摩滅の跡が表面のエナメル質から奥の象牙質まで達していることがある。

例の三組目の歯列、つまり入れ歯こそがじつは研究者にとっては魅力的で、昔の遺骸からは、じつに創意工夫に富んださまざまな入れ歯のサンプルが手に入る。一九九一年、私はロンドンのウェスト・ケンジントンにある聖バルナバ教会の地下霊廟を発掘するチームに参加した。そのときにも、ある三人の裕福な貴婦人の墓から、歯のトラブルが当時の彼女たちの暮らしにどれほど影響していたか、一九世紀の歯科医たちが問題をどうやって解決しようとしたかが明らかになった。

サラ・フランセス・マックスフィールドは、東インド会社の海軍に所属していたウィリアム・マックスフィールド大佐の妻で、ウィリアムは一八三二年にリンカーンシャーのハンバー川左岸のグレート・グリムズビー選挙区選出の下院議員となり、一八四二年に死亡後その霊廟に埋葬された。サラはその五年後に夫の隣で眠りについた。それ以外にサラについてわかるのは、鉛の棺に入っていた彼女の骨格と歯から推測できることだけだ。彼女が何不自由なく暮らしていたことは三重棺（当時の富裕層に特有の木材と鉛を何層にも重ねた棺）からだけでなく、生前に高価な歯科治療をしていたことからも見て取れる。

サラの遺体を発掘したとき、私たちの目は、間違いなく金だとわかる輝きにすぐに吸い寄せられた。さらに調査を進めると、彼女の右上の中切歯（ちゅうせっし）がおそらくは酸による腐食によって切り取られ、そこに純金のブリッジで金冠が取り付けられていた。金は変色しないので、彼女が埋葬されて約一五〇年が経過したその当時も、棺の中の茶色いどろっとした腐食物の中でぴかぴかと光っていた。彼女の口の中に依然としてはまっていたブリッジは、右上の第一大臼歯に、やはり金でできた輪っかで引っかけてあった。

残念ながらその歯には明らかな虫歯があり、慢性的に化膿していたせいで根元の骨も大きく欠損し、おそらく死亡時もまだ虫歯は進行中だったと思われた。彼女の臼歯を支えていたのはそのブリッジだけだった。食事をするときの痛みや虫歯の悪臭がどんなにひどかったか、想像するに余りある。

ハリエット・グッドリックは、一八三二年に亡くなったとき六四歳で、やはり三重棺に埋葬されていたが、サラほど歯の治療にはお金をかけなかった。彼女は上の歯を蹄鉄型の総入れ歯にしており、それは私たちが遺体の調査を始めたときには口からこぼれ落ちていた。支えるものが何もなかったので、それも当然だった。ハリエットのためにその入れ歯が作られたとき、上顎にまだ一本だけ歯が残っていたに違いない。入れ歯の右側の脇に大きな穴があいており、それは彼女の第一大臼歯の位置と一致した。入れ歯はこの歯に差し込むように設計されていたのだろう。

とはいえ、ハリエットはその後歯を失い、入れ歯を押さえておくものがなくなってしまった。だからその入れ歯そのものは実際にはもう役に立たなかったはずだ。彼女を棺に納めた誰かが、死亡後も見かけを損なわず、自尊心を保てるよう配慮した、やさしさの証だろう。

ただ、入れ歯の出来はあまり褒められたものではないと言っていい。一個一個作られた歯が並んでいるのではなく、一本の牙（何の動物のものかはわからない。象牙だとは思うが、一九世紀当時はカバやセイウチの牙もよく使われていた）から彫り出したもので、歯は縦線で乱暴に輪郭が描かれ、なんとなく歯のように見えるという程度だ。こういう入れ歯は当時の典型的なもので、歯科医や医師の資格を持つ者ではなく時計職人が作ることが多く、ときに解剖学的な正確さに欠けている。

一五〇年ものあいだ棺の中にあったせいで、骨製の入れ歯は底にあるぞっとしない液体（腐敗液と棺の内側の木材がまざり、弱い腐植酸になっている）に浸って茶色く変色していた。そのためハリエットお気に入りの入れ歯は、私たちが棺から回収したときには暗褐色に染まり、本人が見たらきっとがっかりしたと思う。

そこで眠る三人の女性たちの中でも最高級の入れ歯の持ち主は、ハンナ・レントンだ。一八三八年に四九歳で亡くなったハンナはかなりの富豪だったようだ。美しく装飾された鉛の棺の中に横たわる彼女は、目の玉が飛び出すほど高価な最先端の義歯をつけていた。ハリエットのもののような入れ歯は、しばしば動物の牙から作られ、あまり本物らしくないが、金に糸目をつけない富裕層の人々のあいだでは実物の歯を使った入れ歯が求められた。

歯科医たちは、歯を買いますという広告を新聞に出した。当時よく出没した墓泥棒がそれを提供することもあったし、戦場で戦死した（ありがたいことに若い）兵士の口から歯を失敬する者もいた。ナポレオン戦争のあと、そういう歯は有名な戦場の名をとって〝ウォータールー・ティース〟と呼ばれた。その場合、動物の牙製の義歯床に歯を固定するのが普通だったが、ハンナのウォーターールー・ティースは純金の馬蹄型の土台に埋め込まれた。ヴィクトリア朝らしい金ぴか趣味の中でも最たるものだ。一九世紀初め、牙製義歯床に本物の歯を取りつけた入れ歯でも一〇〇ポンド（現在の一万二〇〇〇ポンド）以上したというのに、それの値段はいったいいくらだったのか、想像するしかない。

この形式の義歯はクラウディウス・アッシュという銀および金職人の発明で、彼は大富豪たちのために最高級の入れ歯を手掛けるようになった。やがては英国一の入れ歯職人となり、一九世紀半ばにはヨーロッパの高級入れ歯市場を独占した。

根が複数ある奥歯は、根が一本しかない前歯に比べて抜くのが難しいので、残っていることが多い。審美的な観点から、できれば前歯は何かで置き換えないわけにいかない一方、奥に穴があっても人にはあまり気づかれないので、人々はそれほど気を使わなかった。そのため、代替品には動物の牙や骨で作られたものが使われた。

しかしハンナ・レントンは臼歯のうち六本を抜き、上にも下にも立派な入れ歯をつけていた。入れ歯がぽろりと落ちてしまうのを防ぐため、上下の入れ歯のあいだには左右一組の金製のバネがねじ留めされていて、口を開けると上の入れ歯がバネの力で口蓋に勢いよく押しつけられた。

まとめると、ハンナの入れ歯は、上は、根が一本だけの前歯のウォータールー・ティース六本を純金の馬蹄型上顎義歯床に金の留め金で留めたものと、象牙製の臼歯の義歯六本（左右三本ずつ）をその義歯床にやはり金の鋲で留めたもの。そして、下の入れ歯は部分的で象牙製ではあるものの、もともとは彼女のものではない人間の歯も六本含まれていた。

虫歯の治療も予防も難しく、歯を失うことが今よりずっと普通だった時代でも、歯をなくしたときの外見への影響をこれほど気にしていたのかと思うと、やるせなくなる。だからここにいる裕福な女性たちは美しい笑顔を保つために、どんなに費用がかかろうと、どんなに不快だろうと、耐えようとしたのだ。

死後一世紀半のあいだ大事な入れ歯を手放さなかったサラ、ハリエット、ハンナの遺体は、崩壊の危機にあった地下霊廟を修理するために、聖バルナバ教会の地下からほかの遺体と一緒に移送され、茶毘に付されたのち、その灰は聖別された土地に撒（ま）かれた。でも彼女たちの入れ歯は過去の歯科技術の遺物として保管された。

もちろん、人の遺骸を調査するとき義歯は標準的なチェックポイントだが、最近ではこういう手の込んだ例にはめったにお目にかからない。とはいえ、死者の口の中からどれほど意外なものが出てくるか知ると、本当に驚く。唇や舌、歯のあいだ、口蓋垂（こうがいすい）（軟口蓋の奥から垂れている小さな突起）にさえ、ピアスはよく見つかる。歯に宝石が埋め込まれていることもある。ＲＦＩＤ（電波を用いた認識装置）のＩＣタグが口に植え込まれているのを見かけるようにもなった。人の創造性は限界を知らない。周囲の世界とコミュニケーションする体の部分であり、ただでさえ唯一無二の顔を、さらに改良したり装飾したりする方法は、想像力がおよぶ限りいくらでも考えだされるのだろう。

顎先もまた人間だけに存在する部分で、その目的、種類、成長の仕方はいずれも興味深い。顎先は何のためにあるのか？　咀嚼のためか、構造的にできたものか、コミュニケーションのためか、それとも単に進化上の落し物か？　新生児の下顎は二つに分かれたままで、一歳になるまでのあいだに癒合する。門歯の根を伸ばす場所を確保するため、幼児のあいだに顎先は大きく成長し、四歳頃にはその速度はゆっくりになる。男性の場合、思春期のあいだに形がめざましく変化する。

顎先の形は多種多様だ。割れた顎、二重顎、尖った顎（とくに女性と子供）。男性のほうが一般的に角ばっており、そのため骨格の性別を判定するときにかなり役立つし、場合によっては個人を特定することもできる。パンチを受けやすい場所ではあるが、骨がとても頑丈なので、顎を砕くには相当な力がいる。それでもしばしばそういう怪我にお目にかかる。

人間の顔の骨一つひとつが個人を特定するときに大事な役割を果たすが、それらが完璧にシンクロしたときにこそ、ただ一つにまとめて組み立てただけではわからないコミュニケーション効果を発揮するのである。

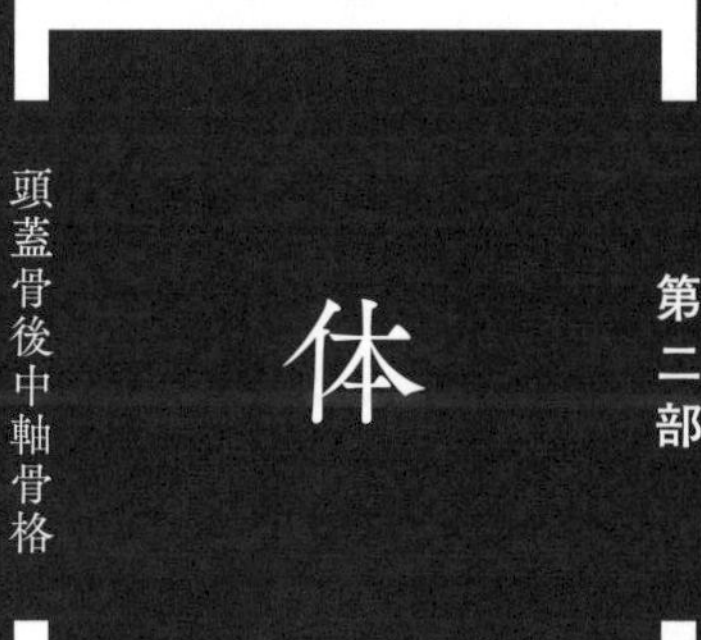

PART II

THE BODY

Postcranial Axial Bones

THE
Spine
Vertebral Column

第三章 背骨——脊柱

あなたは背骨と同じだけしか生きていない
——ジョセフ・ピラティス（フィジカル・トレーナー、一八八三—一九六七）

かつて私は脊柱についての章を、こんないかにも学者風のもったいぶった書き出しで始めたことがある。「中軸骨格の分節構造は原初の系統発生的現象であり、脊椎動物という亜門の名前はそこに由来する」

同僚のルイーズ・ショイアーは、あなたって饒舌すぎて何言ってるのかさっぱりわからない、と言った。彼女は大好きな友人だ。

私が言いたかったことは、人間の骨格は中軸（頭蓋骨と背骨）を中心として形成され、骨はそれぞれ孤立しているのではなく、たくさんの異なる分節が組み合わさっていて、ちょっと変わった形の子供のブロックおもちゃみたいな感じだ、ということなのだ。私たちに背骨つまり脊柱があるのは、それが「脊椎動物」という動物分類の基盤だということを考えれば、人間を規定する特徴の一つだと言える。もし背骨がなければ、あなたは無脊椎動物ということになり、今こうしてこの本を読んではいないはずだし、たぶん昆虫か、クモか、ヘビか、カニか、クラゲか、イモムシか、そういう背骨のない生き物だろう。

背骨あるいは脊椎（spine）と同様、脊柱（vertebral column）という単語もラテン語に由来する（「回る」を意味する*verto*が語源）。背骨が動くおかげで、私たちはびっくりするような格好に体を曲げたりねじったりできる。しかし、年を取るにつれて背骨の柔軟性は減っていき、若い頃はあんなに体が動いたのに、という遠い思い出になっていく。この変化は背骨の骨一つひとつにも見られるが、解剖学的に正しく並べたとき、あるいは積み重ねたときにもやはり見られる。

年を重ねると、脊椎の一つひとつの椎骨の縁のまわりに骨棘と呼ばれる棘状の骨ができ、それが私たちの動きを制限し、痛みの原因になる。ときにはそれがどんどん大きくなって椎骨同士をくっつけてしまい、そうなると恒久的に動かなくなってしまう。若いうちは骨棘はまず形成されないので、個人の年齢を推定するときに便利だ。骨棘は変形性脊椎症の原因の一つで、仙骨より上の二四個の椎骨のどこか一か所で起きることもあれば、すべてで起きることもある。

人には普通、約三三個の椎骨がある。頸椎が七個、胸椎が一二個、腰椎が五個、子供時代の終わりにお尻の部分で一つに癒合する五個の仙椎、さらには約四個の尾椎が結合して痕跡尾を形成する。

椎骨を一つ渡されて、それが人間のものだとはっきりしたら、法人類学者はそれが五つのエリアのどこから来たものか、成人の三三個の椎骨のうちどれだと思われるか特定できなければならない（それぞれがまだ癒合し始めていない新生児の場合、椎骨の数はその約三倍にものぼる）。その答えは個人の特定に直接関係する可能性があり、そうでなくても、一個の椎骨に死の様態や死因を知るヒントが隠されているかもしれないし、ときにはその三つすべてが明かされることもある。

たとえば刺殺体の脊椎にその痕が残っているとしても、遺体が動物に食われたり、水の中で散逸したりして、三三個の椎骨すべてがばらばらになったら、一つひとつどの骨か特定し、ない骨はどれかリストアップして探さなければならない。当然ながら、椎骨の特定は、この分野を学んでいる学生が受ける試験で頻繁に問題になる。ばらばらの椎骨の位置を問われることが一般的で、もし学生が、上向きにしろ下向きにしろ一つでも逆に答えたら、不正解となる。なかなか厳しいのだ。

ときには一個の骨が、それが誰のものか、あるいは誰のものでないかについて、山のような情報を与えてくれる。ダンディー大学の私のチームが、インヴァネス郊外にあるワードロー霊廟に埋葬されている遺骸が本当に、かの悪名高きラヴァト卿サイモン・フレーザー（一六六七―一七四七）のものかどうか確認しなければならなかったときが、まさにそれに当たった。カークヒルという静かな村にあるその霊廟は、一六三四年にラヴァト家が建設したもので、一九世紀初頭まで納骨室として使われていた。反逆罪に問われた第一一代ラヴァト卿フレーザーの亡骸をそこに埋葬することは当時の政府に禁じられたが、ひそかにロンドンから運び込まれていたという言い伝えがあった。

生涯、〝古狐〟の愛称で知られた悪賢い策略家だったサイモン・フレーザーは、自分の利益を優先してその都度味方する側を変える日和見主義者で、当初はうわべだけイングランド王にくみしながら、やがて〝いとしのチャールズ王子〟ことチャールズ・エドワード・ステュアートに忠誠を誓うジャコバイトの反乱軍に寝返った。そういう二枚舌が必然的に彼を追いつめ、ロンドン塔に投獄されて、ウェストミンスター宮殿にて大逆罪に問われることとなった。

イングランド軍にとっては最大の戦利品だったフレーザーは、六日間にわたる裁判のあと、国に盾突いた反逆者のならいで、絞首刑のあと腸を引きずり出され、体を四つに裂かれることになったが、のちに王の名の下で斬首刑に減刑された。こうして彼は、英国において大逆罪で斬首された最後の人間という胡散臭い栄誉を手に入れた。何千人という人々がこれを見物しようと断頭台のあるタワー・ヒルに押しかけた。処刑はすばやくおこなわれたが、その前にちょっとした事件が起きた。詰めかけた野次馬の中で倒れた人が押しつぶされ、九人が犠牲になったのだ。古狐はこの皮肉な出来事を喜び、そのときの様子が「首がもげても笑う〔大笑いするの意〕」という慣用表現になったと言われる。

画家のウィリアム・ホガースによる古狐の肖像画は、ロンドンでの処刑に向かう途中、セント・オルバンズのホワイト・ハート・イン滞在中に描かれた。そこには、何か書き物をしようとしている、堂々とした、やや不機嫌そうな表情の小太りの男が描写されている。脇のテーブルに開かれた日記と羽根ペンが置かれている。

当初政府は、処刑後に彼の遺体をカークヒルの一族の霊廟に移送することを認めた（見せしめのために、槍に刺した生首をたっぷり晒しものにしたのちに、だが）。しかしイングランド側は考えを翻し、ほかの二人のジャコバイト派、キルマーノック伯爵とバルメリーノ卿とともにロンドン塔内のセント・ピーター・アド・ヴィンキュラ礼拝堂に埋葬するべきだと決めた。しかし噂では、フレーザーの遺体はロンドンからひそかに運び出されて船でスコットランドのインヴァネスへ、その後カークヒルへ移されたとされる。ラヴァトを最後の偉大なるハイランド住民（ハイランダー）、真のスコットランド愛国者と見なす者もいて、一族も彼を永遠にイングランドの土地で眠らせるようなことはしたくないと考えた、というわけだ。

最近、カークヒルの霊廟は観光地として賑わっている。地元ハイランド地方を舞台にジャコバイトの反乱が起きた時代について描く歴史ＴＶドラマ『アウトランダー』がアメリカやカナダでカルト的な人気を博し、そのファンが詰めかけているのである。たぶん〝古狐〟も一、二回登場したのだろう。

ラヴァト卿の骨がカークヒル霊廟で眠っているという噂を裏付ける証拠があるにはあった。地下霊廟内にある鉛製の二重棺の蓋にある跡が、床に剝がれ落ちていたブロンズ製の名札とぴったり一致するのだ。その名札にはフレーザーの名前と一族の紋章、それに隣国の暴政を糾弾する警句がラテン語で刻まれていた。

ある二つの出来事が進展したことで、私の学部がこの大昔の謎解きに関わることになった。まず、霊廟の建物が老朽化によって崩壊するのを防ぐため、基金を設立しなければならなくなったことが一つ。そして、棺の蓋に破られた跡があるとわかったことが一つ。すでに破られているとすれば、保全のために、中に納められている遺体をもっと頑丈な容れ物に移す必要があった。フレーザーは斬首刑にされたので、もし残っているとすれば、ぜひとも最上部の椎骨を調べたいと当然ながら私たちは思った。しかし、早々にちょっとした騒ぎを起こしたのは、最下部のほうだった。

今回棺の中身を調べれば画期的な発見になる可能性があり、発掘のニュースに世間の期待は高まった。歴史家でテレビ司会者でもあるダン・スノーが『ヒストリー・ヒットＴＶ』のスタッフを連れてカークヒルに現れ、発掘の様子を逐一撮影することになったほか、エディンバラ王立学会はインヴァネスで公開イベントの開催を予定し、そこで古狐が本当にワードロー霊廟に埋葬されたのかどうかはっきりさせようと考えていた。これはかなりのプレッシャーだった。

私は、事件捜査のときによく一緒に仕事をする同僚で友人のルシーナ・ハックマン教授と一緒にカークヒルに向かった。ある寒い日、私たちは現地を視察するため山道を登り、発掘計画を練った。霊廟は古くて美しい墓地の真ん中にあり、ドアは古びた鍵で開く。どうやらその鍵も『アウトランダー』で何か重要な役割を果たしていたらしく、観光客はみなその鍵を持って入口で写真撮影をしている。だから私たちも先例に倣（なら）った。そうしないと、なんだか失礼な気がしたので。

飾り気のない四角い部屋の奥に跳ね上げ戸があり、それを開けると、急な石段が地下霊廟へ続いていた。そこは窓のない丸天井の小部屋で（身をかがめずに済むのは、天井の高くなった中央部分のみだった）、鉛製の棺が六台並んでおり（一つは子供用の大きさ）、どれもフレーザーの一族のものだった。それぞれに、中に納められている人の名前と年齢、死亡した年月日が刻まれている。最大の棺を除けば、どれも埋葬当時のままだ。蓋をはずされた形跡のあるその棺は、霊廟の奥の左隅で私たちを待っていた。

私たちはマスクをつけた。棺に白い粉が積もっていることから、鉛が酸化していることは明らかで、棺を動かして酸化鉛が空気中に舞えば、体に害がある可能性がある。しゃがんで、ずれた蓋と横板の狭い隙間から中を覗く。木屑がたくさん見えるが、おそらくは内側の木製の棺が崩れたものだろう。骨も見えたので、私たちはいったん退却して、回収戦略を練ることにした。

現存する骨からDNAを採取したかったので、いったんその場を後にして全身を防護服に包み、サンプルを汚染しないように手袋を二重にはめた。誰が何をするかについては、私たちのあいだではいつもルシーナが貧乏くじと決まっていた（私のほうが年上だからだ）。だからルシーナが地下霊廟に下りて、少しずつ骨や棺の中身を写真に撮っては、取り出した。私は上階の大部屋で待機し、リレー役が運んできてくれた遺骸をさらに撮影し、記録し、サンプルを採取し、分析した。

蓋を開けると、やはり内側の木製の棺が崩れ落ちており、骨の上に木屑が散っていた。最初に取り出すことになったのは、背骨の最下部にある大きな三角形の骨、仙骨だった。しっかりしていて、比較的良好な状態だった。

その骨一つだけでも、たくさんのことがわかった。まず、その遺体は十中八九、男性のものだった。仙骨の形や相対的な釣り合いから、そう判断できた。いくつもの関節に関節炎の痕跡が見られることから、死亡時すでにかなりの高齢だったと思われた。ホガースの肖像画や当時の証言によれば、フレーザーは背が高く（約一八三センチ）、相当な肥満体だった。また、処刑されたときの年齢は八〇歳ぐらいで、痛風や関節炎を患っていたという。ここまでのところはまずまずだ。最初に棺から取り出した骨は、こうした情報とおおよそ一致している。

ダンはすっかり興奮して、ラヴァト卿の遺体が発見されたと宣言するつもりでいた。でも、水を差すようなことはしたくなかったとはいえ、私たちとしては結論に飛びつく前に棺の中身をもう少し調べたほうがいい、と釘を刺さなければならなかった。ダンは私たちに分析をまかせ、ジャコバイト軍とイングランド軍が一戦を交えたカロデンの戦場跡に撮影に向かった。

二番目に取り出されたのは、大人の左膝あたりの大腿骨だった。これには関節炎の痕跡がなく、はたして仙骨の持ち主と同じ人の骨かどうか疑わしくなった。三番目に見つかったものによって、それが混合埋葬だということが間違いなくはっきりした。棺の頭部の端から、ルシーナが四歳ぐらいの子供のものと思われる一七個の歯を見つけたのだ。なぜそんなものが棺にあったのか、その歯に対応する頭部はどこにあるのか、さっぱりわからなかった。母親が保管して集めてあった乳歯にすぎず、どこかしらに安置する必要があってそこに入れたのかもしれない。保管しておいた歯というのは意外に処理に困るものだ。私も自分の子供の最初の歯を全部とっておいたのだが、結局それらは歯を用いた年齢鑑定の実験材料になってしまった。

さらに私たちは別の小柄な成人の肋骨と胸骨も発掘した。それらは木の棺の底の足元側に向かって、解剖学的に正しい位置に置かれていた。では、その遺体の残りの部分は？　答えはわからなかった。私たちに言えるのは、そこには、子供、小柄な成人、壮年期の成人、高齢の男性という別々の四人の部分的な遺体がある、ということだけだ。

しかし、それだけではなかった。棺の足側のほうの、木製の棺の床の上に、手足を折りたたんだ格好の保存状態のきわめて悪い骨格があった――しかも頭蓋骨がない。ルシーナは階上に上がってくると、ひそひそ声で私にこのことを伝えた。まわりの期待を下手に煽りたくなかったからだ。それにこの情報については、私たちのほうできちんと結論を出し、広く公開する準備がすべて整うまで、伏せておきたかった。ラヴァト家の人々がイングランド人たちをまんまと出し抜き、頭領の遺体をカークヒルに取り戻したかのように見えた。

霊廟に戻ってきたダンは、最初に調べた仙骨から推察されたように、棺の中の遺体は高齢男性のものだと私たちが断言するのを期待していた。仙骨を意味する英語sacrumは、一八世紀、そのラテン語名〝*os sacrum*〟つまり「神聖な骨」を省略してできた言葉だ。英語とドイツ語ではそのまま「聖なる骨」とも呼ばれる。なぜこの骨を神聖とするのかについては諸説ある。一説には、頑丈でそう簡単には朽ちないので、最後の審判の日に肉体の復活の基盤となる骨だと太古から信じられているからだという。また、神聖な生殖器官を守る骨だからという説もある。語源は何にせよ、ダンはこの仙骨こそが、古狐の狡猾な計画が成功したことを裏付けてくれると期待していた。ラヴァト卿は、英国王の鼻先から自分の遺体を手下どもにかっさらわせて、みごと故郷に錦を飾ったのだ、と。

棺の中には少なくとも五人の骨が入っていたと私たちが打ち明けたとき、ダンは仰天し、どうしてそんなことが、と言った。棺が開封されていたことからすると、たぶん墓地の整理整頓がおこなわれたのだと私たちは考えた。動物にしろ人間にしろ墓地の土を掘り返すと、誰のものとも知れない骨が出てくることがよくある。見つかったら見つかったでその骨をどうにかしないわけにいかず、いちおう聖なる場所である地下霊廟の棺の蓋が開いていたので、そこにとりあえず納めるという応急措置をとったのではないか。いわば〝絨毯の下に埃を掃き込む〟の墓地バージョンだ。頭部のない遺体が納められたのは肋骨や仙骨より後で、ほかの骨も蓋が開けられたあとに放り込まれたと思われた。

私たちは地下霊廟から人払いをしてから、棺の中で見つかった首なし遺体についての私たちの議論を撮影した。そして、エディンバラ王立学会での講演会という一大イベントまでは緘口令を敷いた。講演会のチケットは完売し、ダンのＴＶ会社は『アウトランダー』ファンのために全世界に向けて講演の様子をライブストリーミングした。四〇〇人近い観客が詰めかけ、生で観た人もアーカイブを観た人も含めると五〇万人以上の人々が映像を目にした。エディンバラ王立学会がそんな大勢の視聴者を集めたのは史上初めてだった。古狐は今も人々を魅了する存在なのだ。

記者たちの中には、棺の中に古狐がいなかったのなら、そんなにもったいぶらなくてもいいじゃないか、と言って、話を聞き出そうとする者もいたが、私たちは頑として口をつぐんだ。講演会の夜、会場では、私たちがそうして緊張感をわざと煽ったおかげで、空気がぴんと張りつめていた。霊廟の管理者であるエリック・ルンドバーグが発掘に至った背景について話し、有名な歴史家で作家であり、フレーザー家の夫を持つサラ・フレーザーが、祖先であるサイモンが当時どれほど重要な人物だったか解説した。ダンはスカイプで講演に参加し、エンタメ慣れしたタレントらしい華々しさで、この調査は自分にとってとても重要なものであり、発掘の状況を逐一記録した映像をみなさんにお見せするつもりだと話した。

そのあとルシーナが立ち上がって地下霊廟内の状況について説明し、いよいよ私が棺の中の首なし遺体について発表した。ピン一本落ちても聞こえたくらいしんと静まり返った会場で、もしラヴァト卿が二〇歳から三〇歳ぐらいの女性だったとしたら、あれは彼だったでしょう、と私は言った。聴衆たちはみな、えっと声を漏らした。きっと誰もこんな結果を予想していなかったのだと思う。でもそれが科学というものだ。人間の期待に応えるわけではなく、ただ真実を明らかにするだけ。

私たちは発見について説明しなければならなかった。正直なところ、その女性が誰か、当時も今もわからない。一つ考えられるのは、棺の名札にはきちんとラヴァト卿の名前が刻まれていたことからして、彼の遺体がロンドン塔から奪還されるのを待っていたのだろうが、最終的に計画は失敗したのではないか。それで一族はあっさりその名札を蓋からはずし、ほかの誰かを納めるのに使ったのかもしれない。だとすれば、その女性に対し、彼女の名前を記録するという当然の礼儀を払わなかったことになる。なぜそれが女性の遺骸だとわかるのか？　仙骨や骨盤の形から、それはほとんど間違いなかった。

ルシーナと私はこう仮説を立てた。その棺は、好奇心旺盛な誰かが蓋を開けてみたあと、墓地のどこかでぽつんと見つかったさまざまな骨の手ごろな納め場になっていたのではないか。ラヴァト卿の遺体が本国に戻っているという神話が広まってから、この二五〇年というもの、中を覗いてみたいという人々が引きも切らず——鉛が脆くなり、はんだ付けも甘くなりだしていたとすれば、余計に誘惑は強かっただろう——それが棺やその中身にダメージを与えたとも考えられる。

では女性の頭部はどこにあるのか？　斬首された形跡はなく、ただ首がなくなっているだけだ。そういう物見高い人の誰かが持ち去ったのだろうか？　棺の中を見て、これが古狐だとしたら首なんてないはずだ、と思い、伝説存続のために一肌脱いだとか？　あるいは、それがサイモン・フレーザーの首なのだと思い込み、戦利品として盗んだのか？　真相は藪(やぶ)の中だ。

棺の中の人が誰にせよ、彼女の尊厳のためにもきちんと再埋葬してあげるべきだろう。私の家族はフレーザー家の古い分家の一つで、インヴァネスでは有名な葬儀屋一族だ。だからビルとマーティンに電話をし、たぶんフレーザー家の一人だと思われる死者を地下霊廟に埋葬し直すために、棺を一つ寄付してもらえないかと頼んだ。二人は二つ返事で承諾し、骨は厳かに再び棺に納められて、ミサがおこなわれた。こうして今やその地下霊廟には、もともとあった鉛の棺のほか、名もなき女性の遺骨と、何世紀ものあいだ彼女に寄り添ってきた四人の人々の遺骨の一部が納められた、真新しいぴかぴかの木製の棺が並んでいる。古狐は、この出来事がくり広げられるのを眺めながら、二五〇年以上経った未来の世の中をも自分が牛耳っていると知って、さぞご満悦だろう。まさに首がもげても笑っているはずだ。

ラヴァト卿の遺体探しは、関節炎持ちの年配男性のがっしりした仙骨が見つかったところで終わっていたかもしれなかった。しかし、骨の一つひとつを認識するだけでなく、そこから骨の持ち主の性別、年齢、その他の生活パターンを解釈する能力こそが、この謎の少なくとも一部を解決し、棺の中に何人分の骨が入っていたかを言い当てる、重要な鍵となったのだ。

私たちの脊柱は、ふだん四つ足歩行するほかのすべての哺乳類と同様に、本来は水平構造だった。化石記録によると、四〇〇万年以上前に、現代人の祖先が四本足より二本足で歩行する時間が長くなりだし、背骨が平行ではなく垂直になった。じつはこれは本来あまり賢明とは言えず、生体力学的に言うと、恐ろしいほどの圧力と張力をかけて背骨にひどいひずみを与えることになる。要するに、私たちが年を取ったときにあちこち体が痛むのは、体軸の設計に合わない動きを一生続けたせいなのだ。

そう考えると、乳幼児が動きだすとき、背骨を平行にしていちばん安定する四つん這いの姿勢をとるのは当然だろう。二本足になり始めは動きがぎこちなく、ぐらぐらしているが、やがて、そんな小さな足に危なっかしく重心を置く馬鹿げたやり方を筋肉や骨、神経がようやく理解する。だから大人が、たぶん一杯余計に酒を飲みすぎたせいだろう、神経がまともに働かなくなると、たとえ不格好でも、とくに階段を上がるときには四つ足になったほうがずっと安全だと思い知る。もちろん赤ん坊も、ハイハイから二足歩行に移行する時期には、座骨を使うと動きが安定するため、お尻を擦って移動することがある。支えがなくても大丈夫になるまでそれは続く。

脊椎動物の背骨の最も重要な目的は、脳から胴体下部まで続いている、とてもデリケートな脊髄と髄膜を守ることだ。最上部ではまだ脳幹の延長だが、首の第二頸椎のところから正式に脊髄になる。骨のトンネルの中を通る意外なほど薄っぺらなこの白い帯が、脳から筋肉へあらゆる運動の指示を伝える一方、触れたり、温度や痛みを感じたりした感覚情報を脳へと逆方向に送る。脊髄は脊柱より短く、腰にある仙骨と尾骶骨の手前、第一あるいは第二腰椎のあたりで終わる。

腰椎穿刺（せんし）が下方二つの腰椎（通常は第三と第四腰椎）のあいだでおこなわれるのはそのためだ。それで、ぞっとするほど長い針を骨のあいだに刺しても、脊髄そのものを傷つけずに神経組織周囲の髄液を採取できるのである。髄膜炎の検査のためにこれを経験した私は、本当にいやなものだったと証言できる。私が解剖学者だと知っている担当医が、針が貫いていく組織を一つひとつ実況中継するものだから、余計にきつかった。「おや、後縦靭帯に入るぞ。ぷつんと抵抗があったのを感じたかい？」こんな言葉、誰が聞きたい？

人間が二本の脚で立ち上がろうと決めたとき、脊柱に本来の設計とは違うことをさせるはめになった。両脚の上にのった全胴体、そして首の上にのった頭、その両方のバランスを取るため、姿勢を保つ筋肉と、その筋肉をつねに上手に調整する敏感な神経を取りつける場所が必要になったのだ。

自分がそうしてつねに微妙なバランスを取り続けていることを、私たちはほとんど意識していない。これは無意識の行動であり、もし意識してやらなければならなかったら、はっきり言ってできっこない。四六時中、姿勢保持を忘れずにいなければならないのだ。たとえば体を起こしたまま眠ってしまったときに、ふいにこのことに気づく。人間は立ったままでも眠れるが、何か支えがない限り、姿勢保持筋肉が弛緩したとたんに人はその場で倒れてしまう。まさかと思うなら、ソファーで座ったまま眠ってしまった誰かが崩れ落ちるのを見るといい。こくりこくりと居眠りをしていた人がはっと目覚めるのは、首の筋肉が弛緩しているぞと無意識領域が意識を小突いて知らせようとしているからだ。

脳を守る頭蓋骨と同様、脊髄を守る脊椎は、胎児が発生して七週目以内という早い段階で発達し始め、予想はつくことだが、脳に最も近い脊柱の最上部で最初に骨が形成される。赤ん坊が誕生する頃には、背骨は九〇個近い小さな骨で構成され、それぞれナックルボーン・ゲーム〔ジャックストーンと呼ばれる小さな物を投げたり取ったりするお手玉のような子供の遊び〕のストーンに似ている（もともとヒツジの椎骨を使って遊んでいたゲームなので、これは偶然ではない）。脊柱は急速に発達し、四歳になる頃には骨同士が癒合して、成人と同じ三三個の骨に整理され、幼年期の終わりには仙骨も一つに癒合する。

胎児期の脊柱は、前面が凹状になったC形のカーブを描いている。ところが誕生して二、三か月頃に突如として奇跡が起きる。赤ん坊の首が真っ直ぐになり始め、脊柱の上にのった巨大な頭の重さをバランスよく支えられるようになるのだ（首が座る）。カーブも頸椎のところで反転して、首の中央で前に張り出す凸状になる。生後六か月から八か月頃には、背中下部の筋肉が発達し、赤ん坊は支えがなくても体のバランスをとって座れるようになる。これによって腰付近の脊柱の形がさらに変化し、前方に向かって張り出し始める。

赤ん坊の一歳の誕生日ケーキの蠟燭が吹き消される前には、脊柱全体の形が胎児期のC形からS形に変化する。これは二足動物だけに見られる特徴だ。この形は、椎骨のあいだにある軟骨の緩衝材、つまり椎間板が変化することで維持される。高齢になると椎間板の弾力が減り、壊れ始めて、脊柱が形成期のようなC形に逆戻りしていく。体をまっすぐに立てる体の構造が失われ、しだいに前かがみになっていくのだ。重心の位置も変わり、姿勢を安定させるために杖（つえ）をついて歩くようになる。

頸椎の支えで頭を脊柱にのせている首あるいは頸部は、とても柔軟性が高い。頸椎の形状は首がよく回旋するようにできていて、そのおかげで肩越しに後ろを振り返ったり、うなずいたりできる。

胸部の脊椎には肋骨が接続している。高齢になったときに骨粗鬆症によって骨折が起こりがちなのがこの部分で、〝寡婦の肩〟という残酷な呼び方をされる、いわゆる老人性円背の原因となる。年を取ると、変形性関節炎で軟骨が増殖して近隣の骨が癒合し、動きが制限されて固まってしまうのだ。四〇代になって初めて症状が出るのが一般的だが、もっと早く現れる人もいる。

上部の胸椎は左右対称ではない。骨のすぐ横に体内最大の動脈である大動脈がある場所では、骨が少し平たくなっている。大動脈瘤（大動脈にできた瘤がふくれて圧迫された血管壁がしだいに薄くなり、しまいに破裂する。私のおじのウィリーが、日曜のランチの席で突然これで息を引き取った）で亡くなった人の上部胸椎には、軟組織が失われてかなりの時間が経過したあとも、大動脈瘤の痕が見られることがある。

腰のくびれたところにある椎骨が背骨の中で最も大きい。全体重を受けてそれを仙骨へ、そのあと下肢と地面へ伝えなければならないからだ。最後の腰椎がきちんと形成されずに本来癒合するべきところが癒合せず、その結果、脊椎症が起きることがある。また、どこかに無理がかかって椎骨がずれると脊椎すべり症が起こる。ずれは、掛布団カバーをつける（夫がこれでえらい目に遭った）といったごく簡単な動作でも起きてしまう。私たちは脊柱に負担をかけすぎるところがあり、耐えきれずにそれが反乱を起こすと、とんでもない不具合が生じるのだ。

思春期になると、五つに分かれていた仙骨の椎骨が一つになる。尾骨あるいは尾骶骨は、癒合の仕方も大きさも、人によって大きく異なる。もちろん人間にはぶらぶらと垂れてつかむことができる尻尾はないが、この仙骨の最末端の骨は臀裂（いわゆるお尻の割れ目）の下にしまい込まれている。じつはこれらは靭帯や筋肉を固定する礎として重要な役割を果たしている。二本足で立つことに決めた人類には強力な骨盤底が必要だからだ。これがいわばハンモックとなって、お尻から内臓がずり落ちるのを防いでいるのである。

脊柱周囲の骨のなんとも忙しない成長は、たいていの場合はスムーズに進む。しかし、九〇個もの小さな骨が、うまく連携しながら発達していかなければならないのだから、当然ながら、ときには予定どおりにいかないこともある。椎骨の一部が正しく形成されない（たとえば蝶形椎となる）、癒合すべきでないところが癒合する（びまん性突発性骨髄増殖）、あるいは癒合すべきところがしない（二分脊椎の原因）。そうした解剖学的変異（あっても中には気づかずに暮らしている人もいる）が、法人類学者が遺体の身元を特定するヒントになることがある。生前の検査画像で確認できれば、もっとはっきりするだろう。

脊柱の最上部、頸椎の最初の二つはほかの椎骨と解剖学的に大きく違い、とくに興味深い。C1と呼ばれる第一頸椎（環椎）は円に近い。英語ではatlas（アトラス）とも呼ばれ、これはギリシア神話に登場する、ゼウスによって永遠に肩に世界を担ぐことになった巨人の名に由来する。人間の場合、アトラスは頭部を担いでいるだけだが、それでも充分な偉業だ。C1と頭蓋骨のあいだの関節は非常に特殊で、私たちがうなずくことができるのはそれのおかげだ。

C2と呼ばれる二番目の頸椎は軸椎ともいい、上面から突起が飛び出していて、ほかの椎骨とはまったく外観が異なる。歯状突起と呼ばれるこれが環椎の内側にちょうどはまり、突起のくびれ部分を包む靭帯のおかげで、首を左右に回すことができる。みごとなメカニズムだ。

この二つの椎骨は頭蓋骨とその中の脳にとても近いことから、大量の神経組織を守らなければならず、それぞれの中心にある穴、つまり脊柱管も相応に大きい。そのため、この脊柱最上部にダメージや外傷を受けると死に直結する可能性が高い。

第二頸椎の骨折には〝ハングマン（死刑執行人）骨折〟という別名があり、いろいろと想像をかきたてられるが、なぜそう呼ばれるようになったかは誰でもわかるだろう。軸椎は基本的にリング形なので、折れると必ず二つになる。もし疑うなら、真ん中に穴のあいたミントキャンディを一か所割ってみるといい。どうやっても二分されるはずだ。

絞首刑がおこなわれると、歯状突起の脇のところで第二頸椎がよく骨折する。急に落ちたあと突然ロープが止まり、首に大きな衝撃を与えるからだ。突起が後方にぐいっと食い込んで骨髄を貫き（正確に言うと、脳幹の下部分）、神経組織を破壊して、文字どおり死を招く。運がよければ、そして死刑執行人がよい仕事をすれば、死刑囚は即死する。

かつて死刑執行人は〝よい〟絞首刑をおこなうことを誇りとしていた。一九世紀のイギリスの死刑執行人ウィリアム・マーウッドは、一八七二年により確実な絞首刑の方法〈ロング・ドロップ〉を開発した。死刑囚の身長や体重といったさまざまな要素から最適なロープの長さを計算し、できるだけ見苦しくない、人道的なやり方で死刑をおこなうのだ。段取りの悪い執行は残酷なだけでなく、死刑執行人にとっても立会人にとっても見ていて気持ちのいいものではなかった。

このやり方の目的は、首を切断せずとも骨折によって囚人を即死させることだった。とはいえ、たとえ周到に計算しても、必ずしも成功するわけではなかった。研究によれば、頸椎を骨折させられた絞首刑は二割に満たず、そのうち典型的な〝ハングマン骨折〟だったのは約半数にすぎなかった。皮肉なことに、実際にはそれは標準的でも何でもなく、まれにしか成功しなかったのだ。

死刑宣告をするときに「死に至るまでの首吊り」とあえて言ったのはそれが理由かもしれない。落下させるだけでは死に至らないことがあり、窒息と頸動脈の締めつけによる低酸素症で死亡することのほうが多く、死ぬまで何分間か苦しむ様子は〝ハングマンのジグダンス〟と表現される。早く終わらせるために、死刑囚の家族や友人が死刑執行人や関係者に袖の下を渡し、脚を引っぱってもらうことさえあった。また、綱の輪に結び目を作ることも即死を促す。顎の下部に結び目があると、首がより圧迫され、脳幹が破壊されやすくなるのだ。

専門的な観点からすると、縊死（首吊り死）と絞死は必ずしも同意語ではないが、縊死は、それが神経組織の損傷による即死でなければ、絞死の一種と言えるだろう。絞死とは、頸動脈圧迫による低酸素症、迷走神経の抑制、首の気道狭窄による死と定義され、軟組織の損傷のみで、一般に頸椎には痕が残らないことから、法人類学者ではなく法病理医の領域となる。

絞死にはほかに二つの方法があり、一つは索状物による絞死で、これは他殺のケースも自死のケースもありうる。もう一つは扼死で、手（あるいは体のほかの部分）を使って首を絞めて死に至らしめる。当然ながら、扼死が自殺である可能性はまずない。三種類の絞死は、首がどんなふうに外部から圧迫されたかによって見分けられる。被害者の自重によって首が索状物で絞めつけられるのが縊死。索状物による絞死は自重以外の力が首を絞め、扼死は手や腕などの体の部分で首を絞めることである。

縊死には三つのタイプがある。体を吊り上げ、足が地面などについていないもの（定型的縊首）、体を吊り上げるが足が地面などについているもの（非定型的縊首）、高いところから落ちて自重で首を吊るもの（絞首刑はたいていこのタイプである）。上部頸椎に骨折が見られるのはこの最後のタイプだけで、ほかの縊死では骨に痕跡が残らないだろう。

扼死を除けば、縊死や絞死はどのタイプでも自殺と殺人のどちらの可能性もある。一八八九年にダンディーで最後に絞首刑になった男、ウィリアム・ベリーは典型的な〃ハングマン骨折〃で死に至った。妻エレンを殺害したかどで有罪となったのだが、じつは彼女の死は非定型的縊首による自殺だったのではないかという意見もあった。

しかしベリーのこの殺人罪は、彼を巡って流れた悪い噂と比べればたいしたことではなかった。彼がロンドンのイーストエンドからダンディーにやってきたタイミングに加え、エレンの死の状況から、彼の逮捕後、ベリーこそイングランドで最も悪名高い連続殺人犯、切り裂きジャックなのではないか、という憶測がある方面で広がったのだ。とはいえ、この説を裏付ける証拠はほとんどなく、私の考える容疑者リストに加えるとしてもかなり下のほうだ。

ベリーとエレンは、一八八九年一月二〇日に、切り裂きジャックの縄張りだったホワイトチャペルからそう遠くないボウ地区を発った。切り裂きジャックの犯行とされる五件の殺人事件の最後の一件が起きて、二か月ほど経過した頃である。二人はカンブリア号で北へ航海してダンディーに向かった。このときベリーは、ダンディーのジュート工場に就職したと言ってエレンを説得したらしい。だがこれは嘘だった。二人はユニオン通り四三番地のアパートの最上階を八日間借りたが、それで持ち金がなくなった。するとベリーは、プリンスズ通り一一三番地の家具さえないみすぼらしい地下室に移り住んだ。その部屋をちょっと見てみようと思って、そのまま鍵を返し忘れた、と言い訳した。一二日後、彼は地元警察に出頭し、部屋に行けば、木製のトランクに妻の遺体があると告げた。その後の調べで、発見時、エレンはすでに死後五日が経過していたことがわかった。

ベリーは酒飲みで有名だったし、妻を虐待し、暴力を振るっていたことも知られていた。彼がエレンと結婚したのは、彼女の手元にわずかばかりの遺産が転がり込んだからだと言われており、その金もとうに消えていた。だが今となっては、ベリーがなぜダンディーに来たのか、一八八九年二月五日にプリンスズ通り一一三番地の地下室で何があったのか、知りようがない。

ベリーの供述では、彼とエレンは彼女が死亡する前の晩に酒を飲んでいたらしいが、誰に聞いても、エレンは酒をあまり好まないと話した。そのあと自分はベッドに入り、翌朝目覚めると、妻は首に紐を巻いて床に横たわっていて、すでに死んでいたとベリーは話した。エレンが死んだ前日にベリーが紐を買っていたこと、同じ日に、彼が州裁判所に現れて、裁判を傍聴していたこともわかった。法的手続きについて下調べをしたと思われた。

検察病理医のテンプルトン医師とストーカー医師がエレンの検死をおこなった。痣や切り傷が数か所あり、そのうち一つはかなり深手で、腹から腸が飛び出していた。傷の縁が盛り上がっていたことから、腹を切られたときエレンはまだ生きていたと考えられた。首のまわりには皮膚に食い込んでいた紐の跡が残り、木製トランクに無理やり詰め込まれたせいで右脚が折れていた。警察が発見したとき、彼女の遺体は服や本とともにそのトランクに押し込まれていた。

窓の桟（さん）の上で、エレンの血や毛髪がまとわりついたナイフも見つかった。状況ははっきりしていた。ベリーが妻の首を紐で絞め、まだ息のあるうちに――切り裂きジャックと同じように――ナイフで腹を裂き、それから木製のトランクに無理に詰め込む際に脚をへし折った。彼がなぜダンディーに残り、五日近く妻の遺体とともに暮らし、しまいに出頭したのかは謎だった。後悔したから？　急に自責の念に駆られたから？　ウィリアム・ベリーの人柄から察するに、いずれもありそうになかった。

春の巡回裁判所がダンディーに来ることになり、ヤング卿を裁判官として、三月二八日に裁判がおこなわれることとなった。証人による証言は一日ですべて済まされる予定だった。ダンディー市民が陪審にあれこれ吹き込むことを裁判官が危惧したからだ。市民たちは激しく死刑に反対していた。

警察としては、すぐに判決が出る楽なケースだと高をくくっていたので、まさか弁護側のレノックスとキニアという二人の医師が法廷ならではの戦術に訴えてくるとは考えてもみなかった。弁護側としては無実を証明しなくても、合理的な疑いのための根拠さえ示せばそれでよかった。ベリーは無実を主張しており、有罪を証明するのは検察側の仕事だった。

弁護側の医師たちは、妻と酒を飲んでいたというベリーの証言を論点にするのではなく、妻の胃の内容物にアルコール臭がなかったことを指摘した。理由は何にしろ――そして彼らには理由を述べる義務はなかった――、弁護側は、エレンはおそらくドアの取っ手を使って不完全ながら首にかけた紐を引き、みずから首をくくったのではないかという仮説を提供した。ベリーはナイフで紐を切ろうとしたが、気が動転して、腹にナイフを突き立ててしまったのかもしれない。しかしこの二人の医師としては、この傷は死後につけられたものだと考えた。傷周囲の軟組織が鉛色になっていなかったからだ。

その後、パニックになったベリーは彼女をトランクの中に押し込んだ。自分がしてしまったことについて五日間悩み、とうとう耐えきれなくなって警察に出頭した。なぜ彼が妻の服を全部焼き捨てたか、警察に出向いたときになぜポケットに妻の宝石類を入れていたのか、部屋の床はきれいに掃除してあったのに、紐や血まみれのナイフはそのままにしておいたのか、それらについては誰にもわからなかった。とにかく、事件には不可解なことが多かった。

裁判官はまとめの説示として陪審にこう言った。あなたたちが考えなければならないことは二つだけです。これは殺人か、あるいは自殺か？　一五人の男たちによる評決は有罪だったが、死刑に反対する地元の市民感情を考慮したほうがいいと勧めた。ヤング卿がその理由を尋ねたところ、陪審たちは医学的証拠の矛盾を挙げた。

ヤング卿はいらだち、求刑に対して有罪か無罪か、はっきりした評決を出しなさいと告げて、陪審に再評議を命じた。彼らは五分も経たずに戻ってきて、全員一致で有罪の評決を出した。ヤング卿は殺人罪で死刑の判決を裁判官命令によってくだし、四週間後の一八八九年四月二四日の午前八時から九時のあいだに、ウィリアム・ベリーは死に至るまでの絞首刑に処された。それは少なくとも〝よい〟絞首刑だった。第二頸椎の骨折によってほぼ即死だったからだ。ベリーは享年二九だった。

一八八九年一月七日、ウィリアムとエレンのベリー夫妻がダンディーにまだ現れていない頃、ダンディー大学解剖学部の初代教授（コックス・チェアー）アンドリュー・メルヴィル・パターソンが就任講義をおこなった。絞首刑がめったにおこなわれないこの地域では、解剖用の遺体を手に入れるのは依然として困難だった。

一九世紀初めのバークとヘアの禍々しい犯罪——二人は、ヨーロッパでもとくに解剖学が盛んだったエディンバラで、解剖用の遺体を調達するために次々に殺人を犯した——のあと、一八三二年に成立した解剖法で、科学的目的で遺体が必要とされることが確認され、解剖学者には、引き取り手のいない遺体を利用する合法的な権利が与えられた。また、史上初めて、近親者が遺体を解剖用に献体することが許された。とはいえ、解剖で使われる遺体の大多数は刑務所や病院、精神病院、孤児院で亡くなった人や、自殺者によって賄われていた。

パターソンが教授職に就いて三か月後、ウィリアム・ベリーの遺体をダンディー大学の解剖学者たちが合法的に利用できるようになり、当然ながら彼はその機会を逃さなかったはずだ。ベリーの処刑前後に大学側が受け取った複数の遺体の記録が残っているものの、ベリーの遺体がそこに含まれていたかどうかははっきりとはわからない。とはいえ、ベリーの遺体にパターソンが何かしら関わったことは確かだ。なにしろ、以前、大学の私のデスクに、典型的なハングマン骨折の様相を呈したC2頸椎を含むベリーの七つの頸椎が置かれていたからだ。現在はウィリアム・ベリーの遺骨として博物館に所蔵されている。パターソンが自分で頸椎を取りはずしたか、法病理医のテンプルマンかストーカーがはずしたものを渡したのか、いずれかだろう。実際のところはわからない。

ダンディー大学解剖学部教授職が一三〇周年を迎えるのに際して、私たちはウィリアム・ベリーの裁判に提出された証拠品を再考し、疑似裁判をおこなうことにした。それも、解剖学教授職がダンディー大学に置かれた二か月後にベリーの裁判がおこなわれた、あの同じ州裁判所で、である。検死報告書とヤング卿の手によるメモがエディンバラにあるスコットランド記録室に残っており、すべて読むことができた。ヤング卿のもともとの指示に従って医学的証拠のみを提出するが、あくまで現代の法医学の観点からそれを検証する。現代科学が当時の陪審の評決を支持するのか、それとも引っくり返すのか、試すのはとても面白そうだった。

最高裁裁判官のヒュー・マシューズが裁判官席に座ったが、あくまで非公式の場なのでローブは着ていない。再審ではなく、科学による公開討論の場なのだ。検察側はダンディー大学模擬裁判会チームで、これに参加したとてつもなくラッキーな法学部の学生たちはスコットランドの首席勅選弁護士、アレックス・プレンティスの指導を受けた。証言をする証人はただ一人、高い評価を受けている法病理医、ジョン・クラーク医師のみで、彼は当時の検察側法病理医、テンプルトン医師とストーカー医師の報告書に記録された証言だけを述べる。

弁護側はアバディーン大学模擬裁判会チームで、スコットランド法曹界を牽引する弁護士の一人で、長年検事を務めていたドロシー・ベイン勅選弁護士の指導を受けた。彼らの側も召喚する証人は、やはり有名な法病理医、リチャード・シェファード医師一人だけで、当時の弁護側が擁したキニア医師とレノックス医師の証言に倣う。陪審は、地元新聞が主催するキャンペーンに参加したダンディー市民からランダムに一五人（スコットランドでは陪審は一五人が普通）を選んだ。唯一の違いは、現代社会および科学の進歩を反映させて一九世紀の時代遅れな選抜条件（収入や地位、性別など）を廃したため、当然ながら男性も女性も含まれた。イベントはダン・スノーの映像会社によって撮影され、現在もダンディー大学とアバディーン大学の法科学生の教材として使われている。

満員の傍聴人が詰めかけた州裁判所の被告人席に、ウィリアム・ベリー役の若者が、当時の制服を着た警官に両脇を挟まれて現れた。弁護側が求めていた情報の断片を与えてくれたのは、クラーク医師だった。彼は、自死の可能性は排除しきれないと述べたのだ。低い位置にある物を使っても縊死は可能で、それがドアの取っ手だったかもしれないという見解を軽視するわけにはいかないという自説を披露した。これで弁護側は合理的な疑念を投げかけるのに必要な武器を手に入れた。だが、問題は陪審がこれを支持するかどうかだ。

主要証言が終わり、すべての反対尋問と再主尋問が済んだあと、裁判官が証拠の要点をまとめた。陪審に対する彼の言葉の中で最も印象に残ったのは、「普段であれば、時間を気にせず議論をしてくださいと言うところですが、今回は特別に一五分で済ませてください」という一言だ。法廷内で笑い声が起こり、それが妙に違和感を与えた。裁判は殺人や切断といったごく深刻な内容であり、誰もが大真面目にこの疑似裁判をとらえ、完璧に役を演じた後ではとくに。

陪審が決めなければならないのは、検察側の主張を認めるか、あるいは弁護側の疑義を充分と考えるか、その一点だった。再審ではないので、有罪か無罪か宣告するのは適切ではなかった。議論から戻ってきた彼らは一三対二に分かれ、今回は弁護側の勝利となった。やはり医学的証拠に矛盾が見られることを理由に、殺人で有罪とするには証拠が不充分と考えたのだ。二一世紀の陪審は一三〇年前の前任者たちの第一印象をおおむね支持したのである。

とはいえ、ウィリアム・ベリーは自由の身にはならなかった。評決を覆すことができない裁判官は、彼にこう告げた。「ベリーさん、お立ちください。いいニュースと悪いニュースがあります。陪審はあなたを無罪としましたが、私としてはやはりあなたの犯行だと思います。ですからやはり絞首刑を言い渡します。さあ、この男を連れていけ」

こうしてベリーは再び法廷から監獄へ続く階段へと引き立てられたが、さいわい今回は死に至るまで首をくくられることはなく、彼の首を解剖して骨を取り出す者もいなかった。

ほとんど誰も気づいていなかったとはいえ、じつはこの話にはちょっとしたおまけがある。あの日、現代のウィリアム・ベリーが立った被告席には、本物の被告の遺体の一部が置かれていた。彼が一八八九年三月二八日に裁かれた同じ法廷に、私が彼の頸椎を持ち込んだのだ。つまり、二〇一八年二月三日、ベリーの体の一部は、陪審がまったく異なる評決を出した場に居合わせたのである。

現実にベリーが現代の裁判にかけられたら、どんな結果が出ただろう？　おそらく、スコットランドでは一般に「変則的評決（バスタード・ヴァーディクト）」と呼ばれる「証拠不充分」の判決が出され、無罪放免となるのではないだろうか。このスコットランド独特の評決は、陪審としては被告は有罪だと思うが、それを証明する充分な証拠がない、ということを意味する。ベリーの身に起きたことは歴史にくっきりと刻まれ、彼の頸椎という証拠がそれを裏付ける一方で、エレンが絞殺されたのか、それとも自分で首をくくったのかは最後までわからずじまいだ。もし今彼女の遺骸を調べたとしても、その違いを見つけることはできないだろう。

このイベントに参加した人々全員に渡したちょっとひねりのある記念品について、私としてはいい選択をしたと思っている。典型的なハングマン骨折の跡もちゃんとある、ウィリアム・ベリーの第二頸椎のレプリカ（3Dプリンターで制作した）を贈呈用の箱に入れて一人ひとりに渡したのだ。ちなみに、つい最近知ったのだが、ダン・スノーはそのきれいな箱に入った頸椎のレプリカを、バレンタイン・デーに妻にプレゼントしたという。ロマンスは死んだと人は言うけれど、本当に？

要するに、絞首刑のときには上部頸椎の骨折が死因になるとはいえ、絞死などの軟組織の損傷の痕跡は頸椎には残らない。では首の切断はどうか？　首の切断、あるいはその試みが意図的なものだったときには、明らかに頸椎に証拠が残るだろう。切断後、普通なら最初の三つの頸椎は頭部と、下部の二個の頸椎は胸椎とくっついていることが多く、要するに加害者の使用する凶器はC3から

C6のあいだ、つまりC4かC5にたいていは痕跡を残す。

体の前面からの切断にしろ後面からにしろ、首のだいたい同じ位置でおこなわれる傾向がある。腹側からだった場合、斧を使うにしてもノコギリを使うにしても顎が邪魔になるので、その下で切断される。背側からの場合、だいたいは長く伸びる首の真ん中あたりとなる。痕跡がそれより上でも下でも、普通ではないと見なされる（もちろん首の切断そのものが普通ではないが）。たとえば犯人が被害者の体をバラバラにして二つの州をまたいであちこちに遺体を捨てた有名な〝ジグソー殺人事件〟では、頭部の切断は首のかなり下の部分でおこなわれ、とてもきれいな切り口だった。しかしそのせいでプロの仕事だとわかったのだ。裁判の中で、加害者は、裏社会で遺体の切断を請け負う手練れの〝肉切り職人〟だったことが判明した。

殺人と遺体損壊に関わるある事件で、私たちのチームが弁護側から呼ばれ、検察側から提出された検死報告書について検討してほしいと頼まれたことがある。私たち法人類学者は検察側に協力することが多いのだが、もちろん弁護側の証人として出廷する場合もある。重要なのは、どちら側に雇われたとしても同じ証言をすることだ。なぜなら結局のところ、私たちは検察側あるいは被告側のためではなく、法廷のための証人なのだから。

ある家族が森を散歩していたときに、置き去りにされていたらしい、中に靴下が入ったままのスニーカーの片方を犬が見つけてきたことから、事件が発覚した。そのスニーカーをよくよく見ると、驚いたことに、靴下の中に足の骨が入っているのがわかった。警察が呼ばれ、骨が人間のものだと確認されると、遺体の残りの部分の捜索が始まり、最終的に、倒木の根本に隠されているのが見つかった。時間の経過とともに遺体がキツネやその子供たちに食われて、骨があたりに散らばったことは明らかだった。手や足はたいていむき出しになっているため、持ち運びしやすいので、動物たちに最初に持ち去られることが多い。もっと大きな骨は、そのあとでその場で食われる。頭蓋骨は重くて動かしにくいので、あえて切り離されていなければ、そのまま残っているのが普通だ。

見つかった遺骸のその他の部分が集められ、ＤＮＡ鑑定がおこなわれた結果、三年ほど前に捜索願が提出されていた、ジャマルという名の中年男性と特定された。死因をはっきりさせる証拠は不充分だったが、ある法人類学者が遺骨を調べ、頸椎にあった傷痕から、被害者の首は故意に切断されていたと結論づけた。

ジャマルは亡くなった母親の土地を相続して多少の遺産が手に入ったものの、学習障害があったので、娘の夫に口座管理を託した。ジャマル自身は手元に現金がなくていつも困っていたというのに、知らないうちに彼の資産は骨董品だの高価な船旅だのに散財されていて、たった二か月のうちに口座の残額はわずか七八ポンドになっていた。そのうち彼も事態に気づいて、娘の夫と対決したのだろう。口論が高じてジャマルは殺害されたのではないか、と警察も考えていた。

娘の夫は加重殺人に問われた。〝加重〟の要素に当たるのは遺体隠匿と遺体損壊であり、遺体にさらなる損傷を与えたと司法制度が見なす暴力行為を指す。遺体の切断が被告によっておこなわれたのかどうかは重要な問題だった。もし加重要素についても有罪ということになれば、被告は仮釈放なしの終身刑を言い渡される可能性があった。

ルシーナ・ハックマン教授と私は、現場と遺体の写真、検死解剖の際に検察側の法科学者たちが撮った写真を調べた。こんなふうに自分のおこなった調査をほかの法科学者が再検討し、彼らなりの結論を出す場合があるので、私たちはつねに細かく記録を残す必要があるのだ。

ルシーナと私は、弁護側の専門家証人として法廷に召喚された。出だしは順調だったのだ。ところが、いざ検察側の証人が証言を始めると、首の切断に関する主張について意見がぶつかりそうなことがはっきりした。相手側の話を聞くうちに、私たちの中でむくむくと強い疑問が膨らんでいった。

法廷では、相手方が呼んだ専門家と完全に意見が一致することもあれば、相手の専門家が自分の専門分野から大きく逸脱している、あるいは、まったく異なる解釈ができそうな証拠に重点を置いていると思えるケースもある。弁護側として出廷するときは、検察側の出した結論に対して何か別の説明ができないかどうか、つねに問い続けなければならない。つまり合理的な疑いである。それによって、検察側も弁護側も話の進め方が大きく変わってくる。

スコットランドではできないが、イングランドの法廷では、私たち専門家が法廷に同席し、相手側の専門家の生の証言を聞きながら疑問が生じたとき、味方側の弁護士たちに情報を流すことができる。そうして相手の話を聞くと、どの点で意見が一致し、どの点を攻めるべきかがわかる。報告書には書かれていない細かい点が、証言や尋問が進むにつれてしだいに見え始めるのだ。

とにかくこの件では、私たちからすると、相手の証言はまるで筋が通っていなかった。第一に、頭部が体のすぐそばにあったことがおかしい。体のほかの部分と一緒に隠すのなら、なぜわざわざ首を切り落とす必要があるのか？　ほかの部分には故意に切断された痕跡はないのだが、一般に犯罪者が遺体をバラバラにするのは、遺棄したり隠したりしやくするため、あるいは被害者の身元を伏せるため、というのが最も一般的な理由であり、そのため首より手足が切断されることのほうが多いのだ。

第二に、検察側の専門家が指摘した〝切断〟の痕跡があるのは第二頸椎だが、それでは位置が高すぎて切りにくく、試すことさえ難しい。首の前方からの切断であれば、とても実現したとは思えない。どんな道具を使ったとしても顎が邪魔するし、軟組織を相当深く切り進まなければならず、ものすごく切り口が汚くなるはずだが、その痕跡はない。第三に、切断痕そのものが、私たちが今まで目にしたことがあるノコギリ、ナイフ、斧などどんなものによるものとも一致するようには見えず、凶器も切断用の道具も発見されていなかった。

すぐさま検察側の証人は、報告書に記録されていない意見を開示し始めた。それは許容できないことなので、弁護側は即刻異議を唱えた。裁判官は彼女に時間を与えることにし、この新たな証言を私たちが認めるかどうか、彼女と別室で話をしてはどうかと提案した。

私たちはその提案に乗り、話をしたが、証言は認めなかった。翌朝の法廷で、その専門家がまた考えを変えたので、さすがに裁判官もいらだちを隠さなかった。彼が専門家を叱りつけ、休廷を宣言したとき、ルシーナと私は目のやり場に困ってしまったほどだ。必死にポーカーフェイスを保とうとしたが、かなり難しかった。すると弁護士が、もう証言してもらう必要はなさそうなので、帰っていただいてけっこうです、と私たちに言った。証拠そのものというより、検察側の専門家の証人とその証言の問題によって、裁判官から陪審へのまとめの説示から首の切断に関する部分が省かれることになったらしい。

私たちは法廷で二日間過ごしたが、一言も証言しないまま終わった。首の切断についての検察側の立証は、純粋に専門家証人の経験不足のせいで破綻してしまった。それ以来、私たちはこの話を使って、証拠の正しい解釈と裁判プロセスを理解することがどんなに大切か、学生や研修生に徹底的に叩き込んでいる。もし失敗すれば、専門家として意見を述べることさえできなくなってしまうだろう。

結局、私たちは新聞記事で裁判の結果を知ることとなった。被告は殺人罪で有罪となり、仮釈放が考慮されるまでに少なくとも一九年は刑務所で過ごさなければならなくなったが、聞くところでは、加重殺人の罪には問われなかったという。

では、頸椎にあった〝切断〟痕は何だったのか？　何かの道具によるものでなかったとしたら、何が原因だったのか？　この手の疑問について考えるとき、そして一般に人間の遺体について分析するときにも、法人類学者は解剖学的観点からばかり眺めてはならない。法科学者として、骨格以外のことにも経験や専門性が求められるのだ。

腐乱死体では、頭蓋骨と強力な靭帯でつながっている第一頸椎は、頭蓋骨にくっついたままの状態が普通だ。頭蓋骨がやがて転がり落ちたり、動物によって胴体から取りはずされたりした場合、脊椎の中でも第二頸椎が突出して露出している場合が多い。このケースもそうで、つまり第二頸椎に見られた傷は、骨を動物が引っぱった歯の跡だったのではないか、と私たちは考えた。

ナイフであれば切り口はクリーンで、刃の幅を反映したまっすぐで平らな側面と、その傷を作った刃の形に即した底面を持つ。写真を見れば、この痕は明らかに切り傷というより引っかき傷で、深さがない。だからといって道具は使われていないと断言することはできない。そういう引っかき傷は、どうやって首を切断すればいいか迷っている者ならではのためらい傷か、刃がきちんと骨に〝食い込む〟ことなく表面を滑ってしまう〝ビビり〟傷だとすれば、矛盾はない。しかし、骨には二つ並んだ三角形の刺し傷があり、それはどんな種類の刃とも一致しない。この二つの刺し傷、そしてビビり傷とも完璧に合致するのは、キツネの成獣の上の左右の犬歯の平均的な間隔だ。

つまり首にしろ体のどの場所にしろ切断はおこなわれておらず、有頂天になった検察側の法人類学者が捜査をうっかり袋小路に導いただけのことだった。正義がなされることはもちろん何より大事だ。無残に殺された男性がいて、殺害犯はそのおこないの報いとして罰されるべきだろう。でも、被告にも証拠にもとづいて裁かれる権利、犯行にふさわしい公正な罰を受ける権利がある。やってもいないことで有罪になってはいけないのだ。

今回の件では少なくとも被害者が見つかり、遺体の身元も判明し、無事に埋葬された。法人類学者としては、行方不明者や死者のことが未解決のまま棚上げされてしまうと、いつまで経っても気が休まらない。あらゆる手を尽くしても遺体が見つからなかったり、遺体の身元が突きとめられなかったり。とくに後者についてはいよいよ気が滅入る。できることは全部やったとわかっていても、仕事をやり遂げられなかった、正義がおこなわれなかった、という感覚は拭えない。

得てしてそういうとき、何らかの犯罪行為があったことに疑いの余地はないのに、正確に何がおこなわれたのか、誰が犯人なのか、場合によっては犠牲者が誰なのかさえ、はっきりしない。もしかするとそういう事件こそ完全犯罪だと言えるのかもしれない。なにしろ、犯人も被害者も不明なのだから。あるいは、ほぼ完全犯罪と呼ぼうか。そもそも犯罪がおこなわれたことに誰も気づかない、それこそが真の完全犯罪だろう。

皮肉なのは、一度遺体の身元が判明すると、本人や家族のプライバシーを保護するために被害者の名前を伏せようとするのが自然な反応だが、身元不明の遺体に対しては正反対の対応をすることだ。いつか名前が明らかになることを祈って、手元にある情報をできるだけ広めようとするからだ。

被害者が短期滞在者の居場所、あるいは混乱したコミュニティの出身もしくは住人だった場合、身元確認はより困難になる。〝草原の天使〟はそうした被害者の一人だった。このときは、彼女本人について、彼女の身に何があったかについて、頸椎がわずかながら教えてくれたが、身元や犯人のことまではわからなかった。

事件が明るみに出たのは、建物を建て直すために掘削機で土を掘り返している最中に白骨遺体が見つかったときだった。最初に目に留まったのは頭蓋骨で、そのあと絨毯があった場所の下から体の残りの部分が発見された。衣服から判断するに、遺体は三〇年から四〇年前、一九七〇年代か八〇年代からそこにあったと思われた。法人類学を学んだ経験のある鑑識官が、遺体は死亡当時一八歳から三〇歳ぐらいだった女性のもので、平均的な身長の白人（インド亜大陸、中東、北アフリカも含む）であると判断した。遺体がここに隠されたとき腰から下は何も身につけておらず、近くでタイツと空のハンドバッグ、靴の片方が見つかった。

ダンディー大学の私たちのもとに、遺体を調べて彼女の身元につながる手がかりを見つけてほしいという依頼が来た。また、脊柱の骨折の原因もできれば解明してもらいたいとも言われた。暴行を受けて亡くなった人の場合、おもに鼻や頬、顎、歯といった顔面や脳頭蓋に鈍的外傷による骨折がよく見られるが、この女性のような首の特殊な骨折は珍しい。

第一頸椎の下部、第二頸椎との接合部の右側部分に明らかな放射状骨折がある。特定部位に集中した圧挫損傷で、第二頸椎にはあまり影響を与えていない。とはいえ、第三頸椎の左側にももっと明らかな圧挫損傷がある。まとめると、C1の片側に圧挫あるいは圧迫による骨折、C2にあまりはっきりしない損傷、しかしC3の逆側にも圧挫骨折がある、ということだ。問題は、この奇妙な損傷をどうやって合理的に説明できるか、である。

もしかすると、暴力的なスパイ映画などに登場する、忌まわしい〝処刑〟方法がとられたのかもしれない。顎と頭を両手で持ち、乱暴にひねるのだ。その瞬間、おそらく頭が思いきり右に回り、首が異常にたわんで（首はかなり前方まで曲がる）、C1とC2のあいだが脱臼し、おそらくは脊髄が切断されるか粉砕される。C3は、首が乱暴に回転した勢いで損傷したのかもしれない。確かなのは、彼女が無残な死を迎えたことだが、瞬時に終わったと予想できることだけはさいわいだ。

だが、彼女は誰なのか？　歯に何か所か充塡剤が見られるし、ほかにも治療跡があるので、どこかの歯科医院に記録があるはずだ。当時その地域で三人の女性の捜索願が提出されていたが、歯並びも治療跡もその身元のわからない白骨遺体とは一致しなかった。DNA解析も役に立たなかった。復顔は試してみて、タンザニアからアメリカ合衆国、アイルランドからオランダに至るまで、いくつかの手がかりをもとに世界じゅうで捜査がおこなわれたが、いまだに〝草原の天使〟の身元は特定できず、墓標のない墓に埋葬されている。

彼女の身に何があったのか、どうしているのかと、今も彼女のことを心配している人がいるだろうか？　彼女をこんな目に遭わせた者は今も生きているのか？　日々罪悪感と良心の呵責を胸に暮らしているのか？　そう願うばかりだ。

こうした損傷の検分依頼が法人類学者のもとに来ることはそう頻繁にはないが、遺体が完全に白骨化していた場合は、法人類学者に相談するのが最善策かもしれない。

ハンプシャーのサウスシーの海岸に人間の胴体上部が流れ着いたとき、地元警察から私のもとに協力を要請する電話がかかってきた。遺体はそれほど長く海水に浸されていたわけではなく、比較的新しかったので、見つけた学生たちは相当ショックだったに違いない。やがて骨盤も発見され、その直後に両脚が海岸の別の地点に打ち上げられた。二日後、隣接する郡の警察に男が電話をかけてきて、何かよくないことをしたような気がするのだが、何をしたか覚えていないと不安げに話した。駅で男と落ち合った警官は、男が不潔で、格好もひどくだらしなく、混乱した様子だと気づいた。酒飲みだと地元で知られていて、おそらく薬も濫用していると思われた。

警察は男と一緒に部屋に向かったが、その場ではとくに怪しいものは見つからなかった。しかし、遺体が彼の友人のものだということがわかったところで、彼は殺人と遺体損壊の容疑で逮捕され、本人は容疑を否認した。被害者はキャンピングカーで暮らす知的障害を持つ男で、容疑者は男にシャワーを貸す代わりに、愛猫のティンカーにときどき餌やりを頼んでいた。二人のあいだに何があったのか、誰にもわからなかった。一緒にべろべろになるまで酔っぱらううちに喧嘩になり、つかみ合いにさえなったのかもしれない。容疑者は、その友人だという男にときどき暴行を働いていたという報告もあった。もしかすると刃物が持ち出されたのかもしれない。いずれにせよ、気づけば容疑者の目の前には遺体があり、それをどうにかしなければならなくなった。

バラバラ殺人では、体が五つから六つに切断され、胴体はそのまま、というケースがほとんどだ。先に内臓をすべて抜かない限り、胴体を切断すると、あたりがとんでもなく汚れて悲惨なことになる。今回の場合、犯人は内臓を取り除いたあと胸椎のところで胴体を切断し、ゴミ用のポリ袋に入れてピンクのシャワーカーテンで包んだ。生殖器は切り落とされ、頭や腕、内臓は結局見つからなかった。容疑者は前方に配達用の籠(かご)のついた自転車を持っているので、それで遺体の各部分を海岸に運び、海に捨てたのだろうと警察は考えた。

私のチームは切断箇所を調べ、遺体がどうやってバラバラにされたかヒントになるような刃物傷がほかにないか、確認してほしいと頼まれた。ダンディー大学の研究室に、警察から遺体の一部が持ち込まれた。そこには、たとえば酵素洗剤を入れたお湯でぐつぐつ煮込むといった通常のやり方より、切断痕をもっと上手に保存できる設備が揃っている。最初の検死のときには遺体は比較的新しかったが、私たちのもとにたどり着く頃には、人をますます寄せつけない状態になっていた。

ダンディー大学では、肉食のカツオブシムシを飼っている。土中によくいる虫で、遺体に最初に集まってくる虫の一種であり、腐敗を促して遺体をゆっくりと白骨化させる。ふだんは、彼らが好むネズミやウサギなどを食事として与えている（海洋性動物は嫌いなので、魚やアザラシなどは餌に向かない）。独特の匂いがするため、以前は大学のほかの同僚たちから苦情が来たものだが、遺体を安全に穏やかに白骨化させるのにこれほど有用な手段はほかにない。私たちは遺体をカツオブシムシのケースに入れたあと、その後の数日間、そこに通っては、完全に肉の消えた各部分を引き取った。

骨がきれいになって隅々まで観察できるようになると、頭部を切断し、骨盤から下肢を切り離すのに使われた同じ鋭利な刃物で、腕も肩のところで切断されたことがはっきりした。しかし、胸骨と胸椎はまったく違っていた。電動ノコギリならではの条痕が残っていたのだ。この電動ノコギリは胸骨を切って胸を開くのに使われ、そのあと心臓や肺といった内臓が取り出されたと考えられた。上半身も同じ電動ノコギリで骨盤から切り離されており、おそらくは内臓を抜いたあと、第四腰椎のところで水平に切断したらしい。腰椎の両脇に小さな切り傷が何か所かあり、ナイフで内臓を取り出した痕だと思われた。

なぜか検死をおこなった法病理医が、腰椎のところで胴体を切断したのは日本ノコギリだと報告し、これが警察を迷走させた。そもそも具体的にどんな日本ノコギリなのか、容疑者はそんな特殊な道具をどうやって手に入れたのか、そのノコギリはどこにあるのか。容疑者は屑鉄屋なので、日本ノコギリより電動ノコギリのほうが手に入りやすかったはずだ。ルシーナは警察にそう指摘したが、検死医がそう言うのだからきっとそうなのだろう、と警察はあくまで捜査を続けた。そして結局日本ノコギリなど見つからなかった。

では、容疑者がどうやって友人の死と結びつけられたのか？　まず彼の部屋から血痕が見つかったことが一つ。しかし、じつはもう一つ、なかなか面白い証拠が発見されて、それがなんと、法科学に新たな地平を切り拓いた。胴体が包まれていたシャワーカーテンから複数のネコの毛が回収され、アメリカ合衆国に送られて、母系で代々伝わるネコのミトコンドリアDNA解析がおこなわれたのだ。結果についてレスター大学の遺伝学部でも追試がおこなわれ、それが容疑者のネコ、ティンカーのものではない確率はわずか一〇〇分の一であるという結論が出た。

これは英国の刑事裁判でネコのDNAが証拠として用いられた初めてのケースだった。ペットであるネコは、人間に比べて遺伝子のバリエーションが少ないのだが、ティンカーのDNAが比較的珍しいものだったことがさいわいした。しかし、より細かい解析ができるよう技術開発が進めば、ゆくゆくは動物の毛の分析結果が証拠としてさらに有用になるだろう。

陪審は被告を謀殺については無罪としたが、ネコの毛の分析と、さらには、彼の自宅から持ち出されたシャワーカーテンの繊維分析を根拠に、故殺については有罪とした。被告は終身刑を言い渡され、最低でも一二年は刑務所暮らしをするよう命じられた。

私たちが調べた遺体の切断方法については法廷で証拠として認められたので、私たちが証言をする必要はなくなった。証言をせずに済むのはいつだって大歓迎だ。それにしても、ルシーナも私も、警察官たちから「ああ、あの日本ノコギリの事件ですか？」と何度言われたことか。忌々しい日本ノコギリの名が誰かの口にのぼるたび、私たちはうんざりする。

椎骨はそれぞれ、その人の年齢、性別、身長について何かしら情報を与えてくれ、隠れていた病理学的要素や疾病、損傷を明らかにしてくれる。しかし、法人類学にとって椎骨の最大の価値は、暴力の犠牲になった人が死ぬ前、死にゆくとき、そして死後にどんなダメージを受けたか、さまざまな情報がそこに詰まっていることにある。

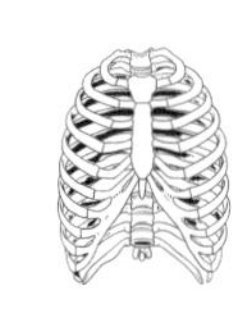

THE
Chest
Thorax

第四章 胸 ――胸郭

私の胸骨を切り開いて、その小さなあばら骨で
あなたを囲いたい
――ピュリティ・リング（ポップ・バンド）

胸郭という骨の壁には複数の機能があるが、最大の目的は傷つきやすい肺や心臓を守ること、そして、さまざまな筋肉の基盤となること、なかでも呼吸や腕の動きを助ける筋肉がこれを土台としている。それに必要とされる骨の数は三九個。一二対の肋骨、体の前面でそれを支える胸骨（三個の骨で構成される）、背中の一二個の胸椎である。

胸郭が守っている臓器はどれも生命活動に不可欠なので、頭蓋骨と同様に胸郭も、骨格の中では最も頻繁に暴行を受ける場所だと言える。もし誰かを手っ取り早く殺したければ、頭を狙えば脳を攻撃できるが、相対的に見ると表面積が狭いし、頭蓋骨は場所によってはかなり分厚いので、比較的脆い胸部の骨に比べ、ダメージに耐えられる可能性が高い。胸のほうが面積が広いため狙いやすく、心臓や、傷つけば致命的な太い血管をターゲットにできる。そのため胸郭は損傷する頻度が高く、使われる凶器や方法もさまざまだ。鋭的外傷（たとえば刺傷）、鈍的外傷（たとえば足蹴り）、銃創（銃撃を受ける）など。

骨折しやすいだけでなく、胸部の骨のあいだには隙間が多いので、鋭利な道具の挿入が容易だ。英国一たくさんの罪を重ねた小児性愛者、リチャード・ハックルの死因はどうやらそれらしかった。敬虔なクリスチャンのふりをした下劣な性犯罪者だった二八歳のハックルは、二〇〇六年から逮捕される二〇一四年までのあいだに、生後六か月から一二歳までの二三人以上の子供をなぶりものにした。犠牲者の大半は、マレーシアの首都クアラルンプールに住んでいた子供たちだったが、英国その他の場所でも犯行におよんでいた可能性はある。

この男の邪悪さには際限がなかった。彼は小児性愛者のためのいわば〝ハウツー〟本を作り、普通の検索エンジンでは見つからないインターネットの裏社会であるダークウェッブで発行しようとしていたのだ。『小児性愛者と貧困：子供を愛する者のためのガイド』と題したこの本には、貧困層の子供をどうやって誘い出し信頼を得るか、事細かに解説されている。そういう子供には、得てして大切にしてくれる人が誰もおらず、ちょっとやさしくしたり、わずかなお金や安手のプレゼントを与えたりするだけで、簡単に何でも言うことを聞き、自分を頼ってくるようになる。そういう環境では、変質者の望みに子供を従わせるのはそう難しくない。オーストラリアの幼児虐待専門捜査班から、ハックルが家族とクリスマスを過ごすためにイングランドに戻ると知らされた英国警察は、彼がヒースロー空港で飛行機から降りたその瞬間に逮捕した。

子供たちに対する九一件もの不埒な行為についてハックルが告発されたあと、二〇一五年に胸の悪くなるような仕事の依頼が私たちのもとに来た。一九枚のスチル写真と合計すると八分近くになる映像を見て、そこに登場する加害者はみな同じか、それはハックルではない可能性はあるか、判断してほしいというのだ。

スチル写真は静止した瞬間がそこに閉じ込められているので、比較的調べやすい。だが映像は、被害者も加害者も身振りや動作、表情が変化するので、もっと難しい。八分間の映像と聞くとそれほど長くないように思うかもしれないが、調査が目的の場合、一コマずつ静止させなければならず、一秒の映像が複数のコマで構成されていることを考えれば、五万コマ以上の異なる画像を見なければならないとすぐにわかるだろう。それが子供を虐待する場面であれば、八分間はそれこそ永遠にも思える。

私たちは、すべての映像に登場する男が同一人物である可能性がきわめて高く、見える範囲の手、性器、下肢などの解剖学的特徴から、まず間違いなくリチャード・ハックルだと考えた。このことは手の甲やペニスの静脈パターン、手や前腕、大腿、膝の色素性母斑（ほくろ）、指の関節や手のひらの皺のパターンによって裏付けられた。ハックルのペニスが包茎と呼ばれる状態であることは明らかだった。これは包皮を切り取っていない男性の約一パーセントに起きるもので、包皮がきつく閉じているためペニスの先端部で剝くことができないのである。こうした状態の成人男性の多くは、括約筋の引き攣りを緩めるために手術を受ける選択をする。しかしハックルはそれを選んでおらず、その点からも行為者が別人だという可能性が排除できた。

私たちが提示した証拠はハックルの主張を覆す強力な根拠になると、警察は彼に助言した。結局ハックルは観念して七一件の告発について犯行を認め、二二件について終身刑を言い渡されて、仮釈放が考慮されるまでの最低服役期間を二五年と定められた。しかし彼はフルサットン刑務所で服役を始めて三年目に、囚人仲間の一人に包帯のような紐で首を絞められたうえ、刺殺されたと報じられた。報道によれば、使われたのは「研磨して尖らせた歯ブラシらしき、間に合わせの凶器」だったという。

どこを刺せばいいかわかっている者の手にかかれば、ちっとも危なく見えないどんな家庭用品でも凶器になりうる。削って尖らせた歯ブラシのような単純なものでも、左側の第五肋骨と第六肋骨のあいだ、乳首の真下あたりに無理やり突っ込めば、胸骨と肋骨の正面先端の真裏にある心臓に突き刺さる。すると穴を穿たれた心臓からたちまち体腔内に血液が噴き出し、命は絶たれる。つまり一度突き刺されただけで人は死に、凶器がプラスチック製であれば、骨にはっきりした痕跡も残さない場合が多い。

ハックルが殺されたと聞いたとき、私は複雑な心境になった。彼が主張を変えたのは自分が犯した罪に対する責任を引き受けた兆候だ（単に追いつめられて、そうするほかなかったのかもしれないが）と私は信じていて、刑期は順当だと思っていた。それで彼が大手を振って市中を歩くことはなくなったわけだし、仮釈放をようやく検討してもらえるようになる頃にはすでに五三歳になっている。それだけ時間があれば努力のすえ更生できるだろう。

私には楽天的なところがあって、三三歳の若者が暴力によって命を落としたことを嘆きたいとどこかで思っている。でも、あれほど大勢の無防備な子供たちを傷つけた人間には、同情したくてもなかなかそれができない。寛容になれない自分にがっかりする一方で、もし自分の子供や孫が被害者だったら、許すという選択肢さえ認めないかもしれない。おまえは死刑賛成論者かって？　正直、ノーなのだが、ハックルのような犯罪者の事件を目の当たりにすると、危うく気が変わりそうになる。

ハックルの殺害犯は、刺すべき場所を心得ていた。たとえもっと有効な武器を持っていたとしても、胸の中央に垂直に伸びる細長い骨をめざして刺したら、貫通させるのははるかに難しい。胸正面の硬い骨の板である胸骨は、三つの部分で成り立っている。昔の解剖学者はなかなか想像力豊かで、これを剣に見立て、最上部を幅広の柄、真ん中を長くて薄い刃、最下部を鋭く尖った切っ先とした。胸骨の最上部、つまり〝柄〟の部分は胸骨柄（英語ではmanubrimで、「手」を意味するラテン語の*manus*が語源）と呼ばれる。中央部は胸骨体といい、英語ではときに〝グラディオラスgladiolus〟（花の名と同じ）とも呼ばれる。これはラテン語の「剣」を表す語から来ており、「剣闘士」を意味する

gladiatorと同じ語源だ。最下部は剣状突起xiphoid process（こちらは「剣のような」という意味のギリシア語が語源）と呼ばれる。

鶏の体の構造なら私たちにもおなじみなので、頭に思い浮かべてほしいのだが、私たちの胸骨に当たるのが、二つの胸肉のあいだに伸びる竜状突起（キール）である。人間の胸骨は皮膚のすぐ下にあり、それを覆う脂肪も筋肉もない。たとえどんなに太っている人でも手で触れることができ、何かがそこにぶつかればとても痛いし、骨折もよく起きる。一九八九年にイギリスでシートベルトが義務化されて以来、事故が起きたときに運転者が前方に弾き飛ばされてハンドルで胸骨を骨折する件数が激減したが、それでも胸骨の骨折はスポーツ関連の怪我で今もよく見られる。

胸骨は体表に近いことから、救急隊員にとっては目印として、医師にとってはアクセスポイントとして便利だ。心肺蘇生法（CPR）のための手頃な目標物となり、硬い板状のそれをリズミカルに圧迫することで、止まった心臓を再スタートさせるのである。とはいえ、剣状突起を押すのは避けなければならない。剣状突起は骨折しやすく、万が一折れると肝臓を貫通して、致死的な出血を起こす恐れがあるからだ。

骨髄液を採取する場所としても胸骨は便利だ。また、たとえば開心術のために胸部の骨を外科的に切開した痕も、個人を特定するとき医療記録につながるヒントになる。私たちの知識を深めるため、あるいは学生の勉強のために検体をしてくださった高齢のドナーの遺体には、心臓外科医の手仕事の痕跡が頻繁に見つかる。慎重に計画を立てたり、非侵襲的アプローチをとったりする時間がない、緊急手術がおこなわれたことを示す胸も数多い。

剣状突起や胸骨体は表面の緻密骨の層が薄いので、地中に埋められてしまうとそう長持ちしないが、胸骨柄、とくに上部は両側の鎖骨との接合部が補強されているので、一般に長く残る。

胸骨柄は、遺体が若年層のものであれば年齢の特定にとても有用だ。ここでは一〇代の早いうちに薄い骨の小片が関節表面に癒合して、関節の成長を終わらせるからだ（骨端線が閉じる）。法科学に関わるほかの専門家たちはまず見逃すが、経験豊富な法人類学者なら必ずここを確認する。

胸骨には、数はごく少ないが、先天異常が見られることがあり、身元の特定に役立つ。胸骨が形成される際に正中線に穴があいたままになる状態は、一見すると銃創のように見え、解剖学初心者は誤解しやすい。骨が成長するときに癒合がうまくいかなかっただけなので、とくに臨床症状を引き起こすことはない。ただ、解剖学の試験に好んで出題され、この検体を見た学生たちは、暴力的な殺人事件やら銃創やらとっぴな原因を想像してみせるが、スリルには欠けるとはいえ、じつは自然な奇形にすぎないのだ。

ときには剣状突起が普通より長くなり、場合によっては二又に分かれ、年齢とともに腹部正中線の上部に妙なふくらみが現れることがあり、もしかすると癌なのでは、と当人にいらない心配をさせる。白骨遺体が発見されたとき、剣状突起が胸骨からはずれて単独で見つかると、どこの骨か特定するのがじつはかなり難しく、ほかの骨が全部特定されて初めて何かわかることさえある。ほかの骨は全部あるのに、先の尖った奇妙な骨が一つ残されたら、それは中年か高齢の、それもたいていは男性の剣状突起と考えてまず間違いない。

鳩胸は、肋骨につながる軟骨の過剰な成長によって起きる症状で、胸壁が〝鳩の胸のように〟突出する。くる病（ビタミンD欠乏が引き起こす）などさまざまな原因が考えられる。漏斗胸（サンクン・チェスト）（つねにユーモアを忘れない医師たちは「海賊の宝（沈んだ宝箱）（サンクン・チェスト）」と呼んだりする）は、解剖学的に鳩胸とは正反対の状態で、心臓や肺の働きに影響を与える恐れがある。原因はよくわかっておらず、おそらくは単なる胸骨の先天的形成異常だろう。胸骨が正常に成長しないと、胎児期に心臓が胸郭の外で成長してしまうことがある。その場合、かなり難しい子宮内手術をおこない、胎児の胸骨を開いて心臓を本来あるべき場所に押し戻す。

とにかく、胸骨の三つの骨は医療従事者にとってはとても利用価値が高いが、法科学者はあまり重視しない傾向がある。ただし法人類学者は別で、何かしら普通と違うところはないか、胸骨にはつねに目を光らせている。胸骨の成長の仕方を見れば、個人を特定する重要なヒントになる可能性があるからだ。

第二章で取り上げた、スーツケースの中から発見された韓国人女性ジン・ヒョジュンの捜査で、彼女の推定年齢の幅をかなり狭めることができたのも胸骨のおかげだった。この骨が特定の年齢で変化することが判断の鍵となる。子供の頃、胸骨は六つに分かれていることが多く、成長するにしたがって正中線で融合し始め、最終的に一〇代後半で成人に典型的な三個のパーツという構成になる。その後も思春期から二〇代前半まで、肋骨の軟骨が胸骨とつながる部分で変化は続き、カップ型の接合箇所の中に薄い骨片が現れて、胸骨の縁のまずは上方、順に下がって最後に最下部で接合する。

当時はまだ身元がわかっていなかったその若いアジア人女性のX線写真を見た私たちは胸骨の接合箇所の小さなカップの中に複数の骨片を確認し、そこから彼女の死亡時の年齢を、二五歳未満だが二〇歳は超えていると弾き出した。実際には彼女は二二歳だった。

胸骨は性別の判断基準としても非常にすぐれている。男性のほうが女性より長く、大きくてがっしりしている傾向があるのだ。胸の前面の筋肉（とくに大胸筋）が発達するとすれば、それがつながっている骨も大きくて強い必要があるだろう。もちろん、大きくてがっしりした胸骨が必ずしも男性のものとは限らない。女性の重量挙げ選手、砲丸投げ選手、槍投げ選手を考えてみてほしい。

肋骨と胸骨をつないでいる、胸に並ぶ軟骨は肋軟骨と呼ばれる。この軟骨は肋骨の前駆体の残存物で、まだ変化していなくても、年齢とともに骨になる能力――骨化と呼ばれるプロセス――を保持している。骨化の兆しが最初に現れるのは一〇代後半から二〇代前半で、年を取るにつれて進んでいき、最終的にはほぼすべての軟骨が骨組織に置き換わる。

胸骨の縁から肋軟骨の上下の縁に舌状に骨組織が伸びることがあり、中央にある胸骨の両脇から骨に支えられた軟骨が飛び出している様子がまるでクモのように見える。そのため、古株の解剖学者はこの胸骨‐軟骨‐肋骨の組み合わせをクモ形と呼んだりする。正式な呼称はプラストロン（胸板）だが、この単語はほかにも、フェンシングの胸当てや一九世紀の女性の胸飾り、カメの腹甲など、さまざまな意味に使われる。

私たちはいつも、もし可能なら遺体のプラストロンのX線写真を撮影してほしいとお願いしている。そこから意外なことがわかるものだし、一つ確かなのは、見なければ何も見つからないからだ。

スコットランドのある小都市の郊外の森で、一部散逸した白骨遺体が発見されたとき、この肋軟骨が驚くほどさまざまなことを教えてくれた。遺体は片足にサイズ八（二七センチ）のハイヒールを履いており、上半身はブラとブラウスを身につけていたが、下半身を覆っていたはずの服がどこにも見えないことから、腰から下は裸だったと推測できた。ほかにも女性向けの持ち物が一帯を捜索した際に回収され、プラスチックのハンドバッグには化粧品やハンカチが入っていたが、現金やクレジットカードはなかった。

遺体が発見されたとき、それが白骨遺体であれば余計に、最初のうちは捜査が状況証拠に左右される傾向がある。女性用の服やハンドバッグが見つかったことを思えば、捜査員が女性の遺体だと考えたのは当然だった。とはいえ、よくよく注意しないと、そうした単線的思考は調査をまったく違う方向へ導いてしまう。思い込みほど怖いものはないのだ。

その先入観が頭にあった私は、白骨遺体を調べ始めるとすぐ、頭が混乱し始めた。頭蓋骨はどちらかというと男性的だったし、それは骨盤も同じだった。

白骨遺体を調べるとき、法人類学者はたいてい性別の判定から始める。身元確認要素の中でも最も判別しやすく、結果も科学的に正確で、逆の性別の行方不明者を自動的に除外できるからだ。絶対的に男性的でも絶対的に女性的でもない骨はそう珍しくはないが、たいてい正解を教えてくれる頭蓋骨や骨盤から得られる情報に矛盾があると、これは困る。私はとりあえず性別判定は棚上げにして、年齢の推定に移った。こちらはだいたい正確なところがわかってほっとした。この女性は三五歳から四五歳のあいだで、どちらかと言えば三五歳に近いと思われた。

霧が晴れ始めたのは、いつものように胸のX線写真を頼んだときだった。肋軟骨の骨化の仕方は、血液中に多く循環しているのが男性ホルモンのテストステロンか、女性ホルモンのエストロゲンかによって変わってくる。男性は年を重ねるにつれ、肋軟骨の上側と下側の縁に沿って骨化が起き、肋骨の体前面の端としだいに癒合して、どこかカニの鋏に似た様相になる。X線写真を見ると、この新たな骨は、外側は厚い殻に覆われ、内側はハチの巣状で、肋骨の構造を真似ている。これは、肋軟骨を構成する硝子(ガラス)軟骨にテストステロンが働きかけて起きる骨化だ。

しかしもしエストロゲンのほうが多ければ、肋軟骨の骨化はまったく異なる様相になる。X線写真を見れば、おもに軟骨の芯の部分に沿って硬い結節が密集しているのがわかるだろう。つまり、肋軟骨一つ見るだけで、私たちはその人物の性別を、ある程度自信たっぷりに特定できるのだ。そこにあるのはカニの鋏か、それとも骨の真珠の首飾りか？　骨化は年齢とともに進むので、胸のX写真があれば、おおまかな年齢幅（若年層、中年層、高年層）を指摘することもできる。

もっとも、当然ながらホルモン量は投薬で人工的に変動するし、病気が影響することもある。そのため、エストロゲンを定期的に摂取している生物学的な男性、あるいはテストステロンを定期摂取している生物学的な女性は、軟骨にカニの鋏と真珠の両方のタイプの骨化が見られるだろう。しかし、だからといって簡単に喜んではいけない。自然な状態でも男性はエストロゲンを、女性はテストステロンを分泌する。つまり、軟骨の骨化に両方のタイプが混在している状態というのはじつは珍しいことではないのだ。重要なのは両方の割合である。

森で見つかった白骨遺体の肋軟骨は、カニの鋏状骨化がかなり進んでいるところに、軟骨中心部分の結節の密集がかぶさっているように私には見受けられた。そのどちらも非常に顕著だった。こうなると法人類学者は、誰にも聞かれないように、まずは自分たちだけで話し合いをする必要がある。こっそり同僚相手に、自分が言いたいことを言葉を選んでうまく話す練習をするには、トイレ休憩がとても役に立つ。自分はこう言ったつもりなのに相手にはそう伝わっていないというのはよくあることで、仮説として話したことが突然、絶対的真実になってしまうのが世の常だ。たとえば、あの日本ノコギリのように。

ルシーナとひそひそ話をしておたがい確信を持ったので、私は勇気を振り絞って、被害者はトランスジェンダーだと思うと警察に伝えた。女物の服を着ていながら、頭蓋骨や骨盤はきわめて男性的なので、男性から女性に移行した人ではないかと私としては考えた。

現代なら誰も驚かないと思うが、二〇年前当時は相当突拍子もない仮説だったので、この女、どうかしてる、と警官たちは思ったのではないだろうか。生物学的には男性として生まれたが、その後エストロゲンを摂取して、のちに女性として暮らすようになった人だろうと私は示唆した。法病理医は肩をすくめて、可能性はあると言ったが、誰もが半信半疑だった。

ところがDNA鑑定の結果が出ると、Y染色体の存在によって私の説が裏付けられ、狂人と見なされていた法人類学者の地位が奇跡の調査員に一気に格上げされた。被害者は警察を避けるたぐいのコミュニティに属しており、彼女が失踪したことを誰も当局に届けていなかったことがわかった。それに気づいた、あるいは気にかけていた人間がいたらの話だが。親類から提供されたDNAで、彼女の身元が確認された。生まれたときの名前はマーティンだったが、その後イヴォンヌと名乗るようになった彼女は、風俗街でゲイの男たちを相手にしていた売春婦で、ひどく意地悪でいやらしい表現だが、当時は〝ペニス持ちの売女（チック・ウィズ・ア・ディック）〟と呼ばれたいわばスペシャリストだった。どうやら重度なヘロイン中毒者だったらしく、肋骨端にその証拠がはっきり見て取れた。

ヘロイン中毒者によく見られる合併症の一つに感染症があり、肋骨と肋軟骨の結合部分に炎症が起きるのもその例だ。一般的な原因として挙げられるのは緑膿菌で、イヴォンヌの肋骨前面の端にも過去の感染の形跡が見つかったが、死因ははっきりしなかった。遺体の周囲でドラッグ関連の道具が見つかったし、そこは麻薬中毒者が集まって同じ針で薬を回し打ちする場所としてよく知られていた。彼女はオーバードーズだったのかもしれないし、あるいは質の悪いヘロインを打ったのかもしれない。そして、死体はそのまま草むらに捨てられ、放置されたのだろう。彼女の胸の骨が彼女自身について語り、自分の身元につながる正しい道筋を警察に示し、おかげで彼女は安らかに埋葬されたのだ——新旧両方の名前のもとに。

胸骨と同じように肋骨も、外層部が比較的薄いため骨折しやすい。骨がカーブし、正面と背面の両方に接合部があるため、背面の脊椎との関節のすぐ前の部分（後部角）、あるいは前面の軟骨と肋骨の結合部のすぐ後ろ（前面角）にかけての部分が折れやすい。

誕生時には、肋骨はほとんど水平に並んでいて、赤ん坊が呼吸をするとき胸ではなくお腹が上下するのはそのせいだ。赤ん坊は、腹腔と胸腔を分ける筋肉の膜である横隔膜を使って呼吸をしており、わーっと大声を出すときのように、横隔膜を収縮させることで口と鼻から息を吸い、緩めることで息を吐く。成人のように肋骨が斜めに傾き始めるのは二、三歳になってからで、その頃になると、やっと骨盤が充分に成長して、落ちてきた腹部の内臓を受け止め、お腹がぽっこり出ていた赤ん坊がほっそりした幼児に変身すると同時に、呼吸するときも胸筋を使えるようになる。

肋骨が水平か斜めかを見れば、法人類学者が子供の遺体の年齢幅を狭める手がかりとなるが、骨格のほかの部分でもその裏付けを取ることになる。人の骨はまとまって成長していくのであって、ばらばらに年齢を重ねるということはまずない。体の各部分はほかのすべての部分と対話し、同じメロディを奏で、調和する。一人の人間なのに、ある骨や器官は五〇代だが、ほかは二〇代というのは普通ではない。胸は高齢なのに、若者の脚を持つなんてありえない。そういう状態が目の前にあるとすれば、そこにあるのはおそらく二人分の遺体ということだ。

そうして体のある部分が何かを語り、ほかのいろいろな部分がやはり同じことを小声で囁（ささや）いていたとすれば、裏付けが取れたことになる。このようにつねにさまざまな情報を相互確認し、バランスを取り合うシステムによって、私たちは対象者の年齢幅を特定し、そのあとその幅の中の先頭に近いのか、それとも後尾に近いのかを定める。年齢を明確に特定することはまずできない。その人物は二三歳だとピンポイントで指定する法人類学者がいたら、警察は別の人材を探したほうがいい。そこまで正確に割り出すことは単純に不可能だからだ。

それにある程度幅を持たせたほうが、遺体が発見されたとき、行方不明者の家族が、もしかしたら、と思い当たる可能性が高まる。もしこちらで二三歳と特定して、失踪した人が二五歳だったとしたら、家族にとってはその二年の違いは承服しがたいだろう。年齢幅を二〇歳から三〇歳として、その中でも中間付近である見込みが高いと但し書きをつけておけば、たくさんの可能性を網羅できる。

肋骨は性別や年齢の特定には有用だが、人種や身長についてはあまり教えてくれない。また、肋骨に外傷があれば、被害者が死亡することになった出来事の前、最中、後に何があったのか推測するのにとくに役に立つ。

子供の肋骨の骨折の分析については以前からさまざまな論争がくり広げられ、とくに〝揺さぶられっ子症候群〟との関連で議論の的となってきた。子供が亡くなったと聞くと誰もが胸を締めつけられるものだが、ＳＩＤＳ（乳幼児突然死症候群）と殺人の区別にどれだけ危険が内在しているかということは、サリー・クラーク、トゥルッティ・パテル、アンジェラ・カミングスらの歴史的な事件が如実に物語っている。今挙げた三人はみな、わが子を殺害したとして有罪判決をくだされたが、のちに無罪になった。こうした誤審や、揺さぶられっ子症候群にまつわる世間の注目を集めた事件の数々を考えれば、小児科医や法病理医、法人類学者が肋骨の骨折を見たときにごく慎重になるのは当然のことだろう。

幼児虐待が疑われるとき、警察が最初に注目するのは肋骨だ。しかし、子供の肋骨は簡単に骨折するので、他愛もない理由だったとしても不思議ではない。多発性骨折さえ、たった一度の出来事が原因で発生することがある。SIDSが起きたときに蘇生術によって肋骨が骨折する場合もある。だから子供の肋骨骨折については、誤った結論に飛びつく前に、体のほかの部分の健康状態、その子のふだんの生活や死亡時の状況などを考慮することが何より大切だ。

肋骨の外傷について疑念を持つとすれば、誰かが子供の胸の両脇を持って激しく揺さぶった結果骨折したと思われる場合だ。両手がつかんでいた箇所が骨折するのである。幼い子供の場合、骨折は数か月以内に治り、しばしば何の痕跡も残らない。しかし虐待がくり返されていた箇所では、X線写真を見れば、治癒過程のさまざまな段階にある骨折が確認できることがある。ほとんど痕が見えない過去のものや、まだ治癒途中だとはっきりわかる数か月前のもの、ごく最近のものであれば仮骨がほとんど、あるいはまったく形成されていないだろう。

仮骨とは骨折箇所に生じる新しい骨のことで、べたべたした漆喰（しっくい）のような働きをし、二つに割れた縁と縁を一つにつなげて骨折を治癒させる。骨折後数時間もすると、そこに大きな血のかたまりである血腫ができ、一時的に軟組織仮骨（ブリッジ）が形成される。この炎症反応によって新しい細胞がその部分に流れ込み、傷を修復し始めて、骨が再生されていく。骨折して七日から九日後には、血腫が軟骨性仮骨に変化するのがわかり、三週間以内に硬性の仮骨ができる。そして数か月後、場合によっては何年もかけて、もともとの形にごく近い骨が再生される。

子供が虐待を受けていた場合、骨折以外にも負傷箇所があると考えられる。最悪のケースでは、虐待があったことにほとんど疑いの余地はないのに、一人以上の容疑者がいると、誰が犯人か証明するのが難しい。あるときなど、両親のどちらにも虐待を働いた形跡がいくらでもあるのに、法人類学者としては、いつ何が起きたか状況を詳しく示唆することしかできず、もどかしかった。

ハリーという少年が病院で死亡したとき、まだ五歳だった。父親が救急隊を呼び、ベッドの中で冷たくなっているのを見つけたと話した。救急隊員たちは、子供の目の黒い痣や頬にできた深い嚙み跡のようなものを見て、すぐに疑いを持った。心肺蘇生術を試すために子供の服を脱がせた瞬間、不安は的中した。少年の体は痣や、煙草を押しつけたと思われる小さな丸い痕で覆われていた。隊員たちがハリーをベッドから持ち上げたとき、頭部外傷にも気づいた。当然ながら、すぐに警察が呼ばれた。検死とそれに続く放射線撮影によって、ハリーが長いあいだつらく苦しい思いをしてきたことがすべてつまびらかにされた。そのむき出しの事実が、ずっと怯えて過ごしていた少年の短くもあまりに恐ろしい生涯をまざまざと描き出したのだ。

検死写真と遺体のCTスキャンの映像が私たちのチームに持ち込まれ、少年の怪我を時系列に分類してほしいと依頼された。上から始めると、頭蓋骨の骨折は最近のもので、情報によればそれが死因である可能性が高かった。浴室の漆喰壁から頭髪や血痕が見つかっており、少年はそこに何度も頭を打ちつけられたと思われた。顔には噛み痕が四か所と顎に切り傷があり、鼻は死亡時よりかなり前に折れていて、耳たぶの片方が一部見当たらず、両目に黒い痣があった。

腕も脚も切り傷や痣で覆われ、無数の火傷(やけど)は一部は煙草、ほかはアイロンによるものと思われた。右腕の骨折は最近のもので、それは右前腕の二本の骨も同様だった。左腕の骨折箇所はすでにかなり治癒しており、古いものだった。左前腕の二か所の骨折、および左のすべての指と左足の骨折は最近の怪我だ。

胴体も痣や火傷だらけで、腹部や性器をくり返し殴られていたことがわかった。右側では第七および第八肋骨が折れていて、第八肋骨の二か所については片方はもう一方より新しく、継続的に虐待を受けていたことを示していた。左側では第七、第八、第一〇、第一一肋骨に骨折が見られ、やはり第一一肋骨では二つの異なる時期に折れて治癒している状況が見て取れた。

軟組織の損傷の時期を特定するのは法人類学者の専門ではない。私たちが検討するのは硬組織、具体的には骨のみだ。画像を調べた結果、左腕の治癒した骨折痕はおそらく一年前のものと特定した。病院の通院記録から、ハリーはそこにギプスをつけたことがわかっている。公園で転んだと説明されていた。また、肋骨の少なくとも二か所の骨折は、彼が死亡する二か月から四か月前のものだった。その他の骨に見られる外傷は新しく、おおよそ死亡時とタイミングが一致する。結局、骨格に見られる外傷は少なくとも三つの時期に分類できると私たちは結論した。虐待がくり返されていたことが最もはっきり示されたのは、肋骨の骨折痕だった。

ハリーは、母親がこの国を後にしてから、父親と二人で暮らしていた。おそらく夫の暴力に耐えかねたのだろうが、彼女が置き去りにしたせいで、少年はこんなに恐ろしい虐待の数々を引き受けるはめになったのだ。父親は精神障害を訴えたが、法廷はこれを認めず、仮釈放が考慮されるまでに最低一九年は服役しなければならない終身刑を言い渡した。

あらゆる法科学者にとって、子供の死を扱うときほどつらいことはないが、そのたびに自分のまかされた仕事の大切さを噛みしめ、正義のために真実を探す決意を新たにするのだ。

肋骨は、背面の脊柱から正面の軟骨との接合点まで続いているわけだが、胸郭は呼吸を助けるためできるだけ可動性を高くする必要がある。肋骨と肋骨のあいだにある筋肉、肋間筋には、肋骨の間隔を引き上げる機能がある。成人の肋骨は水平ではなく、斜めにカーブしているため、持ち上がるとバケツの持ち手のように動く。だから深呼吸すると胸が前面だけでなく両脇でも膨らむのだ。肋間筋が収縮してそれぞれの下の肋骨を引き上げ、すると胸腔内の陰圧が高まって、鼻と口から入ってきた空気が自然に肺に流れ込むのである。

人間には普通、一二対の肋骨があるが、人によっては本数が異なる。合計二六本ある人もいれば、それ以上の人もいる。頸肋（頸椎から発生する肋骨）が大きくなりすぎると、血液循環に問題を起こし、腕に痛みや知覚異常（しびれ感）が出る。症状が重い場合には手術で取り除くことができ、手術後は患者にも影響はない。

こうした先天異常が白骨遺体で見つかり、本人が生前に撮っていたX線写真と比較できれば、当然ながら身元確認にとても役立つ。肋骨の本数の異常（過剰肋骨）は珍しく、また、何かしら症状のあった人は過去に病院で診察を受けた可能性が高いからだ。

腰肋骨はさらに稀で、あったとしてもとても小さく、ほとんど退化していて、症状が出ることもあまりないので、個人の特定には限定的な価値しかないと言える。腰肋骨の持ち主の多くは、さいわいにもその存在に気づいていないだろう。

遺骸が発見され、とくにそれが完全に白骨化していた場合、過剰肋骨が捜査当初に混乱を招くことがある。過剰な骨のかけらを見つけたとき、あなたはスコットランド特有の横殴りの雨の降るなか、耳が凍りつきそうになりながら、四つん這いになって泥まみれの原野で遺骨を探していたのかもしれない。もちろん、それが見つかった周辺にはよくよく注意を払わなければならないが、小さな骨片は大量の雨に流されてきたもので、ここだと思った場所には必ずしも肋骨が見つからない場合がある。当然ながら、動物に食われたということも考えられる。カロリー豊富な内臓は腐肉食動物を惹きつけ、胴体部は遺体のあった場所から持ち去られて、あちこち嚙まれたりしゃぶられたりした肋骨はしばしば大きなダメージを受ける。

肋骨だけが見つかった場合、それがかけらであれば余計に、本当に人間のものかどうか特定するのが難しくなる。生物の体は機能に沿って形作られるので、体の特定部分がある動物と別の動物で同じ働きを持つとき、種が違っていても体の大きさが同じくらいなら、とても似通っているものなのだ。人間とブタの肋骨がまさにそうだ。警察の捜査箇所にはしばしばゴミ捨て場やゴミ埋め立て地が含まれ、またレストランやテイクアウト店でどれだけ大量のスペアリブが提供されているか考えれば、法人類学者が両者の違いを見極めるためにいかに頻繁に呼び出されるかわかってもらえるだろう。

　私の前著を読んだ人なら、そこで触れた、苛性ソーダと酢を混ぜて義母を溶かしたと主張した人物のことを覚えているかもしれない。被害者のザイーナは六人の子供を持つ五六歳の女性で、ある朝末娘を学校に送っていったあと、行方がわからなくなった。ザイーナの自宅を捜索した警察は、寝室と階段の踊り場、それに浴室で彼女の血痕を発見した。決定的な証拠は、階段の最上段で見つかったザイーナの血のついた掌紋で、彼女の義理の息子のものだとわかった。事情聴取をすると、彼は義理の母の失踪や血痕について突拍子もない説明を次々に並べ、義母は覆面の男たちに誘拐され、身代金の要求を受けているとまで訴えた。

　しまいにはザイーナが死亡したことを認めたが、いつも仲良くやっていたのに、あの日に限って義母が性的な誘いをかけてきたと話した。とっさに拒絶して押しのけたが、思った以上に力が入ってしまった。彼女は後ろに倒れ、頭をベッドのヘッドボードにぶつけた。鼻から血が流れ出し、そのまま動かなくなった。息をしていないことは明らかだった。慌てた彼は、義母の遺体を踊り場へ、そして浴室へ引きずっていき、浴槽に寝かせてから、どうしようかと考えた。彼が例の話を始めたのは、この事情聴取の最中だった。義母を浴槽に寝かせたまま外出した彼は、苛性ソーダと酢を大量に購入して、帰宅後それを彼女の遺体の上に注いだ。そうして義母の体を溶かし、そのまま排水口から流したと話したのだ。

その時点で警察が私のところに現れ、そんなふうにして遺体を溶かせるものなのかと尋ねてきた。その男の嘘八百を止めるなら今だった。そもそも家庭用の苛性ソーダは人体を融解できるほど強力なものではないし、男が主張するような「ものの数時間」ではますます無理だ。それに、酢と混ぜれば苛性ソーダは中和されてしまう。酢は酸性、苛性ソーダはアルカリ性なので、両方を合わせれば酢酸ナトリウムと水が生成される。無害というわけではないし、触れれば皮膚が少々〝熱傷〟になるかもしれないが、その程度だ。

義理の息子はまた別の話をひねり出さなければならなかった。彼が化学者でないのは明らかだったが、今回の事件と関連する別の分野である種の経験を積んでいた。パイ工場でパートタイムの精肉作業に携わっていたほか、ケバブ屋でもアルバイトをしていた。警察がどんなことを疑いだしたか、予想はつくだろう。そう、彼は肉切りナイフとそれなりの精肉技術を駆使して、ザイーナの遺体を浴槽でバラバラにし、それぞれビニール袋に入れて、ケバブ屋のカウンターの裏に隠したのだ。そうわかったのは、そこでザイーナの血痕が見つかったからだ。

その夜、彼は弟に手伝わせて、バラバラにした遺体をさらに細かくした。二人の話では、町じゅうを巡って、ほかのいろいろなテイクアウト店の外にあるゴミ箱に捨てたという。そうしておけば、ゴミ収集車が回収して埋立地に勝手に運んでくれるからだ。ご想像のとおり、このことがニュースになると、市内では食品業界が上へ下への大騒ぎとなった。しかし、すべてのゴミが埋め立て地へ運ばれることになっており、その埋め立て地そのものも、ケバブ屋で売られた、あるいはパイ工場から出荷された肉類も、すべて捜索されたが、ザイーナが実際にそうした運命をたどったという証拠は一つも見つからなかった。事件後まもなくくだんのケバブ屋が閉店してしまったのは驚くことではないだろう。とはいえ、その後別のオーナーがやはりケバブ屋をオープンさせ、私の知る限り、今も店は営業している。

ザイーナの義理の息子は終身刑となり、彼の弟は死体遺棄を幇助した罪で七年の禁固刑を言い渡された。彼女の親族たちは、殺人は金が目的だったと考えていた。ザイーナは豪邸に住んでおり、銀行にもたっぷり預金があった。義理の息子はその両方を手に入れようとしたのだ。彼女の家族は愛する者を失っただけでなく、その命を無残に奪ったのは同じ親族の一人であり、埋葬したくても遺体さえ戻ってこないというつらい状況に置かれ、その苦しみは計り知れない。

徹底的な捜索がおこなわれたにもかかわらず、彼女の遺体はいまだに発見されていない。そしてその捜索には、埋め立て地から回収されたあらゆるスペアリブを一つひとつ確認するという作業が必然的に伴うことになった。これは人間か？　それとも動物か？　こういうケースを見れば、法人類学者が人間の肋骨はもちろんのこと、ブタ、ヒツジ、ヤギなど動物のものについても確実に見分け、区別する能力を身につけることがどんなに大切かがわかる。学生たちはいつも肋骨なんて退屈だと考えがちで、ほかの動物との違いを教える授業を嫌うが、その技術が捜査には必要不可欠で、バラバラ死体が関わるときにはなおさらだと経験者は知っている。

また、学生たちには、肋骨を順に並べられるようにならなければならないと叩き込んでいる。つまり、右肋骨か左肋骨か区別し、たとえすべて揃っていなくても、上部か中央部か下部か、胸のどの部分のものかを識別するということだ。たとえば、今自分の手元にあるものが骨片であったとしても、右第五肋骨か、あるいは左第四肋骨か、判断できるか？　これはけっして簡単なことではないが、とても重要な作業だ。

私は以前、コンクリートの床下で見つかった男の赤ん坊のバラバラ死体に関わる裁判で、証言したことがある。弁護側は、ナイフは第五肋骨と第六肋骨のあいだに挿入されたという主張について、あなたにどれだけ確信があるのか、と強く迫ってきた。それに対する答えがこの事件を左右するのか、って？　たぶんしないが、専門家の証人をあえて揺さぶり、証言の有効性について陪審に疑いの種を植えつけようとする（「絶対ではないというのはどういう意味ですか？　あなた、専門家ですよね？」）のは、被告弁護人の常套手段だ。

左右の判定は、背中側の脊柱との接合部分がそこにあるなら、比較的容易だ。そこから肋骨体が大きく曲がり、肋骨の下の縁に沿って続く溝が始まる。これを肋骨下溝といい、肋骨の背面部から正面部まで走る血管と神経が収まっている場所だ。

あなたが肉をよく食べる人なら（そして、こういうことをして食欲が失せないなら）、次にスペアリブを食べるときに自分で確認できる。骨にくっついている筋肉部分を見てほしい。それが骨の上部ではなく下部の縁だとしたら、血管の通る穴や、白くて硬い小さな突起、つまり肋間神経が見えるはずだ。肋骨下溝は必ず骨の下部にあり、外側表面はでっぱり、内側表面はくぼんでいるため、どちらが上か下か、前か後ろかすぐにわかる。そこから左右どちらの肋骨かも確実に判別できる。論理的な推論だが、やはり教えてもらうまではわからないだろう。

肋骨を順に並べるには、まず右肋骨と左肋骨を手早く分類する必要がある。もしすべての肋骨が正しく揃っているなら、左右一二本ずつあるはずだが、もちろんいつもそう簡単にいくわけではない。余剰肋骨や、損傷したり動物に持ち去られたりして欠けているものがあるかもしれない。次に特定しなければならないのは、その骨が胸のどの部分のものか（中間上部、中間下部、最下部）ということだ。

最初の二本の肋骨はほかとは形がまったく違う。肺の上部周囲を囲んで急角度で曲がっているため、独特の〝コンマ〟形をしており、すぐに特定できる。続く四本（第三－六肋骨）は真肋と呼ばれ、それぞれが別々に肋軟骨と接合し、それが前面で胸骨とつながっており、胸の中間上部の機能に合った形状をしている。

中間下部の肋骨（第七－一〇肋骨）は仮肋と呼ばれる。前面の先端がそれぞれで胸骨とはつながらず、共通の肋骨弓（きゅう）という軟骨と接合しているからだ。痩（や）せている人の胸を見れば、はっきり確認できると思う。最後の二本（第一一と第一二肋骨）は浮遊肋と呼ばれ、正面で肋骨弓とも胸骨ともつながっておらず、単純に腹壁の筋肉のところで終わっている。その結果、ある意味退化しており、ほかよりはるかに小さい。

極端な美容整形をする人は、この下部肋骨を短くしたり、場合によっては完全に除去したりすることがある。女性の砂時計形の体形を強調するため、ヴィクトリア時代はウエストを容赦なくコルセットで締め上げたものだが、こんにちでは手術でそれが可能となる。もっと有意義な利用法としては、下部の浮遊肋を取り出して、顔や顎といった患者の体の別の部分を修復する自家移植片として使う場合がある。海軍で落下傘降下医をしていた私の大切な友人が、北アイルランドでの勤務中に、負傷兵を搬送しようとして銃撃されたことがあった。このときも、砕けた顎を修復するために、彼の浮遊肋の一つが急場しのぎにとても役立った。自分の体のどの部分が必要不可欠で、どの部分がいざというときにスペアとして使えるか、知っておくと便利だろう。

ときには、肋骨そのものだけでなく、肋骨にくっついた、体のほかの部分からやってきたものを特定しなければならないことがある。私は一度、ある年配女性の背中側右肋骨の内側に、本来腹腔内にあったはずの小さな石がいくつも固まっているのを見つけたことがある。これは胆石で、コレステロールの多い食事を続けたせいで、肝臓がそれを溶かす充分な胆汁酸塩を作れなくなったことが原因でできる。胆石は、いわば小さな貯蔵袋である胆囊に溜まるか、移動して胆管を詰まらせたり、胆囊と小腸をつなぐ開口部にある括約筋の動きを邪魔したりする。この女性には、クルミ大ぐらいのかなり大きな石や、平たくて縁が鋭くジグソーパズルのようにたがいに組み合わさっている、トウモロコシ粒ほどのたくさんの小石が見られた。石は、たとえば腎臓、尿管、膀胱など泌尿器系の部分にも見つかった。だから私たちは〝骨の中の石(ストーンズ・ウィズイン・ザ・ボーンズ)〟にも注意しなければならないのだ。

成人の完全な肋骨なら、それぞれ特定して並べるのはそう難しくない。しかし、子供の肋骨となると話は別で、専門家の知識と経験が必要とされる。

一九九九年、私は外務省から電話をもらい、西インド諸島のグレナダへ飛んで、同国の政情不安を多少なりとも安定させるべく、協力してほしいと依頼された。

グレナダは一九七四年に英国から独立し、エリック・ゲイリー卿が初代首相となった。五年後、彼が国連会議に出席するため出国していたあいだに、ニュー・ジュエル運動あるいはＮＪＭ（ジュエルは「富と教育と解放の共同行動 Joint Endeavour for Welfare, Education and Liberation」の略）という革命組織による無血クーデターが起きた。組織のリーダーであるモーリス・ビショップはグレナダ市民から「人民のための英雄」と見なされ、議会を解散させると、みずからＰＲＧ（人民革命政府）の首長に就任した。

革命政府は人々から支持され、ビショップは、教育および医療の無償化、よりよい公共交通網、新たなインフラ設備など、市民生活を向上させるさまざまな政策に取り組み始めた。しかしそれも長続きはせず、ＰＲＧ内から綻(ほころ)びが見え始めた。一九八三年にはビショップは首長の座から引きずり下ろされ、党内ナンバー２である男に肩入れするメンバーによって自宅軟禁に置かれた。国内は混乱に陥った。

数千人の支持者たちによって解放されたビショップは、ともに軍本部に向かってデモ行進を始めた。しかし別の軍施設から派遣された部隊によって抗議デモは鎮圧され、ビショップや三人の大臣（その中にはビショップの恋人で、教育大臣だったジャクリーン・クレフトもいた）、組合の二人のリーダーを含む八人が拘束された。彼らは壁に並ばされて銃殺刑に処されたと言われており、遺体がどうなったかはいまだにわかっていない。さまざまな噂が流れたが、その一つとして、遺体はすべて穴に放り込まれて、ガソリンを注いで火をつけられたうえに手榴弾が投げ込まれ、それが何かわからないほどこなごなにされたという。

アメリカ大統領ロナルド・レーガンは、島に住んでいる数百人のアメリカ人医学生の身の安全を確保するという名目で、グレナダ侵攻を命じた。マーガレット・サッチャー英首相は、英国の旧植民地に何のお伺いもなしにアメリカが侵攻したことに感心はしなかったが、政府としてはアメリカの決断を支持した。

〈アージェント・フュリー（切羽詰まった憤怒）〉作戦では、陸・海・空軍の八〇〇〇人以上のアメリカ兵が投入されて四日間にわたる攻撃がおこなわれ、グレナダはたちまち制圧されたが、ビショップについては相変わらず国家の殉職者にふさわしい埋葬さえおこなわれなかった。遺体の捜索は何度か実施されたものの、アメリカ軍もどうやら発見できずじまいだったらしい。

外務省から私のところに電話が来たのは、グレナダ首都セントジョージズの墓地の空き区画から、白骨遺体の入ったアメリカ海軍の遺体袋を墓掘り人が見つけたことがきっかけだった。それはPRGの殉教者たちの遺体で、もしかするとモーリス・ビショップ本人も含まれているかもしれない、という噂が地元民のあいだに瞬く間に広がり、社会的な動揺が懸念された。遺体調査のために組織されたアメリカ軍とＦＢＩの合同タスクフォースが現地に派遣されることになり、グレナダ政府から英国政府に対し、この調査に公平な立場で立ち会う小規模なオブザーバー・チームをよこしてほしいという依頼が来たのだ。

私たちのチームは確かに小規模だった。構成員は、法人類学者である私と、法病理医のイアン・ヒル医師のみ。英国人チームとアメリカ人チームは、これ以上ないくらい対照的だった。アメリカの大派遣団は大挙して現れ、みな揃いの軍用長靴とポロシャツ、野球帽、ちまちまとロゴが並ぶジャンパーという格好だった。最新式の装置を取り揃え、それらはぴかぴか光る金属製のやはり揃いのスーツケースに詰め込まれている。誰もが権威を身にまとい、近寄りがたい、見るからに冷ややかな雰囲気だった。

一方、イアンは食品会社のデルモンテの社員か何かのような朴訥とした風貌で、いかにもイギリス風の日よけ帽をかぶり、半袖のチェックシャツの上にクリーム色の上着を羽織って、ベージュのチノパンをはいていた。私はというと、いつものように誰かのお母さん風（実際に母親だし）の装いだ。私たちはアメリカ人チームから即座に「ただの田舎者」と判定され、いてもかまわないが、おおむね無視する対象とされたようだった。『刑事コロンボ』のファンなら、そういう思い込みが危険だとわかるはずだ。

英国空軍に所属しているイアンは、グレナダに向かうフライトのあいだずっと、航空機がきしんだりうめいたりするたびに、かつて立ち会った航空機墜落事故のことを思い出し、緊急着陸時にはどうするべきか私に助言した。離陸時には落ち着いていた私も、着陸する頃にはすっかり不安になり、無事到着して、割り当てられた美しいホテルを目の当たりにしたときには心底ほっとした。検死の仕事で熱帯の優雅なリゾートの島に行くたび、プールやカクテルバー、オープンエアーのレストランを前にしてなんだか居心地の悪さを感じるものだが、それにもすぐに慣れた。

アメリカ検死チームとの最初のミーティングで、彼らは私たちの第一印象について考え直したらしい――そこに〝ウザい〟という形容詞を付け加えただけだったにせよ。私たちは、前回の合衆国側による調査報告書のコピーを求めた。彼らは迷わず、今手元にはないのだが、手に入りしだいお渡しするので〝奥様（マーム）〟はどうかご心配なきよう、みたいなことを言った。まるで、巨大な雄牛のお尻からぶっ放された何かみたいにぷんぷん臭ういやらしい言いまわしだということを、隠そうとさえしていなかった。

イアンと私は消耗戦に乗り出した。毎日とにかく、報告書のコピーはまだ入手できないんですかと尋ね続けたのだ。同じ質問を馬鹿の一つ覚えみたいに辛抱強く、丁重にくり返した。こちらもさすがに飽きるので、一日に二回尋ねたり、イアンが尋ねると翌日私が尋ねるというように交代したりした。おたがいしらばっくれて、二人で尋ねることもあった。たまには私たちにだって楽しみが必要だ。

私たちはくだんの墓掘り人を探し出して、何をどこで見つけたのか、なぜみんながこんなにぴりぴりしていると思うか尋ねた。気のいい男で、すぐに墓地に私たちを案内し、自分が何を掘り当ててしまったか気づくとすぐに埋め直した穴を見せてくれた。それから、そこに埋められているものについての地元の人々の意見や、さまざまなお役立ち情報を教えてくれた。そのほとんどはゴシップだったが、なかには事前ミーティングでは聞かされなかった大事な話もあった。彼によれば、ジャクリーン・クレフトが処刑されたとき、ビショップの子供を身ごもっていたことは周知の事実だという。合衆国側の同僚たちがこれほど決定的な事実を私たちに伏せておくことにしたせいで、胎児の遺体がある可能性など、こちらは想定もしていなかったのだ。このことだけでも、どんなに無関係そうに見える人にも話を聞くことが重要だとわかるだろう。

私たちは、真昼の焼けつくような暑さを避けるため、早朝から公式発掘を始めた。たいして深く掘り進まないうちに、問題のアメリカ海軍のキャンバス地の遺体袋が見つかった。状態はよくなかったが、寝たきりの患者のシーツ交換をするために看護師たちが開発したローリング法を使って、ほとんど完全な形で取り出すことができた。私たちは、できるだけ遺骸を破損しないように遺体袋に移さなければならないとき、よくこの方法を使う。

アメリカチームは、遺体袋を回収するとすぐに撤収し始めた。でも私たちの手順は違う。私たちはつねに遺体が埋められていた場所を、発見箇所の下も横も、すべて完全に調べる。今回は遺体袋が土中で破れていて、動物や流れ込んだ水によって骨があちこちに移動した可能性があった。だから、穴の中にあるのは遺体袋とその中身で全部だとは思っていなかった。

余計な土を取り除けていくと、追加の骨が現れ始めた。長年利用されてきた墓地であれば、骨が出てくるのは当然と言えば当然だった。それは小さな子供の肋骨だった。もちろん調べなければならないが、私にはひと目で胎児のものではないとわかったので、ジャクリーン・クレフトが妊娠していたという噂とは無関係だった。

とはいえ、私はそのときちょっといたずらしてやりたい気分だった。そこで、泥だらけの穴の中からアメリカの同僚のぴかぴか光るブーツを見上げ、にこやかに尋ねた。「もしかして、子供を探してたなんてことはないわよね？」男の顔から血の気が引き、無言で墓地の隅のほうへ走っていくと、激しく身振りを加えながら携帯電話に向かってわめきたて始めた。こんなやり方で英国側のスコアボードにちょっぴり点数を加えるなんて子供じみているとわかってはいるが、ついにんまり笑って心の中で「やった！」と叫ばずにはいられなかった。

戻ってきた彼に、私は尋ねた。子供の肋骨を順に並べてもらってもいいかしら。やってもらえるなら、一つひとつ手渡すので。彼がその場で卒倒するのではないかと思ったくらいだ。相手が子供の白骨遺体に慣れていないのは明らかだった。骨を上に渡しながら、それが胎児のものではないということは口にしなかった。そんな可能性があるなんて、私たちはゆめゆめ知らないことになっているのだから。子供の年齢はどれぐらいだと思うか、と彼が尋ねてきた。

「すごく幼いわね」悪ふざけがすぎたかもしれないけれど、アメリカ人連中がそれまでずっと私たちによそよそしかったことを考えれば、多少の仕返しはかまわないと思えた。

遺体安置所でも、彼にもうしばらく気まずい思いをしてもらうことにした。部分的にしかない子供の骨格を彼に並べさせて、立場の逆転をもう少し楽しませてもらったのだ。アメリカ人の同僚はその後の四時間、あれこれ準備だけは整えて、携帯電話にかじりついた。どうやら専門知識の面でいろいろと壁にぶつかっていたらしい。もちろん、子供の骨格を並べるのに準備などいらない。必要なのは経験だけだ。終業時間の一時間前まで彼をそのまま放っておき、それから私がものの一五分ほどで頭から爪先まできれいに並べた。これは二歳ぐらいの子供の骨だと私が告げると、彼は弱々しく微笑んだ。一本取ってやったと思ったし、それは相手も承知していた。これでわだかまりも解けただろうと思い、前回の調査の報告書を改めて求めてみたが、相変わらず行方不明らしかった。

イアンと私は墓掘り人とすっかり仲良くなり、その晩彼が開くことになっていたガーデンパーティに招待までしてもらった。もちろん私たちは喜んでうかがうことにした。彼はアメリカ人チームのことも同様に招待したが、彼らは丁重に、しかしきっぱりと断った。彼らにとって、それは大きな損失だったと思う。

墓掘り人の家に到着すると、寛大なホスト役は私たちを庭に案内した。そこで焚かれていた火の上で、巨大な鍋がぐつぐつと煮えていた。鍋の中央にはチキンや野菜が山積みになっていて、まわりにはパンが並べられ、そのパンが煮汁をたっぷり吸い込んでいた。うっとりするような香りが漂ってきた。やがてホスト役が自家製のデメララ・ラムの細首瓶を開けたので、宴の夜はますます盛り上がった。明日は二日酔いになるとわかっていたが、その価値はあった。

夜も更けると、私たちは輝く月のもと、焚火を囲んで腰を下ろした。そよ風に吹かれながら、ラムとおいしい料理ですっかりいい気分だった。私は魅力的な男性と言葉を交わしていたが、なんと彼は島にある私立大学の解剖学教授だった。共通の話題には事欠かず、その晩はずっと解剖学について、教育について、法人類学について語り明かした。私がグレナダにいる理由については、政治的にいろいろと差し障りがあるので慎重に口を濁したが（とはいえ、後でわかったことだが、そんな必要はまったくなかったのだ。すでに噂が島じゅうを駆け巡っていたのだから）、前回の調査の報告書をいっこうに渡そうとしないアメリカ人チームの頑なさに、イアンも私も頭に来ているし、不思議だと思っていると打ち明けた。すると、こんな偶然もあるものかと思うが、彼が思いがけないことを言ったのだ。

「あのとき私も調査に加わっていて、報告書を一部持っていますよ。明日、それをコピーしてお渡ししましょうか？」

二人の解剖学者と墓掘り人のパーティと自家製のデラメラ・ラムの組み合わせから、いったいどんな魔法が生まれたのか。明日の朝には、アメリカ人チームにとっては子供の肋骨のことなどどうでもよくなるだろう。

翌日イアンと私は、二日酔いでガンガンする頭を抱えながら、アメリカ調査団の報告書が待つ教授の大学のオフィスを訪ねた。実際、私たちがまだ知らないことはほとんど書かれていなかったが、ビショップの遺体が埋められた場所を探す、失敗に終わった最初の調査がおこなわれた当時の背景については多少はっきりしたし、もちろんクレフトの妊娠の情報も、今さら私たちが読む必要はなかったとはいえ、そこに記されていた。

イアンと私は遺体安置所に戻った。アメリカ人チームは荷造りで忙しそうに見えたが、私たちは毎朝恒例の質問──「報告書はまだ見つからないの？」──をし、毎朝恒例の答え──「悪いね、マーム、探しているんだけどね」──が返ってきた。そこで私はバッグから報告書を取り出し、もしよければ私たちのをコピーしましょうか、そちらの報告書を完全なものにするお手伝いをするのはやぶさかでないので、と告げた。彼らの慌てようといったら。全員が椅子から飛び上がり、部屋から駆け出すと、携帯電話を耳に押し当ててまくしたてだした。不思議だったのは、アメリカ人チームは誰一人として私の申し出を受けようとしなかったことだ。彼らも彼らでなんとか報告書を見つけていたのかもしれない。

結局のところ、誰も何も心配する必要はなかったのだ。発見された遺骸はどれもビショップのものでも彼の恋人のものでも、内閣の誰のものでもなかった。

一九八三年にアメリカがグレナダを侵攻した際、軍司令部を空爆しようとして、近くにある精神病院を誤爆してしまった。子供の肋骨はかつて墓地に埋葬された古い遺体である可能性が高いが、アメリカ海軍の遺体袋に入っていたものを含むその他の骨のいくつかは、タイミング悪く病院にいた不運な患者のものだった。それは、遺体がこなごなになっていること、さまざまな性別や年齢のものが混在していること、それに、パジャマのズボンのウエストバンドが見つかり、そこに病院の名前が刺繍された名札があったことから裏付けられた。

一組の肋骨や数枚の書類が原因で、こんなに調査がうまくいかなくなるなんて驚いてしまう。チームがたがいに本来の敬意を払わず、協力するどころか対立することを選んだ場合はなおさらだ。誰もがただひたすらに真実を追求しようとしているとき、諍いなど誰も望まない。

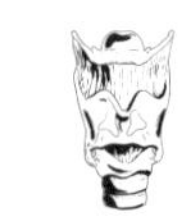

THE
Throat
Hyoid and Larynx

第五章　喉——舌骨と喉頭

人間の声は魂のオルガンである
——ヘンリー・ワーズワース・ロングフェロー（詩人、一八〇七―一八八八）

ミステリ作家のお気に入りの骨を一つ挙げるとすれば、それは舌骨（ぜっこつ）だろう。扼殺によって骨折しやすいことから、小説の中によく登場するからだ。

舌骨は首の上部、顎のすぐ下の、第三頸椎の正面に位置する。首の左右のそのあたりに指を置き、（軽く）締めつけると、両側に抵抗を感じ、かなり不快な痛みがあるだろう。そのとき指に触れる骨が舌骨の大角の先端で、これは顎の下表面からこの骨の上部へ続く筋肉を支え、また骨の下の端から胸骨や下方の喉頭（こうとう）および声帯周辺の構造へ続く筋肉をつなぐ、柱のような役割を果たす。

子供のうちは、舌骨は五個のばらばらの骨で構成されている。中央の骨（体（たい））、その両側にある二個の小角、その下にある二個の大角である。だいたいCの字の形をしており、凹部が前から後ろへ気管を囲むような格好になっている。小角は比較的早いうちに体と癒合するが、大角は三〇代、遅ければ四〇代になるまで癒合しない。

襲撃者に首を両手でつかまれて絞め上げられれば、脆い大角は確かに割れるかもしれないが、実際には扼殺で必ずしも舌骨が骨折するわけではなく、およそ三分の二のケースで骨折は見られないと推定できる。とくに若年層では骨折は稀で、子供ではほとんど皆無に近い。たとえ発見された遺体の舌骨が折れていたとしても、必ずしも扼殺の結果とは言いきれず、生前の骨折である可能性がある。

かわいそうなジェニーの話がその好例だ。彼女はつらい子供時代を過ごした。両親を亡くして兄弟とは別々に養子に出され、若くして三人の子供を産んだが、結婚が破綻するとただでさえ行き当たりばったりだった人生が混沌と化した。大酒飲みで、薬物も濫用していたらしく、何週間か姿を消すこともしばしばだった。友人の家のソファーに寝泊まりしたり、空き家をねぐらにしたり、手元に多少お金があれば安宿に泊まることもあった。長いこと彼女の姿が見えないと気づいた誰かが捜索願を当局に届けたとき、彼女は三七歳だった。

最後に彼女が住んでいたことがわかっているのは、北部の町の郊外にある空き家だった。そこは以前からホームレスが不法占拠したり、ゴミの不法投棄がおこなわれたりして、近所の人々から当局に苦情が持ち込まれていた。ジェニーが行方不明になってから一九か月後、公衆衛生庁からの命令で、家は清掃後に改装して、売りに出されることになった。清掃会社が裏庭に二メートルの山となっていたゴミ袋やその他の瓦礫や残骸を取り除いたとき、そこにうずくまるような格好の白骨死体を見つけ、仰天した。遺体のそばにはスプレー缶とビニール袋があった。

骨からDNA鑑定がおこなわれ、ジェニーだということが確認された。家の裏庭で死亡したと思われ、そこへ塀越しに次々にゴミが投棄されて、彼女はしだいにうず高く積まれていくゴミの下敷きになったのだ。

法考古学者ができる限り骨を回収させたが、検死の結果、死因を特定することはできなかった。とはいえ、多くの骨から治癒した骨折箇所が見つかった。生前に激しい暴行を受けて暮らしていたことは明らかだったが、亡くなったのは不幸な事故の結果なのか、それとも原因に何か事件性があるのか、はっきりしなかった。

法考古学者は四つに分かれた舌骨をすべて回収し、特定もしていた。師範級のプロの仕事だ。小角はすでに体と癒合していた。右大角は分離しており、左大角も未癒合で、しかも二つに割れていた。警察がラボにこれを持ってきたときに私たちに問いかけたのは、この左大角の骨折が起きたのは死前（プレモーテム）か、死亡時（ペリモーテム）か、死後（ポストモーテム）かということだ。

プレモーテムの創傷は何らかの治癒の痕跡がある可能性が高いが、ペリモーテムとポストモーテムの傷にはない。また、ペリモーテムの創傷は、その時点では骨がまだ湿っているため、折れ方がクリーンではない。若木を折るときのことを想像してほしい。折った箇所は普通ぎざぎざと不揃いで、ほつれた頑固な繊維がぶら下がっているだろう。でも、すでに乾燥している枯れ木なら、すっぱりと折れる。死後にすでに乾いてから折れた骨も事情は同じだ。

プレモーテムの創傷は、死亡するいくらか前に被った暴力などが原因かもしれない。ポストモーテムの骨折は一般に、死後あるいは発掘中の遺体の扱いによって起きる。しかしペリモーテムの骨折は死因となった暴力行為について私たちに伝え、殺人の捜査のきっかけになる場合もある。舌骨の大角が骨折したときのことをできるだけ正確に再現することが、ジェニーの死の様態を理解する鍵となりそうだった。

じかに見ると、左大角の骨折面はとてもクリーンに見えたが、顕微鏡で見るとまったく別の見方ができた。骨はまだ湿っているうちに、つまりまだ彼女が生きているときに骨折しており、骨折面の組織が滑らかなことから、骨がみずから修復しようとしてうまくいかなかったことがわかった。ジェニーは骨折の原因となる出来事が起きたあと、死亡するまで骨折したまま生活していたのだ。といっても期間はおそらく年単位ではなく、月単位のようだった。

あちこちに治癒した骨折の痕があるのは、家庭内暴力を受けていたことを意味するのかもしれない。しかし、習慣的に酩酊状態にある生活を送っていたせいで単によく転んでいただけだったとも考えられる。ジェニーが過去に暴行を受けていたはっきりした証拠はないが、転倒して救急医療科に何度か入院した記録は確かにあった——それも雨風がひどいときにばかり。

私の真ん中の娘は看護師で、市民病院の整形外科にしばらく勤務していたことがあり、アルコールやドラッグの影響下にある人が、とくに嵐のときやその冬初めて通りに氷が張ったときなどに、転倒による骨折でよく入院してきたと話す。こうした患者を担当する看護師は特有の複雑な要求に応えなければならない一方で、自分の健康と安全にも気をつけなければならず、気が休まらないという。こうした患者はどんな感染症にかかっているかわからないからだ。ときには警護の警官がいるそばで、ベッドに手錠でつながれたままの骨折患者の看護をしなければならないこともある。薬を離脱する過程で突然暴れだしたりするのだ。ジェニーのように混乱した暮らしをしていると、当人だけでなく、その人を助けようとする人々にとっても大変なのだ。

とはいえ、転倒で舌骨を骨折するのはとても難しく、ジェニーの場合、以前暴行されたときの骨折がそのままになっていたものと考えられる。結局、死因を特定することはできなかったが、何が起きたにせよ、舌骨の骨折が彼女の死に直接関係していた可能性は低い。

舌骨下の喉頭の主要要素としては甲状軟骨と輪状軟骨があり、どちらも年齢が上がると骨化し始める。この部分の骨化によって、驚くほど繊細で妙に美しいレース模様の骨ができあがる。

甲状軟骨、いわゆる喉仏（のどぼとけ）は、英語ではAdam's Apple（アダムのリンゴ）と呼ばれ、アダムが食べた禁断の果実が喉に詰まったものと古く信じられていたことからついた名称らしいが、一般に男性のほうがより発達する。これは、思春期のあいだに喉頭が大きく変化するせいだ。男性は甲状軟骨が大きくなり、声が低くなることはご存じのとおりだ。声帯は甲状軟骨の後ろに接合しており、軟骨が大きくなればそれだけ声帯が長くなり、音色が低くなるのである。

女性はそれほど喉頭が発達しないが、中には喉仏が大きめの人もいる。しかし一般に喉仏は男性と強く結びつけられているため、とくに男性から女性へのトランスジェンダーの人々が気にして、スカーフやチョーカー、ハイネックの服などで隠すことが多い。軟骨を削ることは可能で、その選択をする人もいる。

甲状軟骨が骨化するのは早くても二〇代だが、タイミングは人によって大きく異なり、とくに性差はない。

輪状軟骨は甲状軟骨の下、第六頸椎と平行な位置にある。印章付き指輪（シグネットリング）のような形をしていて、輪の太いほうが後ろ、細いほうが正面にある。その下にも気管がつぶれて呼吸ができなくなったりしないように輪状の軟骨がずっと連なり、これらも年齢が進むとともに一つひとつ小さくてデリケートな骨の輪に変化する。

この舌骨、骨化した甲状軟骨や輪状軟骨、気管軟骨輪は、人骨の中でも変わった形のちっちゃな小間物類として法人類学者のもとによく送られてきて、一個一個区別しなければならない。

気管に何か異物が入って、首のこの領域の通気が阻害されると、もちろん命に関わる。私が教科書の執筆のために調べ物をしていたとき、こんな記録を読んだことがある。クリスマス時期にひどい呼吸困難で救急救命科に運ばれてきた患者がいた。七面鳥の骨を飲み込んでしまったと本人は話した。食道鏡の検査によって、甲状軟骨の近くに異物が認められ、摘出された。

しかしそれは七面鳥の骨ではなく、小さな貝殻だった。もう一度何を食べたか挙げてもらうと、彼は七面鳥の詰め物の中に牡蠣が入っていたことを思い出した。いやはや、実際に中を見てみないと、何が見つかるかわからない。

第三部

四肢

頭蓋骨後付属肢骨格

PART III

THE LIMBS

Postcranial Appendicular Bones

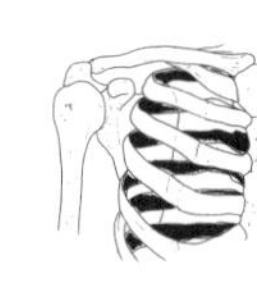

THE
Pectoral Girdle

第六章

胸帯（肩帯）

肩甲骨は、君が天使だったときに羽があった場所だ
――デヴィッド・アーモンド（作家）

人体には二つの〝帯(ガードル)〟がある。「ガードル」と聞くと女性の下着を最初に思いつくが、学生に言っても最近はあまりピンと来ないらしいので、近頃では譬(たと)えとして使うのをあきらめた。明らかに年がわかってしまう。

骨格の上部にあるガードルは胸帯あるいは肩帯と呼ばれ、上腕骨を軸骨格に結合させる役目を果たし、前面の鎖骨と後面の肩甲骨それぞれ一対で構成される。下方のガードルは骨盤帯で、二つの寛骨(かんこつ)から成り、後方の仙骨と両脇から伸びる下肢の大腿骨、それぞれの接合点となっている。

肩帯には、体内のどの骨より骨折しにくい肩甲骨と、最も骨折しやすい鎖骨がどちらも含まれていて、なかなか興味深い。

霊長類はみな鎖骨を持っているが、哺乳類の多くでは退化し、ウマやブタ、カバなどさまざまな動物が含まれる有蹄類ではすっかり消えてしまっている。たとえばネコの鎖骨はかなり退化しているが、入るには狭すぎるように見える場所にも体を滑り込ませることができるのはそのおかげだ。

人間の場合、鎖骨は筋肉を接合させるのに便利な場所であり、同時に、体の両脇に腕を垂らしておく突っぱり棒としても役立っている。四足動物の大部分では、前肢は体の下部にあり、移動の道具としてしか使われず、鎖骨にも筋肉保持以外に機能がないため、そう大きなものは必要ないのだ。それでも、驚いたことに、人間の鎖骨は必ずしも体に不可欠なパーツというわけではない。筋肉を縫いつけておきさえすれば、切り取ってしまうことも可能だ。過去には、予防措置として鎖骨を手術で切除してしまう競馬の騎手もいた。落馬でよく折れる骨なので、骨折のリスクを背負うくらいなら、ないほうがまし、という考えがあったのだ。

鎖骨が折れると命に関わる心配があるのも事実だ。鎖骨は引き延ばされたS字形をしており、端から三分の一ほどのところのカーブがいちばんきつい部分が最も弱いのだが、そのすぐ下に鎖骨下動脈および静脈というとても太い血管があって、それに鋭利な骨折部分が突き刺さることがある。

一八三四年から一八四六年までイギリスの首相を務めたロバート・ピール卿は近代警察の父とも呼ばれるが（そのためイギリスでは警官のことを古くは「ピーラー」、最近でもロバートの愛称である「ボビー」と呼んだりする）、鎖骨を骨折して命を落とした。彼はあるとき、少々気の荒いハンター種の馬を手に入れた。

ピール卿と馬が気ごころを通じ合わせようとまだ努力していたとき、バッキンガム宮殿近くのコンスティテューション・ヒル通りを馬で闊歩していたところ、知り合いの二人の淑女とその馬番と出会った。ところがその馬番の乗っていた馬がかなり神経質で、ピールの馬も怯えて主人を振り落としてしまった。不幸なことに、馬はそのまま彼の上に倒れ込み、ピールは肋骨数本と左の鎖骨を骨折した。それが鎖骨下血管を損傷して、彼は失血死したのである。

亡くなったのは事故の三日近く後で、ほかにもあちこち負傷していたことを考えると、正確な死因は別なのではないかと私は思うのだが、いまだにまことしやかにそう語り継がれている。

鎖骨は人間の体の中で最初に発生する骨で、受胎後五週目、もしかすると母親がまだ妊娠に気づいてもいない頃にすでに形成され始める。妊娠二か月目の終わりというかなり早い時期に大人と同じS字形になり、その後は週に一ミリずつじつに規則正しく成長していく。出生する頃には長さ約四四ミリになっており、はっきり確認できるので、胎児や新生児の遺体の年齢を特定する指標としてとくに便利だ。

一般には新しい命は家族にとって祝福すべきものだが、残念なことに、なかには歓迎されない赤ん坊もいて、思いもかけない場所で胎児や新生児の遺体が見つかることは珍しくない。たとえば、床板を剝がしたり、古い浴室のタイル壁をこじ開けたり、煙突を掃除したり、屋根裏に断熱材を入れたり、食器棚の裏に忘れ去られていたスーツケースを見つけたりしたとき。望まぬ妊娠は隠し通そうと思えばできるし、生まれたばかりの赤ん坊の小さな遺体は、生きて生まれたにせよ死産だったにせよ、どこかに隠してしまえば存在したことさえ最後まで誰にもわからない、そう信じたのだろう。

でもじつはかなりの頻度で、ときには長い月日が経った後で、表沙汰になるのだ。私たちが調査を依頼されるケースの多くは、七〇年以上前の、今とは違う時代にまでさかのぼる。当時、堕胎は違法で危険だったが、それでも女性たちを押し留めることはできなかったし、裏町でそういう商売をする者も大勢いた。子供を養うことさえできない貧しさ、あるいは私生児を生む恥辱や汚名のせいで、女性たちはしばしば仕方なくその選択肢を選んだ。

そうした遺体が見つかると、たくさんの疑問が持ち上がる。もちろん最初に頭に浮かぶ疑問は、いつ赤ん坊は死んだのか、そして母親は誰だったのか？　しかし、法的な観点から見て最も重要なのは、赤ん坊が死んだときの月齢と、どうやって死んだのかということだろう。何より注目しなければならないのは、赤ん坊が生きて生まれたのかどうか、そうだとしたら自然な理由で（おそらくは医学的な介入がなかったために）死んだのか、あるいは殺されたのか、という点だ。もし出産時にすでに死んでいたとしたら、堕胎されたのか、それとも死産だったのか。

死産とは、妊娠二四週以降の生命兆候のない赤ん坊の出産と定義される〔日本では日本産科婦人科学会によって二二週以降と定められている〕。二四週の節目は法医学的にとても重要で、というのも、イギリスの現行法ではそれが人工妊娠中絶が認められる期限だからだ。それを過ぎると、高度の医療介入があれば胎児に生存のチャンスがあると見なされる。言い換えれば、そのときを境に胎児にも事実上、

〝生存能力がある〟とされるのだ。

胎児の鎖骨は、この法的基準との比較をするうえで、信頼できる証拠を提供してくれる。二四週の胎児の鎖骨は約二七ミリ（成人の親指の半分の長さ）になり、正確に計測できる。母親のお腹の中にいる赤ん坊の場合は、超音波を使って計測する。映像はかなり読みにくいので、正確に解釈するには経験豊富な検査技師のアドバイスが必要だろう。すでに子宮の外に出ている子供なら骨のX線写真かCTを撮ることができるし、もし検死がおこなわれるなら、鎖骨を取り出して直接測れるだろう。

自宅で胎児か新生児の遺体が見つかったら相当ショックが大きいだろうが、スコットランドの離島の中でも人里離れた場所に、古い石造りの田舎家を買ったある夫婦に尋ねれば、そのときの実感を話してくれるだろう。徹底した改修工事をおこなっていた二人は、キッチンの床板を剝がしてそこに防湿材を張り、配管も新しいものにしようとした。床下の土の基礎を眺め下ろしたとき、土の表面に骨のようなものがあるのが見えた。島には太古の埋葬地や人工遺物が豊富なので、近くの遺跡で調査をおこなっていた考古学者を呼び、確認してもらうことにした。骨はとても小さく、なかには動物のものもあったが、残念ながら全部がそうではなかった。彼らはすぐに警察に通報した。

地元警察には鑑識官がおらず、本土から呼ぶには二、三日かかりそうだったので、考古学者に協力してもらうことにした。白骨は現場で小さな段ボール箱二つに収められて、二四〇キロメートル以上離れた、それでもいちばん近い遺体安置所のあるインヴァネスの町まで移送された。遺骨を調べて、死亡推定年齢やどれぐらい古いものか、その他、捜査のヒントになりそうな点について調べてほしいと私に依頼があった。現場写真は解像度がとても低く、どこに何があるのかわざわざ尋ねなければならないほどだった。そこで最初の警報が鳴ったのだ。さらに二度目の警報が鳴ったのは、誰が骨を回収したのかと私が尋ねたところ、「大丈夫ですよ。掘り出したのは考古学者で、人間の遺骨だけ選んで、動物の骨は捨てていました」と言われたときだった。

法科学の知識のある者であれば、どんなものであろうと捨ててはいけないし、取捨選択は必要な専門知識のある専門家がおこなわなければならないと承知している。それでも、もしその考古学者たちが正確に骨を査定したと信じられれば、本当に「大丈夫」だったかもしれない。彼らに人間の骨を特定する充分な能力があったなら、段ボール箱の中に動物の骨はないはず。でも、箱の中には人間の胎児の骨にまじって、動物の骨があった。残念ながら、かの考古学者たちは信用できないということだ。

現場は再度捜索する必要があっただろう。しかしたとえ再捜索をしても、それ以上何か見つかったとは思えない。そもそも法人類学者は立ち会えなかっただろう。現実の現場捜索はテレビで見るようなものではまったくないし、「そうか！（エウレカ）」と何かひらめく瞬間などない。私は上級捜査官（SIO）に、現場写真のお粗末さや遺骨回収の不徹底ぶりについて苦言を呈し、これだけ証拠が不完全だと、殺人事件じゃないことを祈るばかりね、と言ってやった。でも、こういう失敗で、警察が捜索や証拠品回収の仕方を今後改善するかというと、それも怪しかった。

箱の中の動物の骨はごく小さく、おもにネズミなど害獣のもので、長年のあいだ、そこにあった人の遺骸を食料としていたと思われた。実際、動物に齧られた痕がある人骨がいくつかあった。新生児の骨の数は一般に三〇〇個以上で、合計してもそのうちの二パーセントぐらいしかなかった。しかも、そこには明らかに、赤ん坊一人分以上の骨があった。たとえば、鎖骨が左側二本、右側一本の計三本見つかり、右鎖骨は左鎖骨のどちらとも大きさが違っていた。つまり、どれも対にはならないということだ。

そこにあるのは少なくとも三人の別の赤ちゃんの遺骨なのだ。もし三人の遺骸がすべてどこも欠けていないとしたら、最低でも九〇〇個の骨が見つかっていたはずだ。残りは長年のあいだに失われてしまったのかもしれない。動物に食べられたか、どこかに流されたか（一帯はとてもじめじめしていた）、あるいは単に特有の泥炭を含む酸性土壌に溶けてしまったのか。しかしもちろん、胎児の骨だと認知できなかった考古学者が回収しそびれた可能性もある。もしくは、遺体がバラバラにされていたのか。切断の痕跡については確認する必要がありそうだった。

しかし骨にとくに傷はなく、そのため死因も特定できなかったし、遺体損壊の可能性も低かった。骨だけでは赤ん坊の性別はわからないが、年齢については、とくに鎖骨があれば正確にわかる。左の鎖骨の持ち主だった二人の赤ん坊は、死亡したとき約四〇週で、月満ちて生まれたものと思われた。それより小さな右鎖骨のほうの三人目の赤ちゃんはもう少し幼く、三〇週ぐらいで、現行法によれば法的には生存能力があると見なされる週数だが、もし遺骸が古いものであれば生きられなかったかもしれない。鑑定のためにサンプルが送られたものの、ＤＮＡは採取できなかった。保存状態が悪かったせいか、あるいは古すぎたせいかもしない。

遺骨はかなり昔のものだろうというのが私たちの見解だった。放射線炭素年代測定法を使えば特定できたとは思うが、赤ん坊の骨でこの検査をするのは、よほど必要でない限り、私はいつも躊躇する。回収できた遺骨がわずかな場合はとくにそうだ。分析するには大量の骨を破壊しなければならないので、なんとか答えを出せたとしても埋葬できるだけの骨が残らない恐れがあるのだ。だから私は警察に少し周辺で過去を探ってもらい、化学分析は最後の手段として取っておくことにした。

警察が聞き込みで明らかにした話は、地元に伝わる噂でしかなかったが、証拠の数々と符合したし、最終的には地方検察官も納得させることになった。さかのぼること第一次世界大戦直後、当時この離島で暮らす人々は世間から隔絶されており、電話もなければ、電気も水道も公共の移動手段もなかった。誰もが厳しい暮らしを強いられ、大部分の家庭では土地や海からこそげ取るようにして手に入れたものでかろうじて生計を立てていた。家は小さくて寒く、暗くじめじめしていて、壁は分厚い石造りで、屋根は藁葺（わらぶ）き、窓も小さく、床は土間だった。

未婚だったヴァイオレットは、白骨が見つかった小屋から一〇〇メートルも離れていない、典型的な石造りのぼろ屋に一人で住んでいた。じつは例の小屋には、彼女の支配的な母親タミナが暮らしていた。当時ヴァイオレットは、周囲の人々から身持ちの悪い女と見られていて、あばずれやら毒婦やら、ゲール語ではシュールサッホ（売女）などと陰口を叩かれていた。

噂では、近くの海軍基地に滞在中の軍人や地元の裕福な商人に体を売って生活していたらしい。

どう見ても疑わしいだぼっとした服を周期的に身につけては、母親のタミナのところに身を寄せ、しばらくするとまた姿を現して元の生活に戻った。当時この小屋で起きていたことが、床下から見つかった白骨遺体と何らかの関係があったのかもしれない。

きちんとした避妊方法がなかった時代、ヴァイオレットのような仕事をしていた女性にとって、望まぬ妊娠はいわば職業病だった。噂はとかく話を誇張するものだが、合計一一人は子供を産んでいたと、当時地元ではまことしやかに囁かれていたらしい。事実はどうだったにしろ、一九五〇年代に亡くなるまでに、彼女には息子が一人しかいなかった。どうやらその子は逆子だったらしく、出産のときに近所の医者が立ち会った。おかげでその子は命拾いしたのかもしれない。

中絶する手段がなかったその当時、ヴァイオレットは臨月になるまで待って母親のもとへ行き、そこで出産したらしい。たぶん、彼女が妊娠しても親戚一同が見て見ぬふりをし、流産することをただ祈ったのだ。もしかすると、彼らもヴァイオレットの稼ぎを当てにしていたのかもしれない。いずれにしても、当時の教会の見方からすると、私生児は罪であり、一族の汚点だった。しかもヴァイオレットの祖父は在俗牧師だったのだ。ひそかな妊娠には目をつぶっても、私生児の存在を許すわけにはいかなかった。それなのに、嬰児殺し（えいじごろし）は許されたらしい。教会から断罪されることは、警察の追及よりはるかに恐れられていたのである。

地元に伝わる話では、赤ん坊が生まれるとすぐ、母親のタミナがその子を連れ去り、ふだんは魚を運ぶのに使っている錆（さび）だらけの古いバケツで溺死（できし）させたという。遺体はそのあと床下に捨てられ、時とともにそれは腐敗して、しまいに骨だけが残ったわけだ。

ヴァイオレットの息子は、床下の白骨遺体が見つかったときにはすでに鬼籍に入っていたが、生前よくこんな話をしていたらしい。母親は死の床で、過去に五人の子供を産み、彼以外の四人を祖母が水に沈めて殺したと認めた。おまえが生き延びたのは、出産のときに医者が立ち会っていたからだ、生まれたことが世間に知れた後で急に姿が見えなくなったら、人から咎められたはずだからね、と母親は言った。さもなければ、おまえもおばあちゃんに殺されていただろう。

彼は、かくも恐ろしきおばあちゃんのことを知らずに済んだ。ヴァイオレットは母タミナに心底怯え、息子のことは、元気でぴんぴんしていると誰の目にもはっきりわかる学校に行く年齢になるまで隠し通したのだ。

もちろんここまでした話に確たる証拠はないし、大部分はおそらく根も葉もない艶話だろう。それに、タミナを邪悪で冷酷な連続殺人犯と性急に断罪する前に、当時の時代性を考える必要がある。昔の習慣は、現代の倫理観に照らしてみて、必ずしも気持ちよく認められるものばかりとは限らない。ヴァイオレットは母親に助けを求めたのかもしれないし、なんとか生計を立てるため、恥も外聞もかき捨てて母子で共同作業をしていたのかもしれない。

私生児を育てたり、いわゆる間引きをしたりすることは当時はごく一般的で、一八〇九年にはスコットランド法で、妊娠を隠し、適切な介助を受けずに子供を死なせた罪について、刑を軽減する法改正がおこなわれている。一七世紀には殺人として扱われていたが、二年の禁固刑というはるかに軽い刑で済むようになったのである。また、罪に問われた女性は、お目こぼしをしてもらうために死産だったと訴えることもできた。

ヴァイオレットの息子が話していたように、もしほかに四人の赤ん坊がいたのだとしても、床下にあったのは三人分の遺骸だったとしか私には言えない。でも、見つかった骨の中に四人目の赤ん坊のものがあった可能性はあるし、腐肉食動物が一人分丸ごと食べてしまったか、あるいはそもそも別の場所に遺棄されたのかもしれない。法人類学者は最小個人数（ＭＮＩ）を記録するが、これはその人数以上の遺体はそこにないという意味ではなく、同じ骨が重複している、あるいは異なる成長段階を意味する大きさの違う骨がある、という場合に計算されるものだ。今回は、それぞれ別人に属する三本の鎖骨があったことがわかっているが、ほかのすべての骨がその三人の赤ちゃんのものかどうかは、私たちには知るすべがない。

とにかく、八〇年ほど前に祖母の手で哀れにも命を奪われたとされる赤ん坊が、そこに何人遺棄されていたにせよ、ようやく母親とされる女性の横で安らかに眠ることができたのだ。名前こそないが、わずかな骨の山は小さな棺に納められた。その骨が本当に兄弟姉妹なのかさえわからないが、乏しい証拠と周辺状況からその可能性は高いだろう。地方検察官も結論に納得したし、子供たちの白骨も、小屋の下に不要なゴミ同然に何年も打ち捨てられていたのだから、丁重に葬ってやるのは当然のことだった。

じつは同じ頃、スコットランド北部から似たような案件が私たちのもとに持ち込まれた。若い夫婦が自宅の寝室を改装した際、天井にダウンライトを設置することにした。屋根裏に電気のケーブルを引くため、天井にハッチをつけようとして天井板をカットした。ところがケーブルが何かにつかえて通らない。無理につついて押したところ、やがてそこから大量の埃と一緒に布の包みが落ちてきた。それは一九五〇年代のワンピースで、中に新生児の白骨遺体があった。

予想はできたことだが、正期産だということは鎖骨の長さから明らかで、死因は当然はっきりしなかった。とはいえ、こういう事件は世間の関心も集めず、本格的な捜査がおこなわれない場合も多い。誰を調べ、誰を訴追するのか？　当時と同じ一族の人たちが今もそこに住んでいるのでない限り、その頃の住人を特定するのは手間がかかる。情報を集めるために存命の関係者を探すのはおろか、そもそも犯人を見つけ出せるのか、はなはだ疑わしい。

とはいえ、何年も経ってから、分娩時に死亡した赤ん坊の身元を特定できたケースもないことはない。その悲しい事件でも、やはり鎖骨が決め手となった。イングランド中部のある警察署に一人の女性が現れて、受付の警官に、自分は二〇年前、妊娠後期に子供を死産したと話した。未婚だったし、妊娠のことはみんなに秘密にしていたので、誰にも打ち明けられないと思ったという。

彼女は、浴室の床で一人で娘を産み落とした。生まれたときにすでに息はなく、泣き声もあげなかった。自分で臍（へそ）の緒（お）を切り、赤ん坊は新聞紙で包んだ。

排出された胎盤はゴミ箱に捨てた。でも赤ん坊はどうしていいかわからなかった。娘と離れたくはなかった。かといって、自宅のどこかに埋葬するわけにはいかなかった。そこは賃貸住宅だったから、いずれは出ていくことになる。もしそうなったとき、子供を置いていきたくなかった。母親がそんなふうに思うのはよくあることで、墓地の本来の埋葬地とは違う場所やスーツケースの中、家の暗い片隅などで、早産で亡くなったり死産したりした赤ん坊の遺骸がしばしば見つかるのはそれが理由だ。ヴァイオレットの時代と比べて、昨今は人が移動しやすくなり、一生同じ家で暮らす人はむしろ珍しい。

この女性は、死んだ娘をしっかりと隠しながらいざというときには移動できるような、まずまずの埋葬地を考えなければならなかった。彼女が警官に話したところでは、赤ん坊を新聞紙にくるんだまま古い枕カバーの中に入れると、金属製の巨大な植木鉢を買い、家の裏口の外に置いた。そして、鉢の底にまず培養土を敷き、間に合わせの屍衣に包んだ赤ん坊を横たえると、月桂樹を植えて土を満たした。娘が下に眠っているのに水をやる気にはなれず、木はそのまま枯れてしまった。それでも彼女は植木鉢を捨てずにおき、引っ越すたびに持ってまわった。新居では、それを「乾燥した温かな」環境に保つため、物置や戸棚に保管した。

そうして二〇年間、ひそかにその植木鉢をずっと抱え、当然ながら不安と罪悪感も抱え続けて、ついに限界を感じた。誰かに話して肩の荷を下ろす必要があった。

私は発掘に立ち会って、もし本当にそこに遺骸があるなら、回収を手伝ってほしいと頼まれた。植木鉢は高さ六〇センチほどで、円周も同じくらいだった。金属製だったのでX線撮影はできず、ミニ発掘調査をするしかなかった。

植木鉢は遺体安置所に運び込まれ、絵筆と小さな移植ごてを塵取りとブラシ代わりに使って、乾いた土を少しずつどけていった。土は脇によけておき、見落としのないようにあとで篩にかける。室内はしんと静まり返り、聞こえるのは瞬間瞬間をカメラに収める軽いシャッターの音だけだった。誰もが固唾を呑んでいた。数センチ掘り進んだところで、綿布の一部が顔を出したのが見え、注意深く周囲の土をどけた。女性が警察で話したとおり、それは確かに枕カバーで、どこにも欠損はなく、そのまま持ち上げることができた。私は布地を慎重に切って開き、中身をあらわにした。

そこに新聞紙があったとしてもすでに跡形もなく、現れたのは完璧な赤ん坊の骨格だった。すっかり乾燥した紙細工のような脆い組織が、本来筋肉があるべき場所に今も残り、骨と骨の隙間を埋めている。乾いてミイラ化した腱や靭帯がすべてをつなぎとめていたので、大部分の関節はつながっていた。

赤ん坊は体を丸めた胎児の姿勢をとったままで、頭蓋骨が歪んでいるのは経腟分娩だった証拠だ。小さな骨もすべて回収され、写真撮影され、分析された。鎖骨の長さは四二ミリで、正期産だったことを裏付けている。死因がわかる証拠はなかった。

秘密出産は現在も法令違反ではあるが、母親が何かの罪に問われることはなかったのではないかと私は思う。単に警告を受けただけではないだろうか。今回のケースの悲しさは、新しい命が失われたことだけでなく、母親がたった一人で死んだ子供を産まなければならなかったつらさ、そしてその遺体を彼女が二〇年間も抱え続けた精神的トラウマにあるのだ。

赤ん坊の遺体は地元の墓地に埋葬されたと聞く。母親が葬儀に立ち会えたのかどうか私にはわからないが、亡き娘との強い絆を考えると、たぶん警察の家族連絡官（FLO）の付き添いのもと、希望はかなったのではないだろうか。警察というのは杓子定規で冷淡だと考える人も中にはいるが、私の経験からすると、まったくそんなことはない。たとえばこうしたケースでは、彼らも深い悲しみを共有するし、苦しんでいる人には思いやりを示し、支援しようとするものだ。

死因を特定するには至らなかったので、赤ん坊が死産だったのかどうか断言はできないが、たとえそうでなかったとしても、この母親はもう充分罰せられた。とはいえ、すっかり感情移入している私たちの目には孤独とわが子の死にまつわる悲劇に見えても、皮肉屋は、望まぬ赤ん坊を殺して、その死と自分の罪の両方をまんまと隠し通した、立ちまわりのうまい女の事件だと思うかもしれない。どちらが真実なのかは知る由もないが、もし彼女が本当に犯罪者なら、なぜわざわざ警察に出頭したのか？　そして私は、蔑みより希望を胸に生きたい。

鎖骨が普通とちょっと違うのは、胎児や赤ん坊だけでなく、二〇代の終わり頃まで年齢の判定基準として使える点だ。

鎖骨は胎児の体で最初に形成される骨であると同時に、人体の中で最も長く成長し続ける骨の一つでもある。胸骨端（鎖骨体の内側端（ないそく）。胸骨に最も近い部分）には軟骨性の栓があり、一四歳頃から徐々に骨化する（男子より女子のほうが開始が少し早い）。軟骨は徐々に骨化を続け、やがて鎖骨体と癒合する。

この癒合が始まるのは一六歳頃で、だいたい一六歳から二四歳ぐらいの若い人の鎖骨では、胸骨端つまり鎖骨体の内側端に、薄いフレーク状の骨がちょうどかさぶたのように貼りついている（解剖学では、「内側medial」は体の正中により近いことを示し、逆に「外側（がいそく）lateral」は体の正中からより遠いことを示す）。癒合は二〇代半ばになるまではまず完了しないので、ここから正確な年齢範囲がわかる――一五歳未満、一五歳から二五歳までのあいだ、二五歳以上。だから、白骨遺体が子供のものにしろ成人のものにしろ、年齢の見当をつけたければ、私たちはまずこの骨を見る。

鎖骨は骨折しやすいとはいえ、かなり丈夫な骨で、土に埋まっていても、雨風にさらされたり火災に遭ったりしても、残ることが多い。緻密質が硬いこと、そして関節部分が胸骨と強固につながっているので、胸骨端がしっかりと守られていることがその理由だ。鎖骨のこの性質こそが、イングランド中部で行方不明になった一九歳のセックスワーカー、マーセラの身に起きたことを突きとめる重要な鍵となった。

マーセラには九か月の娘がいて、彼女をよく知る人々の話では、この幼い娘を育てるためにリスクの高い仕事を続けていた。ある晩、マーセラはベビーシッターに娘を預けて、タクシーで風俗街に仕事に出かけた。彼女は娘の様子を確認するために、何度かベビーシッターに電話をかけていた。最後の電話は午後九時過ぎだった。ところが約束の午後一一時になっても子供を迎えに来ず、ベビーシッターはマーセラの母親に電話し、母親が警察に、娘の行方がわからないと通報した。

近所のすべての病院に確認をとったが徒労に終わり、警察は四つの可能性について考えた。第一に、マーセラは娘を置き去りにして家出をすることにした。第二に、どこかに無理やり監禁されている。第三に、何か事故に巻き込まれ、怪我をしてどこかに担ぎ込まれたか、最悪の場合、まだ発見されていない。第四に、悪質な客に殺された。マーセラは子煩悩な母親だったので、第一の仮説は可能性が低そうだった。つまり、ほかの三つについて調べる必要があるということだ——それも大至急。

警察はマーセラの仲間のセックスワーカーたちに話を聞いた。最初は、得意客の名前や特徴、車で流して女を買う見知らぬ客のナンバープレートなど、訊いてもなかなか明かそうとしなかったが、状況の深刻さを思い知ると、すぐに容疑者リストの絞り込みに進んで協力し始めた。二人の名前が残り、とくにそのうちの一人に警察は注目した。

ポール・ブラムフィットは二件の殺人ですでに一四年間刑務所暮らしをしていた。最初は金槌で店員を撲殺し、そのあとデンマークに高飛びして、バス運転手を絞殺した。また、ある妊婦を燭台で負傷させた。ガールフレンドと口論するうちに、かっとなって怪我をさせてしまったと彼は主張した。精神科医の診断でとくに精神障害の兆候はないとされたため仮釈放されたが、そのあと二度にわたってセックスワーカーをナイフで脅してレイプした。逮捕されたものの、保釈金を払って今は自由の身だ。もしかして、マーセラもブラムフィットの犠牲者となったのか?

釈放されて以来、ブラムフィットは社会復帰の一環として、地元自治体で公園の整備係や庭師として働いていた。彼が小さな材木置き場を借りていることを知った警察は、そこと、彼が暮らすアパートを捜索することにした。マーセラのものと一致する少量の血痕が自宅で見つかったものの、彼を殺人罪に問うにはそれでは不充分だった。材木置き場では、自立する巨大な焚火台が見つかり、底のほうを見ると、長期にわたってさまざまなものが燃やされてきたことがわかった。

残存物にくっきりとした層ができているとき、何かを一気に燃やしたというより、継続的に何度か焚火がおこなわれたことを示している。頻繁に火が焚かれれば、それだけ灰も均質になる。そこで何が焼かれたか、どの層でそれが焼かれたか、一層一層、順を追って丁寧に調べる必要があった。表面に近い層で見つかるものは、当然ながら、底のほうで見つかるものより最近燃やされた可能性が高い。つまり、残存物を注意深く分解し、堆積物を時系列に沿って綿密に記録することがとても重要で、法考古学の専門家でなければとても務まらない仕事だった。

英国で経験豊富な法考古学者を探すのはそう簡単ではないが、警察はジョン・ハンター教授という最善の人材を確保した。警察が私に連絡をしてきたのはこのときで、私は力を貸すためスコットランドから駆けつけた。私が聞かされたのは、ジョンが材木置き場にあった燃えかすから回収したものの中に骨片があるかどうか確認してほしい、ということだけだった。殺害された可能性のある行方不明の女性を彼らが捜していること、第一容疑者がその材木置き場と関係していることも知らされたが、マーセラ自身についてはそれ以上情報を与えられなかった。

ジョンは焚火の残存物を層ごとに体系的に剝いでいき、それぞれ分けて袋に入れ、ラベルをつけ、遺体安置所へ送ってきた。そこで待っていた私がそれを篩にかけた。袋を順に開けて安置所のテーブルに広げ、たいていは拡大鏡を使って内容を調べた。灰を扱うと何もかもが汚れる。すべてが黒か灰色なので、何も見逃さないようにするにはよい視力と照明が必要だ。最上部の残存物には木材が多く、燃え残っているものもあり、それが焚きつけとして使われたことは明らかだった。少し掘り進むと、いくつか骨が見つかった。しかし人間のものではなく、大部分は食事として食べた肉の骨だった。

さらに下の層へいくと、とても小さな骨片が出現し始めた。動物のものでないことは確かで、おそらく人間のものだと思われた。色は灰色で、それはつまりかなり長時間焼かれたことを示し、量がわずかなのでDNAを抽出するのはまず無理だった。同じ場所で何度も焚火がおこなわれれば、灰もくり返し焼かれ、骨があったとしてもどんどん細かくなってしまう。誰のものかわからないようにするため、完全に破壊しようとしたと指摘できた。

下方の層で、一組の家の鍵も見つかった。警察がマーセラの家の玄関と裏口のドアで試したところ、その両方が開いた。しかしそれだけではただの状況証拠でしかない。見つかった骨片がマーセラのものと特定できない限り、ブラムフィットを殺人罪には問えないのだ。

指先より大きな骨片はほとんどなかったが、そのうちの一つがまさに指先の骨だった。小さな骨だったが、骨端線（成長板）が閉じているので成人のものだ。脚の骨のかけらも見つけた。足首の外側のでっぱりを形成する腓骨（ひこつ）の下部端の骨だ。この骨片から、長骨の両端に存在する成長軟骨組織、成長板の癒合（骨端線が閉じた）がごく最近のものだということが見て取れた。女性の場合、成長板の癒合は普通一六歳から一八歳頃に完了する。また、顎の歯槽骨（歯が収まる受け皿となる骨）の小さな一部も回収でき、X線写真を撮って、もしマーセラの歯科記録が残っていれば、法歯科医に比較してもらえるだろう。

そして、頼りになる鎖骨もあった。親指の爪ぐらいの大きさのこれが、強い炎の熱にも長時間耐えて生き延び、被害者の年齢が一六歳から二一歳のあいだだということを教えてくれた。この骨の胸骨端のかけらが骨化し始めていたが、癒合のごく初期段階だとわかったのだ。

この人体のほんのわずかな残存物から明らかになったことが、警察が突きとめたマーセラの特徴とみごとに一致した。彼女は、骨のかけらから推定できる年齢範囲のほぼ中央値に当たる一九歳で、身長一五〇センチに満たない小柄な女性だった。警察の調べによれば、もっと背を高く見せるために、高いハイヒールの靴をよく履いていたという。年齢の割に幼く見えるので、それを利用して、わざわざ好ましくないタイプの客をとっていたらしい。彼女の仕事用の衣装の中には、女子学生との性行為を夢見ているような男を惹きつけそうな服もあった。

警察はこんなふうに考えていた。風俗街でブラムフィットに買われたマーセラは、彼の部屋に誘われた。容疑者の犯罪歴から考えて、おそらくそこで刃物で脅され、レイプされたのだろう。そして、理由は不明だが――彼女が抵抗したか、顔を見られたため生かしておけなかったのか――ブラムフィットは結局マーセラを刺殺した。彼は強姦罪で逮捕されたが保釈中だったから、もし捕まったらすぐに刑務所行きだし、殺人は経験がないわけではない。彼女の血痕が部屋にあったことはこれで説明がつく。

遺体はバラバラにされたはずだが、それにしては部屋に残っている血痕が少なすぎた。おそらくブラムフィットはマーセラの遺体を材木置き場へ運び、そこで時間をかけて遺体を切断しては、服や持ち物と一緒に少しずつ燃やしていたのだろう。見つかった動物の骨は単に食事の残りものだと思われるが、万が一灰を調べられたときに攪乱してやろうと、わざと放り込まれた可能性はあった。

ブラムフィットは逮捕され、当初は黙秘していたがしまいには降参して、マーセラを殺したことを認めた。とはいえ、殺人の状況や遺体の切断についてはいっさい話さなかった。彼は二件のレイプと加重殺人で終身刑三回を言い渡され、現在も刑務所で暮らしている。

裁判では、裁判官はマーセラの身元を特定する根拠として、三点の証拠を採用した。発見された歯槽骨の骨片がマーセラの過去のX線写真と一致するという法歯科医の証言、灰から見つかったドアの鍵、そして、焼け焦げた鎖骨の親指の爪サイズのかけらからおもに私たちが判断した被害者の年齢である。法人類学者がこの骨を愛してやまないのも、不思議ではないだろう。

鎖骨とは対照的に、肩帯の二つ目の骨、肩甲骨は法科学調査ではめったに役に立たない。あまり骨折しないという点でも鎖骨とは対照的だが、上肢と軸骨格はそれほど堅固につながっていないため、肩から比較的簡単にはずれる。

肩甲骨は昔からよく拷問の対象箇所になってきた。ストラッパードと呼ばれる吊るし刑では、対象者の両手を背中で縛り、手首にくくりつけたロープを引き上げて吊るす。すると体重が肩にかかり、上腕骨が肩甲骨からはずれることが多い。関節が緩いので簡単に元に戻すことができ、何度でもくり返し責められるという意味で、拷問をする側からすると理想的なのだ。重しをつけて肩にさらに負担をかける場合さえある。痛みは想像を絶するものらしく、吊るされた状態が長時間続くと命に関わることもある。死亡のリスクは被害者の年齢や健康状態によるが、窒息や心不全、血栓症などの恐れがある。

この拷問は被害者に死のリスクや精神的ダメージを与えるだけでなく、長期にわたる身体的後遺症を残す。腋窩（えきか）周辺の神経が損傷して、上肢の皮膚感覚が麻痺（知覚異常）したり、おもに腋窩神経が損傷することによる筋麻痺が起きたりする。

ダメージを受ける最も重要な筋肉は、肩の正面、上面、背面を覆う三角筋だ。腕を横に持ち上げるときにおもに使う筋肉なので、ストラッパードの拷問を受けた人には、腕を肩の高さまで持ち上げられなくなる後遺症が残ることが多い。そのため、この拷問を受けたという証言を裏付けるとき、人権活動家はしばしばこのテストをして証拠とする。

法人類学者も、被害者がストラッパードから生還した人だったとすれば、その影響を骨格に見つけることができるかもしれない。神経が長期のダメージを受けると筋肉が損耗し、過去にこの拷問を受けたことがある人は、筋肉、とくに三角筋が接合している部分で骨の破壊吸収が起きる可能性が高い。筋腱付着部症と呼ばれるこの障害は、ダメージを受けた腱や靭帯が残したいわば傷痕なのだ。

そんな非人道的な行為は過去のものだろうと思うかもしれないが、残念ながら、情報を聞き出したり何かを告白させたり、被害者の意志をくじいたり、ほかの囚人たちにわざとそれを見せて怯えさせたりするために現代でもおこなわれている。人体は驚異的なメカニズムによって機能しているが、そこには限界がある。その限界を巧みに突く知識を利用する者の手にかかれば、そのメカニズムこそが、金のかからない、しかしじつに効果的な武器となるのだ。

肩甲骨は本質的に丈夫であるうえ、周囲を囲む筋肉にしっかりと守られているため、損傷しにくいと言える。英語の*scapula*は、その鋤(すき)に似た形状から、「掘る」という意味のギリシア語*skapto*に由来するとされる。実際、古代には、ウシやウマ、シカといった大型動物の肩甲骨が、最小限の加工をするだけで、鍬(くわ)やシャベルのような農具として使われていた。

肩甲骨が法科学調査でそれほど重視されないと言っても、詳しく調べないというわけではない。背後から刃物で刺されたり銃撃されたりすれば当然痕跡が残るし、野球のバットや鉄パイプのような鈍器で殴られれば骨折する。松葉杖を使っていると疲労骨折する場合がある。また、変質性関節症や感染症のような疾病がときに見られ、稀ではあるが、先天性異常の報告例もある。

肩甲骨は性別の判定にも役立つ。一般に、男性の肩甲骨のほうが女性より大きく、筋肉が接合する場所も広い。個人が右利きか左利きか判断できると言う人もいる。しかし何より年齢の特定でこそ、肩甲骨は本領を発揮する。とくに、さまざまなパーツが組み合わさって、大人の骨としての最終形態をとり始める一〇歳から二〇歳のあいだの年齢判断では、重要な基準となる。

胎児のとき、肩甲骨は首のあたりで形成され始め、徐々に胸壁の裏にある本来の位置へと下がっていく。スプレンゲル変形という先天的障害は、肩甲骨が下がりきらないことが原因で、片方の肩が持ち上がった状態になってしまい、ときには両肩に影響が出ることもある。男性より女性に多く、報告があがっている例のうち約七五パーセントが女性である。先天性脊柱側弯（そくわん）症のようなほかの身体状況とも関係する。また、肩甲骨が本来ないはずの骨で脊柱と癒合する珍しい先天異常、肩甲脊椎骨は、肩甲骨と脊椎のあいだの軟組織が骨化したものと考えられる。

肩の骨の先端部分で肩甲骨から飛び出しているところがあるが、これは肩峰突起と呼ばれ、英語のacromion processは「岩の露頭」を表すギリシア語から来ている（「アクロポリスAcropolis」と同源）。一四歳から一六歳頃に小さな一個の骨として形成され始め、一八歳から二〇歳頃に肩甲骨本体と癒合する。強力な三角筋がくっつく場所であり、筋肉接合という意味でとても重要だ。三角筋は肩の輪郭を形作り、動きをコントロールする。この筋肉の前部が収縮すると肩を曲げ（腕を前に動かす）、側部は外転させ（腕を横に上げる）、後部は引き伸ばす（腕を後ろへ引く）。

多くのスポーツの動作と関係し、とくにボート競技、重量挙げ、体操といった上肢の力が必要なスポーツで重要になる。子供の頃に三角筋を酷使しすぎて、肩峰突起にくり返し強い力がかかると、思春期の終わりに肩甲骨上部と癒合せず、単体の骨――肩峰骨――として残ることがある。とくに痛みはなく、たいていはとくに問題も起こさない。実際、本人も気づかないままになることも多い。

人体は負荷がかかると、それが反復動作であればとくに、さまざまな反応を起こし、何百年も前の行動の残響が骨に残っていることがある。一九八二年に、ヘンリー八世の豪華旗艦メアリー・ローズ号がついに海底から引き揚げられたとき、一八〇個ほどの遺骨が回収された。船は一五四五年の暑い夏の夜、ソレント海峡に現れたフランス軍艦を攻撃中に、陸がすぐそばに見えている中で沈没し、四一五人の乗組員のうち二五人ほどを除くほぼ全員が死亡した。

遺骨の分析により、予想できたことではあるが、すべて男性のものと判明し、大部分は三〇歳以下の若者で、せいぜい一二、三歳のものもあった。船内からは三〇〇張以上の長弓と一〇〇〇本ほどの矢が見つかり、当時とても恐れられていたイングランド軍の強力な弓隊が乗船していたと思われた。骨考古学者のアン・スティアランドは遺骨を調べ、肩峰骨の発生割合が異常に多いことを明らかにした。約一二パーセントもの肩甲骨にそれが見られたのだ。

子供の頃から弓術を始めた現代の弓術家にも、片側に肩峰骨があるケースが多く見られ、とくに、弓を支えて、かかる力をこらえるのに一般に左腕がよく使われることから、左側に多い。つまり、メアリー・ローズ号に乗っていた船員の多くが幼い頃から弓術を教わり、その厳しい訓練の結果として肩峰骨が存在していたと推測してかまわないだろう。

メアリー・ローズ号の遺骨はすべてポーツマス近郊のアンの自宅に運ばれ、そこで保管分析された。今の時代ならありえないことで、骨は紛失や盗難に備えて研究室に保管されるのが普通だろう。でも、鷹揚だったあの頃、私はとても気持ちのいい夏の午後に、アンの家の食堂のテーブルの上に骨を広げて、そのみごとな歴史の証人たちを彼女と一緒にうっとりと眺めていた。アンは肩峰骨の発見にとても興奮していて、私たちはその小さな骨とぴったりはまる肩甲骨を一つひとつパズルのように探したが、そう都合よくは見つからなかった。私はそうして骨を見せてもらえたばかりか、手に取らせてさえもらえて、とても光栄だったし、なごやかな静寂のなか、科学者としていろいろと議論しながら二人で過ごした午後は今でも大切な思い出だ。メアリー・ローズ号のドキュメンタリー番組を観るたび、あの完璧な夏の日が、アンの果てしない情熱が、何杯ものお茶とたくさんの笑いと驚きが甦る。

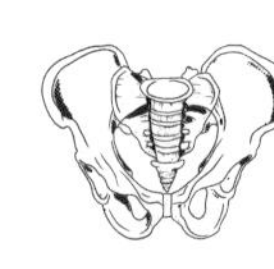

THE
Pelvic Girdle

第七章

骨盤帯

骨盤は、文字どおり進化への門戸だ
――ホリー・ダンスワース（進化人類学者）

人体の二つ目の帯（ガードル）は、後面の仙骨から前面の恥骨（ちこつ）まで、胴体をぐるりと包む骨盤帯である。背骨から腰へと移された上半身の重さが、そこから下肢へ、さらに地面へと伝えられる、いわば中継地点だ。

骨盤帯を構成する一組の腰骨は寛骨と呼ばれ、三つの部分で構成されている。背中側の上部にある腸骨、下部にある坐骨、正面の恥骨である。腸骨は背中側で仙骨とつながり、筋肉と接合するために広くて平らな板のような形状をしている。触れると、腰の両側に骨が飛び出しているのがわかるが、これが腸骨だ。座るときに私たちがのっているのが坐骨（とくに坐骨結節）。恥骨は正面で二つの寛骨が接合する部分で、恥毛が生えているあたりの奥に位置する。

胎児のとき、最初にできるのは腸骨で、妊娠二か月ぐらいから形成し始める。次が坐骨で妊娠四か月、最後に恥骨は五、六か月ぐらいからできていく。生まれたばかりのとき、骨盤帯は二一個のばらばらの骨で構成されている（仙骨が一五個、二つの腰骨がそれぞれ三個）。両側の三つの骨は思春期の終わりにかけて癒合し、寛骨という一つの骨になる。寛骨は以前は「無名骨」と呼ばれていて、名前なのに名前が無いとは、少々変ではあった。坐骨と恥骨の癒合は五歳から八歳のあいだに起きるので、寛骨は八歳までは二つに分かれている。一一歳から一五歳のあいだに座骨と恥骨の融合体と腸骨がくっついて、カップのような形の寛骨臼を形成する。両寛骨は、二〇歳から二三歳頃に骨上部の稜（先端部）の成長が止まったとき、ついに完成する。

寛骨は、法人類学者にとっては情報の宝庫だ。身長や人種の判定にはあまり役に立たないが、性別や死亡時の年齢を知りたいときにはとても頼りになる。全骨格がすべて揃っている場合、死者の性別を正しく判定できる確率はおよそ九〇パーセントとされる。しかし、判定のためにもし骨を一つしか選べないとしたら、私なら必ず寛骨にする。寛骨だけでも、正解の確率は約八〇パーセントにもなるからだ。

年齢判定でも、寛骨は最初に選ばれる骨だろう。寛骨は老若を通じて、正確な年齢判定をおおいにサポートしてくれる。仙腸関節と恥骨結合の両方の表面で、二〇歳から四〇歳の成人について年齢に応じた変化が観察できる。成長変化と退行変化の両方が起きるのだ。この変化については数多くの研究論文が発表されていて、二〇代をかなり超えた死者についても、この骨が依然として年齢判定の基準になってくれる。

骨盤は、くっきりした縁によって、大骨盤とその下の小骨盤に分かれる。大骨盤は英語でfalse pelvis（偽の骨盤）とも呼ばれるが、それは、この部分が一般に腹腔の一部と見なされるからである。ここは筋肉接合のための広くて平坦な場所を提供し、腹部内臓の一部を保持する。それと比べて、下の小骨盤ははるかに狭く、膀胱、直腸、内性器などの器官が収まっている。

大骨盤と小骨盤を分ける縁は骨盤縁や分界線、あるいは骨盤上口などと呼ばれる。下方には骨盤下口があり、背中側は尾骨に、両側は坐骨結節に囲まれている。骨盤上口と下口は骨盤腔の出入口で、内臓や神経、血管のような軟組織が通っている。そこはまた、私たちが体から排出したいものが出ていく通り道でもある。泌尿器や消化器系、内性器（男性なら精液、女性なら月経血やもちろん赤ん坊も）で生成されるものがそれだ。

女性の骨盤は出産と切っても切れない関係がある。骨盤が白骨遺体の性別判定にとくに役立つのは、それが理由だ。女性の骨盤は、通常時の機能——内臓を保持する、二本脚で歩く——に加えて、それまでになく巨大なものを通す準備をしておかなければならない。そう、赤ん坊の頭だ。いったん頭が骨盤上口を下り始めたら、誰だって一秒でも早く下口から外へ出したいと切に願うはずだ。

思春期に入って猛烈な勢いでホルモンが、とくに女性ホルモンの代表格であるエストロゲンが分泌されるまでは、骨盤は性別に関係なく幼児形体であり、つまりは子供の骨盤から性別を割り出すのは無理ということだ。一般に、エストロゲン量の上昇で女性の骨盤の形が劇的に変化する一方で、男性の骨盤の形体は子供のときとあまり変わらず、筋肉量が増えるのに合わせて大きくなるだけだ。

エストロゲンに女性の骨盤が反応するのは、産道としての役割を果たすさまざまな準備をするためだ。たとえば思春期を通じて、骨盤後部と仙骨の位置が高くなり、寝ていた鉤型の大坐骨切痕(坐骨神経はここを通って骨盤から下肢へ通じている)が起き上がって、角度がより鈍く緩やかになる。こうして女性のほうが骨盤腔が広くなり、仙骨の幅が増すことも手伝って、骨盤上口と下口も広がる。恥骨は、男性であれば角度の急な三角形のままだが、女性では長くなって四角形に近づき、その結果やはり骨盤上口と下口が広くなる。また坐骨結節も、男性より女性のほうが間隔が広まる。疑うなら、昔ながらの自転車のサドルを見てみるとよい。かつて女性用の自転車では、坐骨結節のあいだがより開いているという事情に合わせて、サドルの幅が広く作られていた。

女性の骨盤のこうした微妙な改造はすべて、それを一つひとつ組み合わせることで胎児の頭をスムーズに通すことが目的だ。たいていはそれでうまくいくのだが、じつのところ、すでに骨盤には母親のさまざまな配線やら配管やら内臓やらがぎゅう詰めになっていることを考えると、胎児のあの大きな頭が通過するにはほんの少しスペースが足りない。女性の骨盤管は、赤ん坊の頭より平均して二・五センチ狭いと言われており、無事に頭を通すにはどこかで妥協が必要ということだ。じつは、その二・五センチのために母親も赤ん坊もおたがい少しだけ譲り合いをしている。

出産が近づくと、母親の卵巣と胎盤は、リラクシンというなかなかぴったりのネーミングのホルモンの分泌を増やす。このホルモンには、胎児のまわりにある卵膜を破れやすくし、子宮頸管を柔らかくする効果がある。普段は骨盤環をきつく締めつけている靭帯も柔軟になり、可動域が増えることもわかっている。同時に、赤ん坊の頭蓋骨の骨はまだ癒合していないため、多少緩くなった骨盤管を通るときに骨同士が重なり合い、内側の脳をぎゅっと絞る形になる。生まれたばかりの赤ん坊の頭が少し歪んでいるのはそのせいで、普通はまもなく自然に元通りになる。

とくに仙骨と腸骨のあいだの関節や、正面の二つの恥骨のあいだの関節などに、穴や溝が見つかることがよくある。かつて科学者たちは、それを出産経験の目安と考え、妊娠出産痕とさえ呼んだ。穴の数がその女性の出産した数と一致する、つまり一度出産すると一つ穴があく、と主張する者さえいたのだ。長年の研究で、そんなのは馬鹿げた話だということが明らかになった。もし私の親類のウィリーおじさんの兄弟姉妹がすべて生きて産まれていたら、彼のかわいそうな母親にはその妊娠出産痕が二四個もあったことになる。彼女は成人してからというもの、文字どおりずっと妊娠していたようなものだったのだ。もし例の仮説が事実だったら、彼女の骨盤はスイスチーズみたいにボコボコだっただろう。

こうした穴は女性のほうが多く見られるが、男性にもときには発生し、出産の結果としてしまっては説明がつかない。そうは言っても、この穴や溝が見つかると、一般に女性であることを示す指標となる。ただし原因は出産ではなく、関節表面を靭帯がこすった痕である可能性が高い。

白骨遺体の骨盤腔の中から胎児の骨が見つかることは珍しくなく、法人類学者は習慣としてそれをまず探す。出産は母親にとっても赤ん坊にとっても危険な出来事で、両方が死亡するリスクはつねにある。そして、妊娠に伴うとても珍しい事象が見つかることもあり、ここで少しだけ触れておきたい。ギリシア語で「石の子供」を意味するリソペディオンである。これは、原発性腹腔妊娠や、子宮外妊娠に続く副次的な腹腔内着床によって起きる。

受精は普通、卵管の高い位置で起きるが、卵子が卵巣から卵管へ移動する途中で起きたりすると、受精卵が腹腔内へ逸れていってしまったりする。子宮外妊娠では、一般に受精卵が子宮に到達せずに卵管内に着床し、卵管が破れた場合に胎児が腹腔内に移動する。そうではなく、卵管に入る前に卵子が受精すると、卵巣表面と卵管采のあいだの空間を渡れずに、じかに腹腔に着床してしまうのだ。

胎児は純粋な寄生物であり、腹腔内にうまく居場所を見つけると子宮外でも成長し、ときには一二週から一四週まで生き延びる。しかしこの時期になると胎児は普通、栄養補給先を胎盤に切り替える。胎盤が赤ん坊に血液供給するように子宮は設計されているので、それができない腹腔妊娠はここでうまくいかなくなり、胎児は死亡する。しかしリソペディオンはこの時期を超えて生存する場合があり、最大で三〇週まで生き延びたケースが確認されている。

腹腔内の胎児は、出口がないので自然な状態では排出されず、場合によっては、母親の体に吸収されるには大きくなりすぎていて、しだいに石灰化し始める。赤ん坊が骨化するのは、万が一胎児が腐敗し始めた場合、母親を感染症から守るための自己免疫反応ではないか、と考えられている。

こうして胎児はゆっくりと石の赤ん坊に変化していくのである。

医学論文で発表されている真正のリソペディオンは三〇〇例にも満たず、たいていの母親は、ときにはまったく関係のない理由で子宮の検診を受けたりするまで、存在に気づかない。お腹の中に秘密の乗客がいたことを知らないまま、ほかの子供を産むこともあるのだ。石の赤ん坊は重さが二キロ近くになることさえあり、それでも四〇年以上気づかれないまま過ごしたケースもある。

骨盤は骨折しやすく、とくに転倒事故や圧迫損傷、交通事故で多く見られる。車にはねられた歩行者は骨盤をよく骨折する。また、車を運転していて事故を起こし、膝をダッシュボードにぶつけるのはとくに危険だ。大腿骨が股関節窩にめり込み、骨盤がこなごなになる恐れがある。このタイプの骨折は、場合によっては患者にとてもつらい思いをさせる。神経が損傷し、失禁する、性的に不能になる、などの障害が残ることがあるからだ。だから車に乗るときには、ダッシュボードに膝をつけて座るのだけはやめたほうがいい。シートを奥まで下げて、脚を伸ばしてほしい。

骨盤は輪の形をしているので、一か所を骨折すると、第二、第三の骨折を引き起こすことが多い。こうした骨折は不安定型と呼ばれ、損傷自体も、予後も難しくなりがちだ。法人類学者が見れば、過去にこの手の骨折をしていれば痕跡を見つけることができ、病院で治療しているのはまず間違いないので、比較できるX線写真やCTおよびMRIなどの記録もたいてい残っている。

骨盤に銃創があることもそう珍しくない。私は、ある二件の別々の発掘遺体について銃弾を回収し、犯人の手がかりを見つける手伝いをしてほしいと頼まれた。被害者の二人の男性は、どちらも殺害されたのは四〇年ほど前だが、捜査が拡大されたため、今になって銃撃犯が誰かはっきりさせなければならなくなったという。どちらの遺体も検死をされず、銃弾さえ回収されずに埋葬された。現代であればありえない話だが、彼らが暮らした時代と場所ではそういうものだったのだろう。

最初の犠牲者は一八歳の若者で、ベルファストの街角で友人と立ち話をしていたときに通りすがりの車から脚を撃たれた。典型的な車上発砲である。若者はすぐに病院に運ばれたものの、手術中に死亡した。カルテによると、射入口は見つかったものの射出口はなかったため、弾丸は体内に残存している可能性があった。

北アイルランド紛争を検証する捜査の一環として、彼の遺体を発掘する決定がなされ、銃撃の証拠を探すため検死がおこなわれることになったのだ。若者は一家の中でその墓に埋葬された最初の一人で、その上にその後三人が埋葬されていたので、発掘はそう簡単ではなく、時間がかかりそうだった。

ただでさえ気が重い仕事なのに、悪天候のせいでますます作業が難航した。寒いじめじめした曇天の日に限って、発掘はおこなわれるものらしい。強風と横殴りの雨から身を守るためテントでみんなが押し合いへし合いしている光景ほど、情けないものはない。それに過去の苦い経験から、墓穴は得てして水浸しになるとわかっていたし、中に入ればすぐに膝まで泥水に浸かるはめになる。

その墓にいちばん最近埋葬されたのは子供で、土を少しどかしただけで、綿の屍衣にくるまれた遺体が見えてきた。小型のこてを使って丁寧に手で掘り、遺体はあとで埋葬し直すため遺体袋にそっと入れられた。そのあとは掘削機で土をどかし、やがて最初の大人用の棺の蓋が現れた。

この段階になると、急いで墓穴に飛び込んで蓋の名札を確認し、蓋を開けて白骨遺体を遺体袋に入れ、棺の中の崩れた木っ端を取り出すだけだ。しかし、二つ目の棺の蓋までたどり着いたとき、梯子(はしご)がないともう下りられなくなった。そこまで深いとスペースが狭く、自由に動けない。父がよく言っていたような「お尻のでっかい」年配女性にとっては、もっと細身の若い同僚と一緒に仕事ができるといつも大助かりだ。ありがたいことに、ルシーナは自分が必ず最後に穴の底に下りることになると承知していた。

二体目の白骨遺体が棺から無事に引き上げられ、遺体袋に移された。中身を収納した遺体袋は、いわゆる移送用棺に納められる。それは実際のところ大きめの木箱に過ぎず、遺体は捜査終了後に再埋葬されるまでそこで待つのである。

銃撃の犠牲になった若者の棺は、墓地の記録どおりの場所にあった。経験上、じつは食い違うことが珍しくないのだ。私たちは棺の名札を確認し、蓋をはずして遺体を遺体袋に移した。棺がかなり腐っていたので、遺体を完全なまま持ち上げるのは簡単ではなかった。棺内を金属探知機で検査し、残骸をすべて回収したあとに墓穴の底の土も金属探知機で探って、証拠となる金属片をいっさい見逃さないよう確認した。何も見つからなかった。

遺体袋は、そこに持ち込まれていた移動型X線機で撮影された。発掘のすべてをオープンに可視化するため、最初から最後まで家族とその弁護士の立ち会いのもとでおこなわれた。被害者家族が警察を信用していないのは、状況を考えれば当然のことだった。家族は、作業を監視するために独自に法人類学者を帯同していた。こうしたさまざまな措置でこちらが協力したいと思っていることを理解してもらい、彼らの気持ちが癒されることを祈るばかりだった。

金属がいくらか検出された。見つかるたびに家族やその弁護士、彼らの法人類学者と話し合い、そのつど葬儀で使われた道具や、棺を組み立てていた釘などに格下げされた。するとついに、金属反応を示したある物質が関心の的となった。なぜならそれは骨そのものと、具体的には骨盤とくっついていたからだ。翌日の朝、遺体安置所でさらに詳しく調べるつもりだった。その後、遺体袋は警察の護衛と家族の立会人に付き添われ、安置所の警備管理室へ運ばれた。

パトカーでホテルに送ってもらいながら、私は暖房で頭がすっかりぼうっとしてしまった。暑かったので、なぜ窓が開かないのかと尋ねた。警官たちは、冗談だろうというように半笑いでこちらを見た。私が冗談を言っているわけではないと気づいた彼らは、防弾ガラス製の窓というのは開かないものなんだと辛抱強く説明してくれた。それはそうだろう。北アイルランドの不安定な近代史を改めて思い知らされ、はっとした瞬間だった。

翌朝は刺すように寒く、遺体安置所は冷え冷えとして、いつにも増して人を寄せつけない雰囲気を醸していた。何枚靴下をはいても、どれだけ重ね着しても、体が温まらなかった。遺体袋は撮影されてからサイドテーブルで開かれ、私たちはかじかむ手で、白骨遺体検分の第一手順に取りかかった。遺骨を正しく並べ、ある骨とない骨を分類するのだ。骨を一つひとつ解剖学的に正確な位置に並べていくにつれ、ゆっくりと骨格が形を成し、袋の中でごたまぜになっていた骨から、一人の人間が姿を現し始める。あれほどのカオスから秩序が生まれるのを目の当たりにすると、警官も弁護士も必ず驚く。

こうして一人の人間を復元しながら、私たちは性別、年齢、身長、人種を示す特徴について考える。そして、およそ二〇〇個の骨を一つひとつ眺め、何か異常や外傷、疾病の痕跡はないか探す。骨全体、とくに寛骨から、それが死亡時に一〇代後半から二〇代初めだった若い男性の遺体だとわかった。肋骨と胸骨の前面に癒えていない骨折があり、開胸して心臓をじかにマッサージしたという病院のカルテの記述と一致する。右手にも癒えていない骨折箇所があった。カルテには、右鼠蹊部に射入口ありと記載され、右寛骨を見ると、実際に坐骨－恥骨領域の上部と下部両方に骨折が見られる。二重骨折で、そのせいで右恥骨が骨盤から分離している。

前日にX線で見えた金属は左寛骨の恥骨の内側表面に埋まっていた。骨折の形状から、発射弾はまず男性の右手を貫通して数本の骨を折り、右大腿から体内に入って上方に進んで、恥骨右側を損傷後、推進力を失って左恥骨で止まったと推測できた。

弾丸を取り出し、その分析をするのは私たちの仕事ではない。私たちに課せられたのは弾丸を発見することであり、それは完了した。弾丸をプラスチックのピンセットで採取して分析のためラボへ送ったのは法病理医で、私たちが弾丸を見たのはそれが最後だった。この件がその後どう進展したか、そもそも進展したかどうかもわからない。私たちの任務は第一に棺を確認して遺体を引き上げること、第二に弾道を解析し、その最終的停止地点を確認するために必要な証拠を記録し、回収し、開示することだ。任務完了。

二番目のケースもよく似ていた。四一歳男性、事件の場所もほぼ同じ、そして同様に右脚を撃たれている。すぐに病院へ搬送されたが脚は救えず、切断された。しかしその二日後に合併症で死亡。医療記録によれば、やはり銃弾の射入口は見つかったが射出口はなく、発射弾は体内に残っている可能性が高かった。

発掘はすでにおこなわれ、今回私は立ち会わなかったが、捜査に少々困難が生じていた。被害者は二度埋葬されていたのだ。彼は最初、当時の住所の近くで埋葬されたが、家族の希望で改葬されたのである。遺体がすでに一度動かされていることから、弾丸は見つからないかもしれないと警察は考えていたが、さいわい発見された。人骨と棺の残骸がいっしょくたになった中から金属探知機で検知され、法病理医が分析のために回収した。

同僚のルネと私は、北アイルランド警察本部の留置所にまず呼び出された。ほかにも何か関連のありそうなものがないか調べるために、崩れた棺の木っ端やその他の人工遺物が昨夜からそこにとりあえず保管されていたのだ。遺骨は遺体安置所へ移送され、のちほど私たちが検分することになっていた。私たちは留置所のコンクリートの床にひざまずき、墓特有のがらくたの山を漁った。大きめの木片、宗教画、金属製の釘、縦型紋章、紐の切れ端、布切れ、土、小石。

唯一見つけた目ぼしいものは、こぼれ落ちたと思われる中手骨一個だった。私たちはそれを袋に入れてタグをつけ、遺体安置所に一緒に持っていった。遺骨の中にその骨が欠けている可能性が高いが、もし違えば、それがそこにある理由を突きとめなければならなくなる。

遺体安置所に到着した私たちは、遺体には確かに中手骨が一つ欠けていて、私たちが見つけたものが被害者のサイズと一致することを確認した。遺体の右脚が股関節の下で切断されていることも確かで、医療記録と一致していた。それが本人の遺体であることに、家族の弁護士も納得した。

恥骨はどちらも骨折して寛骨の本体からはずれており、発射弾の衝撃によるものと思われた。弾丸そのものはもちろんすでに取り出されていたが、右恥骨にある放射状粉砕骨折は、すでに速度を落として進み、のちに骨の上部で停まることになる発射物と状況が一致した。骨折には治癒の形跡がないことから、死亡時付近に起きたものである可能性が高い。私たちの仕事はやはりそこで終了し、警察に報告書が提出された。

多くの点で酷似した二件の鑑定が同時に持ち込まれたのは偶然だろうか？　どちらも被害者は男性で、一発だけ右脚を銃撃され、銃弾は恥骨に埋まっていた。いずれもその外傷によって死亡し、検死はおこなわれなかったものの、射入口はあったが射出口はなかったと報告はされていた。これが偶然だったのか、それとも犯罪パターンの確認だったのかは、別の誰かが尋ね、答える疑問だ。

恥骨ではそんなふうにさまざまなものが見つかる可能性があり、体の中でも注意深く調べるべきエリアだ。そして、遺体そのものだけでなく、遺体があった場所についても金属探知機でよく調べたほうがいい。性器ピアスはごく一般的で、男女どちらの性器にも、さまざまな種類の金属片によるピアスや改造がおこなわれている。私が目にした最も突飛な飾りは陰嚢梯子で、陰嚢の中心線に沿って八個のリングが並んでピアシングされ、巨大な安全ピンのようなものが通されていて、それがペニスの先端につけられた別のリングとつながっているというものだった。つけるときは相当な痛みだったと思うが、法人類学者の立場からすると、これほど個人の特定に役立つものはなかった。

ほかによく見つかる異物はというと、膀胱結石、各種の子宮内避妊具、それにたとえば麻薬取引のような不法行為にまつわる怪しげな包みなどだ。あるときなど、肛門から歯ブラシが見つかったことさえあった。私たちはああでもないこうでもないと頭の中で議論を戦わせたが、これればかりは納得のいく説明がつかなかった。

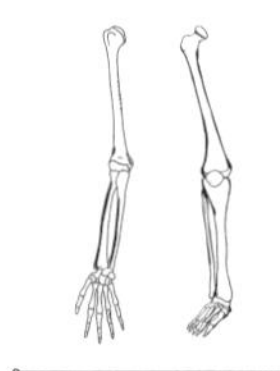

THE
Long Bones

第八章
長骨

つまり、建築の翼が人間の四肢をもとにしていることは疑念の余地がない
――ミケランジェロ（芸術家、一四七五―一五六四）

人間の上肢と下肢の長骨〔細長い形状を持つ骨〕は直接比較が可能、つまり、相同性がある。それは、私たちがもともと四足動物だったことを考えれば不思議ではない。しかし、何百年も前、多くの四足類が、後肢さえ体を支え、歩行する力を備えていれば、四本の肢すべてが同じ能力を持つ必要はないのだと気づいた。それで前肢は自由にほかのことに使えるようになった。木の実をつかんだり、木に登ったりするリスのことを思い浮かべてほしい。

陸生動物の改造された前肢は、一般に後肢より短くなる傾向がある。だから、子供なら誰でも一度はやったことがあるように、カーディガンを脚ではこうとすると、ラッパーのハーレムパンツみたいになるのだ。

最近、〝制約仮説〟と呼ばれる仮説にもとづいて、カンガルーの前肢が小さいのは、母親のお腹の袋まで危険を冒してよじ登るため、胎児期のかなり初期のうちに前肢を極端に発達させる必要があるからだと説明されるようになった。自分の生死に関わることなので、前肢はいやでも早めに成熟しなければならないという〝制約を受ける〟が、後肢はその制約を受けないため、その後も成長を続けるわけだ。

この仮説は、海洋性有袋類(ゆうたいるい)や空を飛ぶ有袋類がいない理由を説明するときにも使われてきた。獣脚類のティラノサウルス・レックスの上肢がなぜ〝退化〟したのか、その理由については長年激論が交わされており、交尾のときに相手をしっかりと確保するためのフックになったとか、獲物を押さえつけるためだとか、うつ伏せに倒れたときに起き上がるてこ代わりになるとか、さまざまな説があるが、はっきりしたことはたぶん永遠にわからないだろう。

私たち人類の祖先が二本の脚で立ち上がって歩こうと決めた約四〇〇万年前以降、私たちの前肢と後肢は、上肢と下肢と呼ばれるようになった。上肢が胴体と手を結びつけて、複雑な作業をしたり周囲の世界と交流したりする一方、下肢は胴体と足をつなげて移動を可能にする。

解剖学では、どの部分の話なのか混乱しないよう、体の部分一つひとつにきちんと名前がつけられている。軸骨格に近い部分の上肢は上腕、それに呼応する下肢は上腿で、それぞれに上腕骨と大腿骨という長い骨が一本ずつある。軸骨格から遠いほうの上肢は前腕、下肢は下腿で、それぞれに骨が二本ずつある。前腕では橈骨（親指側）と尺骨（小指側）、下腿では脛骨（親指側）と腓骨（小指側）だ。前腕の橈骨は下腿の脛骨、尺骨は腓骨と呼応する。左右それぞれ三本ずつ、計六本のこれらの骨は、まとめて長骨と呼ばれる。

子供の頃、長骨は一定の速度で成長するので、その子供が二歳のとき、あるいは一〇歳のときどれくらいの身長になるか、かなり正確に推定できる。しかしその年齢を超えると、もう確信が持てなくなる。思春期に入ったとたん、人は予想もつかない勢いで成長し始めるが、その思春期自体、いつ始まっていつ終わるか予想がつかない。長骨の成長が終わったところで（普通は女子で一五歳から一六歳、男子で一八歳から一九歳）、自分史上最高身長に到達する。

上肢と下肢はたがいに、そして左右も、うまくスピードを合わせて成長し、成長が終わったとき、右側だけがやけに長くて左側が短かったとか、腕は目に見えて長いが脚は短かったとか、そういうことはまずない。ただしそれは、すべてが順調に進んだ場合である。

ある程度の年齢の人なら、サリドマイド薬害のことを思い出すだろう。サリドマイドはドイツの製薬会社が開発し、一九五〇年代末から一九六〇年代初めに製造された薬で、妊婦の不安や不眠、つわりを解消する目的で使われた。動物実験では、これが人間の胎児の成長に壊滅的な影響を与えることを予測できず、本来妊娠三か月までは服用を禁止すべきだったところを、ある種の先天異常との因果関係が明らかになるまで流通が続いてしまった。

障害の重さや性質は、母親が妊娠後どれくらいで薬を服用し始めたかに左右された。たとえば二〇日目から始めた場合、赤ん坊の脳の中枢を損傷する。長骨では、二四日目頃に服用すると上肢に、二八日までに始めると下肢に影響を与えた。

上腕や前腕、上腿や下腿がはっきりと短くなるアザラシ肢症のような奇形が現れるが、手足の成長はそこまで大きく損なわない。英国では、私が生まれた年、一九六一年に薬の販売が停止されたものの、それまでに薬を原因とする何らかの障害を持って生まれた赤ん坊は少なくとも二〇〇〇人にのぼるとされ、そのうちの約半数がわずか数か月しか生きられなかった。障害を乗り越えた子供たちは暮らしに適応した。同じクラスだったある女の子は、足で文字を上手に書くことができ、その器用さに驚いたことを覚えている。彼女のおかげで、逆境こそが人に意志の力を与え、創造力を育むのだと、私は幼い頃に知ることができた。それにサリドマイドの子供たちには、人と見かけが違うことで受ける残酷な差別をはねのける強さも必要だった。

子供時代を通じて長骨が一定の割合で成長し、そのため年齢と身長が連動しているとすれば、当然ながら長骨の長さを使えば子供の年齢を割り出すことができる。大人の場合も長骨で身長はわかるが、年齢の推定はできない。これは、子供のズボンは年齢がわかれば買えるけれど、大人は股下の寸法を（それにウエストのサイズも）測る必要があることからもわかる。

長骨は思春期の終わりまで長さも太さも成長し続けるが、もし何か成長を遅らせるようなことが途中で起きたとき、その痕跡が骨に残っていることがある。骨は縦方向に成長していく。成長中の骨の先端部には、成長板と呼ばれる小さな板状の軟骨があり、この板の働きを止めるような出来事が起きると骨が正常に作られなくなって、成長も止まる。

成長が止まると、代わりに、成長板と平行に密度の濃い帯が骨にできる。この〝滞り〟はX線写真で確認でき、何かはわからないが、とにかくその時点で長骨の成長を一時的に阻害する出来事が起きたのだと教えてくれる。水疱瘡（みずぼうそう）や麻疹（はしか）のような子供によくある感染症や、栄養不足が一定期間続いたということさえ、その原因となる。ハリス線と呼ばれるこの痕跡は遠位橈骨や遠位脛骨（「遠位」は解剖学用語で、基準（四肢の場合は体幹）より遠い部位を指す。反対語は「近位」）によく現れるが、海綿骨の多い体じゅうのどの骨にも見つかる可能性がある。その問題の出来事が終わればすぐに成長は再開され、その白い線も、やがては何事もなかったかのように体に吸収されてしまう。

ある日、遺体安置所にいた私は、検分のために持ち込まれたごたまぜの骨を眺めていたが、全部動物のものだということが明らかだったので、確認済みの報告をしたあと部屋を出ようとした。でも、そのとき同じ部屋で別の検死がおこなわれていた。

遺体はせいぜい一〇歳か一一歳ぐらいの少年のもので、首を吊って自殺したことはまず間違いなかった。さいわい、これほど幼い子供がみずから命を絶つことはきわめて珍しく、少年は病気もなく、悩みがあったようにも見えなかったことから、家族も友人たちもどうしても受け入れられない様子なのだという。陽気な普通の少年で、明るい未来が待っていた。家庭環境もよく、精神的にも肉体的にも性的にも虐待の痕跡はない。

法病理医はスクリーンに少年の上肢のX線写真を、続けて下肢の写真も置いた。彼は、虐待の証拠となるような過去あるいは現在の骨折箇所を探していた。私は、招かれてもいないのに、つい「あら、面白い」と言ってしまった。橈骨と脛骨、両方の下端に、とてもくっきりしたハリス線が三、四本あるのに気づいたからだ。各線のあいだに間隔があいているのは、阻害後しばらくして成長が再開され、やがてまた阻害されたことを意味し、何かの障害が定期的にくり返されていたようだった。

どんな障害だと思うかと法病理医から訊かれたが、反復性の疾病みたいなものかな、としか答えられなかった。そこからどんな事実が明らかになるのか、私は想像すらしなかったし、もしその法病理医がある会議の後にホテルのバーでその話をしてくれなかったら、私には知る由もなかったのだ。

警察は家族とそのかかりつけ医と話をし、病気や心配事をくり返すような出来事はなかったことを確認した。ただ、少年は両親が休暇旅行に出かける直前に自殺したことから、その点で何か思い当たることはないかと尋ねた。両親の話では、彼らは海辺のホテルを経営しているため、学校が長期休暇のあいだは多忙で休みをとることができないので、この五年ほどは、毎年学期中に数日間休んで二人で旅行に行き、そのあいだ、父親の父である祖父が来て、息子の面倒を見ていたという。そのとき子供の父親が突然わっと泣きだし、じつは自分が子供の頃、父から性的虐待を受けていたと打ち明けた。すべては過去のことだと信じていたが、じつは歴史はくり返され、祖父が孫を虐待していたのかもしれないと今になって気づいたという。警察から事情聴取を受けた祖父は、自宅で見つかった児童を性的虐待する猥雑な映像を突きつけられると、とうとう少年の父親が恐れたとおりだったことを認めた。

X線写真で確認されたハリス線は、両親の不在時に祖父が毎年家に来るたびに少年を襲った恐怖とストレスに体が反応したものだった。そしてついに、また同じ苦しみを味わい、誰にも言えない暗い秘密を抱えるくらいなら、ロープで首をくくろうとまで思い詰めたのだろう。

もう少し早くこの恐ろしい物語が明らかになっていれば少年を救えたかもしれないが、X線写真に写った長骨の白い小さな線の証言のおかげで、それは初めて白日のもとに晒されたのだ。もし私がこの事件を担当していたとしたら、虐待のストレスでハリス線ができたと裁判できっぱり証言できたか？　それは無理だろう。でも、あの線が存在したことで警察に捜査の道筋が開け、自殺の原因が明らかになり、自白が引き出され、逮捕に至り、家族はさらに無残に打ちのめされることになった。ときに真実はつらく悲しく、取り返しのつかない衝撃をもたらす。

時間が経てば、人は自分の人生について、子供の頃に自分の骨に埋めたトラウマについて、もっと冷静に眺めることができるものだ。体の傷は生物学的な仕組みが癒し、元通りにしてくれるかもしれないが、心の傷はそう簡単には消えない。

九歳のとき、私の脛骨や橈骨にもハリス線ができたのだろうか、とよく考える。もしできていたとしても成長とともに消え、一〇代になる頃にはすっかり新しい骨になって、身体的な証拠はもう何も残っていないだろう。心のハリス線は一生残るだろうが、今では穏やかにそれとともに生き、自分の一部として受け入れることを覚えた。

それは夏休みのことだった。どんな子供でもこれからその一生をがらりと変えてしまうようなことが起きるとは夢にも思わない、そんなよく晴れた呑気な日。子供時代の私はみんなに愛され、守られて、毎日が幸せで、世の中に邪悪な心を隠し持っている人間がいるなんて思ってもみなかった。

当時私の両親は、スコットランド西岸のロッホ・キャロンという湖のほとりでホテルを経営していた。私はパブのドアの前を通りすぎ、ホテル裏の厨房に向かっていた。前日に列車で大型ミルク缶が運び込まれ、裏口にある大きな冷蔵庫に保管されていることを知っていた。当時は炭酸飲料なんてめったに飲めない贅沢品で、ときには氷さえ浮いていることがあった搾りたてのきんと冷えたミルクの魅力には抗えなかった。暑くて気だるい夏には完璧な飲み物だ。私は戸棚からグラスを取り、缶の縁からぶら下がっていた金属製のおたまを使ってグラスの縁までミルクを満たした。

ホテルにはいつもいろいろな業者が出入りし、その日は果物や野菜の箱が配達されていた。私は、それまでにも何度も見かけたことがあるトラック運転手がいるのに気づいた。たいして愛想がよくなかったから、言葉を交わしたこともない相手だった。私は飲み物に気を取られていたから、小道で男の脇を何の気なしに通った。ところが突然男が私の腕をつかみ、力ずくで私を壁に押しつけたのだ。頭が壁にごつんとぶつかり、壁に浮き出ていた小石が肩甲骨に当たるのがわかった。

もし大声を出したりしたら、両親に何を言われるかわからないぞと男は言った。今目を閉じても、私の両手首を万力のようにつかむ男の手の感触が甦る。体の組織が裂ける、焼けるような痛みも、熱い蒸気さながら体の奥から沸き上がり、出口が見つからずに体に充満していく叫び声も、はっきりと覚えている。今なお私には、どんな恐ろしい痛みにも無言で耐える癖がある。

男はことが終わると、私に顔をぐいっと近づけた。今でもつんと鼻を突く息の匂いを思い出せる。悪いのはおまえだ、おまえは薄汚れた、恥ずかしい娘だ、と男は言った。今起きたことは誰にも言うな、もし話しても誰にも信じてもらえない。母親は傷つき、おまえを嘘つきと呼び、二度と許さないだろう。

脚のあいだを生温かい血が流れ落ちる感覚も、恐怖とないまぜになった圧倒的な恥辱の感情も覚えている。私は裏の階段を駆け上がり、二階の浴室に飛び込んでドアの鍵を閉めると、服を全部脱いだ。誰にも知られないように洗わなければならない。秘密は誰にも明かせない。私は、母に気づかれないよう服についた血を必死に洗い落そうとしたが、すっかりきれいにはならず、パニックになった。捨てなきゃ。そして、服をどうしたのとママに訊かれたときのために、何か理由をでっちあげなきゃ。あの男の言うとおりだった。私は嘘つきだ。

浴槽にお湯を張り、そこに体を横たえたときの痛みにショックを覚えた。泡風呂で痛みを感じるなんて思ってもいなかった。私は一人、お湯に浸かった。身も心も傷ついていたけれど、冷静に急いで頭を回転させた。何が起きたのか具体的にはわからなかったけれど、それが何にしろ、間違ったことで、そうなったのは何もかも自分のせいで、絶対に誰にも話せないと確信していた。もし話したりしたら、とんでもないトラブルになる。私は泣けなかった。体と心の痛み両方を自分で引き受ける、そう決めた。あの日、私は大人になった。子供時代を失う過程で、ハリス線が一、二本、骨に刻まれたかもしれない。

無垢な日々にさよならしたあの決意は、いろいろな意味で私を内にこもらせた。友人たちのあいだでは、私は〝分別のある〟子の役割を果たし、母親役、物静かな子、内向的な思慮深い子を演じた。秘密は一〇年近く胸に秘め、誰にも一言も明かさず、自分自身と家族を自分の過ちから守ろうとした。でもある日、母が憤慨して「好きなようにすればいい。私が言わなくてもそうするでしょうけど」と私に言った。いつも壁を作り、独立独歩の行動をする私を、母なりに責めようとしたのだと思う。でも、そのとき私は若いとはいえすでに成人していた。だから本当のことを話す潮時だと思ったのだ。

そして、痛みの第二波が襲いかかってきた。結局あの男の言うとおりだったと痛感させられたのだ――母親はおまえを信じない。そして、明らかに母は傷ついていた。そんな作り話をする私を責めた。今振り返ると、いつだって母は私を信じようとしなかった。私がそんなに幼い頃に性的暴行を受け、母を信じて打ち明ける代わりにこんなに長いあいだすべてを胸にしまい込むことにしたという醜悪な事実に向き合うより、この子は嘘をついていると自分に言い聞かせるほうが楽だったのだろう。実際、人生の痛みをけっして認めない母は、あの直後に打ち明けていたとしても向き合えなかったに違いない。

次に母が言った言葉は、母のリアクションが自己防衛本能から出たものだというヒントになった。母は私の身に起きたことを否定しながらも、誰が犯人なのか突きとめようとする、ねじくれた行動をとろうとしたのだ。母は私にある名前を投げつけ、もしそれが本当なら、きっとあの男だと言った。それがものすごくショックだった。母が名前を口にしたその人は私にいつもやさしくしてくれた。酒飲みではあったけれど、おかしくて人好きのするいい人で、私を傷つけたことなど一度もなかった。私はその人になり代わって、他人の犯した凶悪な罪をそんなに簡単に誰かになすりつけるべきじゃないと激怒した。たとえ当時は完全には意味がわかっていなかったとしても、私は最初から、そんなふうにいともたやすく誰かが誤って非難され、それが次々に出来事を引き起こして結局大勢の人生がめちゃくちゃになる、そう気づいていたのだと徐々に理解した。

私が事実を打ち明けた二人目の人の反応はまったく違っていた。私はまだ若く、彼のほうははるかに年上の警官だった。ジムは、犯人を特定して罰を受けさせるべきだと私を説き伏せようとした。でも無理だった。何も証拠がないし、私が何を言っても否定されるだろうし、ぞっとするような事実を今さら細かく他人に蒸し返されて、裁かれるなんて耐えられなかった。

でも彼こそは私が必要としていた人だった。やさしくて親切で、辛抱強く私を理解し、大切にしてくれる父親役が。私たちの関係をわかってくれない人が多かったし、二五歳もの歳の差をとやかく言われたけれど、ジムは私の手と心をそっと包んで私を癒してくれたし、彼の純粋な愛と思いやりには永遠に感謝し続ける。彼は長生きして、二年前に八二歳でこの世を去った。もう一度会って、彼のおかげで人生が大きく変わったと言いたかった。

年を重ねるうちに、私は自分の経験をもっと大っぴらに認められるようになった。犯人の男はたぶんとうに死んでいるだろうし、両親もすでに他界し、もはや傷つくことはない。私はちっとも悪くなかったと、自分でも受け入れられるようになった。

私がこのことを初めておおやけの場で話したのは、スコットランド保守党の元党首で、驚くほど思いやりにあふれた女性、ルース・デヴィッドソンからインタビューされたときのことだ。私は、頭の中の箱に長年鍵をかけてしまい込んであったことをとてもオープンに、冷静に、理性的に話している自分に驚いていた。九歳のときの自分にもっと勇気があったら、と今では思う。

夫は、長年連れ添うあいだずっと私の最良の精神科医でありカウンセラーだが、あれから半世紀近く経って今こうしてここに事実を書き記すことそのものが、私の心の癒しの締めくくりとなっている。私がここに自分の経験を書いているのは、そうしようと意識的に決めたことであり、遠い昔の、でもけっして忘れたことがなかったハリス線への別れの挨拶でもあるのだ。

ルースは私に、小児性愛者の身元を特定するような仕事はあなたの過去がそうさせるのか、と尋ねた。私はこの問いについてしばらくじっくり考えなければならなかったが、そうではないと今ではははっきり言える。私が法科学に関わるようになったのは四〇代をだいぶ過ぎてからで、夫との結婚生活もすでに長く、子供も三人いた。私が確認しなければならないさまざまな写真や映像はもちろん悲惨なものばかりだが、あくまで仕事であって、個人的な正義感とは無縁の超然とした目で眺めている。私は職業柄、人間が味わうあらゆる苦痛の結果を目の当たりにしてきたし、仕事を効率的に進めるには、公私をきちんと区切らなければならないとわかっている。遺体や人体が語る物語に集中する一方で、仕事はつねに私生活とは切り離しておくべきだ。捜査課長が以前私にこんなことを言った。「自分のせいにするな。君がそれを引き起こしたわけじゃないし、君には何の責任もない」

私の個人体験が何か教えてくれたことがあるとすれば、それは、人に無実の罪を着せたり、証拠もなく、あるいは悪意から人を糾弾したりすることのダメージの大きさだ。それによって、罪のない人が人生も評判も台無しにされてしまう恐れがある。その意味では、私の正義感は、今や記憶の中にしかない暗く孤独な子供時代に根ざしているのだろう。でも、私が何より信じているのは、法科学の精神はいっさいの偏見から自由でなければならないし、私たちは刑務所の鉄格子のこちら側にいるべき者とあちら側にいるべき者を正しく判断することに真摯に努めなければならない、ということだ。あなたは陪審に有罪と告げられるまでは無罪であり、それが正義というものだ。

法人類学者は長骨が遺体分析のうえで重要だと知っているが、ほかの専門家は意外とないがしろにするものだ。長骨が注目されるのは、ほかにとくに調べるものがないときと相場が決まっている。

あるとき、まさにそういう四肢の人骨が見つかった。そして、皮肉にも発見者は訓練中の警察の潜水チームだった。特殊技能を要する警官たちは、たとえば山岳地帯での遭難救助や遺体捜索が専門なら、定期的に山に登ってスキルを磨く。そのときその潜水チームは、ロッホ・ローモンドの湖岸の桟橋から潜水訓練をおこなっていた。

その日最初のダイビングでは、黒いビニールのゴミ袋を回収してくることになっていた。もちろんそれらは教官が訓練用に事前に湖に沈めておいたものだ。ところが陸に上がってきた彼らは、それが訓練用のビニール袋ではないことにすぐに気づいた。

なんと袋の中には本物の人間の遺骸が入っていた。最初に現れたのは切断された手で、前腕の一部がくっついた別の手がそれに続いた。次に片方の足と下腿の一部、最後に上腿の一部が見つかった。訓練はただちに実戦モードに様変わりした。

その後の潜水で四肢はすべて見つかったが、頭部と胴体は依然として発見できなかった。この二つの部分は、死の様態と原因を明らかにするためにも、身元特定のためにも、必要不可欠だ。ダイバーたちは捜索を続けることになった。

バラバラにされた上肢と下肢から少しでも情報を引き出すため、法病理医の補助として私も遺体安置所に呼ばれた。被害者が誰かを突きとめるのが最優先だったが、この時点で何か証拠が見つかれば、警察の捜査のきっかけになるかもしれない。

指紋とDNAは警察のデータベースに一致するものがなく、過去に警察の厄介になったことがある人間ではなさそうだった。しかし、遺体は比較的新しいものだったので、私は、行方不明者リストに載っているとすれば最近届けが出されたばかりだと思うと助言した。そこで警察はすぐにこの遺体の特徴と一致しそうな個人の検出範囲を狭めた。実際、その四肢は水中に沈められて一、二日しか経過していないことが判明した。

遺体は男性であり、毛髪は暗褐色だということは確定できた。毛髪については、前腕、手、上下腿、足の毛髪パターンからはっきりしていた。靴のサイズを推定し、身長は一八〇センチを少し超えたくらいだと計算した。長骨はすでに成長が止まっていたが、各部分の骨化は比較的最近のものなので、年齢は一〇代末から二〇代初めだと思われた。手足が切断され、明らかにバラバラ殺人だということを示唆していたが、数多くの擦り傷が見つかった。この若者が必死に抵抗したということだろうか？　バラバラにした理由の一つは、そうした防御創を隠すためだったのかもしれない。

行方不明者データベースから被害者の可能性がある人物の名前が弾き出された。行方がわからなくなってからまだ数日しか経っていないバリーというその若者は一八歳で、毛髪は暗褐色、身長は一九〇センチだった。四肢の筋肉から採取されたＤＮＡが彼の両親に提出してもらったサンプルと一致し、両親にとっては悪夢が現実となった。

数日後、バリーの胴体も湖のさらに深い場所で発見されたが、死の様態や死因について新しい手がかりは得られなかった。それから何日かして、ロッホ・ローモンドから何キロメートルも南にあるエアシャーの海岸で女性が犬の散歩をしていると、満潮線のあたりに落ちていたビニール袋に犬が興味を示した。何が入っているのだろうと思って軽く蹴ってみたところ、人間の頭部らしいとわかった。四肢のものとＤＮＡを比較したところ、バリーだと確認された。これでようやく全身が揃ったのだ。

その頃には、犯行の手口から、すでに容疑者が絞り込まれていた。犯罪学者でも経験豊富な刑事でも、性的捕食者(セクシャル・プレデター)ウィリアム・ベッグスの強烈なサディストぶりを見れば、連続殺人犯になる可能性が高いと見なしただろう。行動も嗜好もサディスティックな殺人犯のパターンをすでに見せていたし、逮捕されて刑務所で刑に服しても抑止効果はまったくなかったようだった。初期の被害者たちの多くは恐怖のせいか、その必要もないのに自分を恥じているせいか、泣き寝入りをしたらしい。

ベッグスはバーやナイトクラブで若者を引っかけ、自宅に連れ帰った。薬を盛っていたのかもしれない。ある被害者の話では、ひどい痛みを感じてはっと目覚めると、ベッグスが彼の脚にナイフで何かシンボルマークを刻んでいたという。心配しなくていい、すぐに終わるからとベッグスは彼に言った。このままでは殺されると思った被害者は、裸のまま二階の窓から飛び下りた。どうせ死ぬなら、せめて窓から落ちて死ねば遺体が見つかって、ベッグスは逮捕されるだろう、と考えてのことだった。奇跡的に彼は助かり、当然ながらベッグスは逮捕されて、六年の禁固刑を言い渡された。

ベッグスは服役を終えて出所したが、失敗から学んで犯行のやり方を改良し、捕まらないように工夫をすることにした。犯罪を重ねる人間の典型的なパターンとして、行動がしだいにエスカレートしていき、手口も進化していく。たとえばベッグスの場合では、犠牲者に手枷足枷(かせ)をかけて、より劇場性を高めただけでなく、逃亡しにくくさせた。

ある晩、彼はバーで若い学生を拾い、自宅アパートへ連れ帰ると、そこで彼の手足を拘束してレイプしたあと、また肌にマークを刻んだ。それから被害者の喉を裂いた。ベッグスは遺体をバラバラにしようとしたが、思ったより難しいことに気づいた。

人体は基本的に六つの部分で構成されている。頭部と胴体が軸骨格を形成し、そこに上肢と下肢が一組ずつ接合する形だ。四肢のせいで、遺体は移動させたくても重くて扱いにくく、隠しづらい。そのため、遺棄しやすいように切断しようとするとき、五つの要素に切り分けるのが最も一般的だ。六つの部分すべてをバラバラにするには頭部も切断する必要があり、これは難度が一段階上がる。

経験不足の人（正直、経験豊富な人などほとんどいないと思うが）は、まず長骨を切断しようとするだろう。するとたちまちそれがとても難しい仕事だと気づくはずだ。適切な道具、充分な時間、うってつけな場所、かなりの体力が必要とされる。

このときベッグスは結局あきらめて遺体を森に捨て、一般の人に発見された。彼は逮捕され、性的暴行や加重殺人、その他さまざまな罪状で有罪になった。しかし、過去の例で考えれば危険人物と認定されるべきなのに、法的解釈によって上訴が認められ、わずか二年の刑期で釈放されてしまった。

ベッグスがバリーと出会ったのはその直後だった。バリーは、地元のスーパーで働きながら今後の人生について思案していた評判のいい若者で、海軍に入ることを考えていた。クリスマスシーズンであり、彼は職場のパーティに出席した。楽しい時間を過ごしたのは確かで、すでに相当酔っていたにもかかわらず、もう少し飲んでいこうと考えた。送っていこうかと友人に言われたが、バリーは地元のナイトクラブに向かった。それきり、彼は消息を絶った。

最初は両親もあまり心配していなかった。息子は前からパーティを楽しみにしていたので、飲みすぎて友人の家にでも転がり込んでいるのだろうと思っていた。ところが翌日も帰らなかったため、不安になってきた両親は、友人たちに訊いてまわった。しかし息子の行く先を知る者は誰もおらず、とうとう警察に捜索願を出した。

バリーはナイトクラブでベッグスと意気投合し、彼のアパートに行くことになった。おそらくは薬を盛られて手足を拘束され、レイプされたあと殺害されたようだ。今度はベッグスも切断に成功し、四肢と胴体をそれぞれビニール袋に入れて湖に捨てた。そこが、わずか数日後に警察の潜水隊が訓練する場所だったのは、彼にとっては不運だった。

頭部はもう少し手元に置いておいたらしい。ベッグスはそれをベルファストへ戻るフェリーから海に投棄した。頭部だけあれほど遠い場所で発見されたのはそのせいだった。彼はその後間もなくオランダに高飛びした。しかし英国に送還されて法廷で裁かれ、最低でも二〇年は刑務所から出られないことになった。刑期がまもなく終わろうとしている今、当然ながら、世間では不安が高まっている。こういう異常行動パターンを持つ者が本当に更生できるものだろうか？　ただただそう願うばかりだ。

このケースでは、見つかった四肢だけで、性別、年齢、身長、靴のサイズ、髪の色に加え、遺骸が水中にあった時間まで推定することができ、警察はその情報をもとに行方不明者のデータベースから一致しそうな対象者を絞り込んで、被害者の身元をいち早く特定した。またそれが早期の犯人逮捕につながったのだ。四肢からわかる情報だけでは法廷で被害者の身元を確定させる証拠にはならないかもしれないが、捜査の方向を定める強力な要素にはなるだろう。そして、ときには本物の四肢である必要さえない。

一一月の深夜、スラム街のある部屋で、激しい喧嘩がおこなわれていると思しき叫び声や物を壊す音がするという通報があり、警察が急行した。到着したとき、室内はめちゃくちゃで、リビングの床に男が一人倒れていた。救急隊員の努力もむなしく、男はその場で死亡宣告された。絨毯、家具、壁におびただしい血痕があり、被害者が頭部をひどく殴られていることは明らかだった。検死の結果、死因は頭部の複数の鈍的外傷による大量出血だった。

私が依頼を受けたのは、頭蓋骨を調べてこなごなになったかけらを復元し、どんな凶器が使われたのか推定することだった。すでに最初の検死は済んでいたので、骨折箇所の骨は取りはずされ、脳とその周辺組織を調べるために頭蓋冠はストライカー解剖用ノコギリで切除されていた。

骨が湿っていて（死戦期（ペリモーテム）の創傷はそうなる）、しかも損傷が激しいとき、かけらは必ずしも完全には元通りにはまらない。対象となる骨が頭蓋骨で、板間層が裂けている場合はとくにその傾向がある。そのため、もともと特定しづらい小片が組み合わさっていたような場所では、ときには作業に何時間もかかってしまう。湿った骨を接合させるには本格的な強力接着剤を使うのだが、扱いに注意しないと、再現中の三次元パズルにゴム手袋がくっついて取れなくなることもある。

ぴったり合う最初の二片を見つけるまでのプレッシャーは、ちょっとやそっとのものではない。室内にいる人々全員が、私が一瞬で組み立ててしまうのを期待して、こちらに注目しているからだ。だってテレビに出てくる法人類学者はそういうものでしょう？　やがてみんなが関心をなくし、一人また一人とお茶やお菓子を求めて立ち去り始めると、ようやくじわじわと調子が出てきて、次々にかけらがはまりだす。そうして初めて損傷の分析が始められ、被害者がどういう順番で何回殴られたか特定できる。

この男性が頭部を少なくとも三度殴られたことは明らかだった。最初の殴打は頭部正面、二発目と三発目は左側で、そのときにはすでに床に倒れていたと思われた。使われたのは鈍器で、傷口に角度があることから金属製と推測できた。打撃を受けた箇所の一つの縁にカーブがあり、凶器は金てこのようなものではないかと思えたが、ナイフの切っ先のような鋭い先端のある別の痕跡もある。つまり凶器は二種類あった可能性があり、その時点では誰も合点がいかなかった。

犯人の有罪が確定し、刑務所に移送されたあとで、私は警察から初めて真相を聞かされた。あまりに突拍子のない話なので、検死のときに凶器を特定できなかったのも仕方がないと思ってもらえるだろう。

被害者はマイケルという警察にも名の知れた男娼だった。そのため、事件の夜に一緒に部屋にいた相手を探すのは難しいかもしれないと警察も考えていた。しかし、マイケルが根城にしていたパブを、同僚のセックスワーカーたちが現れそうな時間に訪問し、話を聞いたところ、そのうち二人がふだん見かけない男について口にした。あの晩マイケルはその男といつの間にか消えていたが、二人とも時間ははっきりわからないと言った。二人が話す男の容貌はごく月並みだった。しかし一人がふと思い出したように、その男に冗談で「船長」とあだ名をつけたと言ったのだ。というのも、男は右腕に、先が鉤状になった義手をつけていたらしい。どうやら男は酒場でいつも、その義手をはずしてはカウンターの縁に鉤部分で引っかけて見せるのを隠し芸にしているようだった。

警察にとっては思いがけない幸運だった。酒癖が悪く男娼をよく買う男で、しかも義手をつけているとなれば、見つけるのはそう難しくなさそうだった。「船長」はすぐに特定され、連行して事情聴取がおこなわれた。すぐに切れて癇癪を起こすのは、兵役に就いていたときに路肩爆弾で吹き飛ばされたPTSDのせいで、手首から先と前腕の一部を失ったのもそのときだという。特徴的な義手は取りはずされて鑑識にまわされ、カップ状になった部分に残っていた血痕がマイケルの血液と一致した。鉤は、手首に取り付けられた装置に挿し込む形になっていた。

義手の先にはそのステンレス製の鉤だけでなく、その下側に沿うようにして、つかむ動作がしやすいように棘状の指のようなものもついていた。専門家は、その鉤と棘状の指の形状がマイケルの頭部外傷と一致するとし、この義手が凶器だとほぼ断定できた。誤った人の手に渡れば、義肢も人殺しの道具になるのだ。

個人を特定するとき、骨そのものだけでなく、ときにはそのあいだにある関節も役に立つ。骨と同様、四肢の関節も相互に呼応している。肩は股関節と（どちらも帯と接合する）、肘は膝と（四肢を動かしやすいよう接合点を作る）、手首は足首と（手や足といった末端付属器と長骨を接合する）、それぞれ相同である。

どれも自由に動かすことができる（潤滑油となる滑膜が存在する）関節だが、それぞれに違いはある。股関節と肩は全方向に動くが（曲げる、伸ばす、内転する、外転する、内旋する、外旋する）、肩はさらにいわゆる分回し運動ができる。つまり私たちは上肢を風車のように回すことができるが、どんなに体が柔軟でも下肢でこれができる人はめったにない。ぜひ試してみてほしい。

肩の可動域が大きいことの欠点は、股関節に比べて脱臼の危険性が高いことだ。動いているときもただ立っているときも姿勢を垂直に保つため、股関節には体重に耐える強さが必要で、そう簡単にはずれては困るのである。

膝と肘は動きがとても限定的で、とくに肘は屈伸しかできない。膝と肘が蝶番関節と呼ばれるのはそのためだ。膝は、立っているときに足首を固定しておくため大腿骨と脛骨を多少回せる程度に、若干可動域が広い。これは立つ姿勢を安定させるためのメカニズムで、膝の裏を誰かにいきなりつつかれると一瞬がくっと姿勢が崩れるのはそのせいだ。

手首と足首はおおむね似ていて、手は作業をし、足は移動するというそれぞれの主要な役割を可能にする、さまざまな形勢に応じた豊富な動きをする。

私たちの関節は、一生を通じて恐ろしいほど酷使され、最近では人工関節に置換したり表面をきれいにしたり、さまざまな手術が当たり前のようにおこなわれている。英国の国民保健サービス（ＮＨＳ）では、毎年二五万件以上の人工関節置換術が実施されている。股関節や膝ではすでに人工関節置換が一般的だが、肩や足首、肘でも増加傾向にある。手術がおこなわれると、皮膚の特定の場所に典型的な傷痕が残る。また、国によっては手術に厳格な法規定があり、人工関節には一つひとつ参照番号が振られていて、カルテを見ればその番号が記録されている。そのため、遺体にこれが見つかれば、身元の特定がとても簡単だ。しかし、世の中はそう楽ではない。

このように情報を記録するのは世界基準ではないし、医療ツーリズムが盛んな国――インド、ブラジル、マレーシアがトップ3で、安いうえすぐに手術が受けられる――では記録は正直お粗末だ。海外で個人的に受けた股関節置換手術は患者のＮＨＳ記録ではまず把握されず、どの病院で手術を受けたのか追跡するのはきわめて難しい。世界規模で広がる医療産業のあまり誠実とは言えない現場では、同じ番号が振られた器具が多いことも知られており、それでは個々の特定はまず無理だろう。

人工装置、そしてその手術による損傷を特定することは、現代の法人類学者にとっては必要不可欠なスキルだ。たいていの解剖学教室には、整形外科で使われるさまざまな移植用人工装置の入った箱が置かれている。学生たちが、おそらくは腐敗した遺体を検分中に発見したときそれと認識できるよう、検体から教育目的で取り出されたものだ。ほかにも骨折箇所や手術箇所では、プレート、ネジ、ワイヤー、留め針、ロッド、釘、ワッシャーといった金物類が見つかる。ときどき、こんなふうに遺体で見つかったものを分類しているというより、ホームセンターの在庫チェックをしているような気分になる。

体に埋め込まれたこうした人工物を理解することは、人体の自然な構成物と同じくらい重要だ。その人が過去にどんな医療行為を受けたかがわかり、それが身元の特定につながって、その人の身に起きたことを知る重要な手がかりになるかもしれない。

長骨は私たちが周囲と関わる手段になる場所なので、骨折する頻度が高いのはある意味当然だろう。だから遺体の検分では、過去の治療痕をできるだけチェックすることが大切だ。骨折痕や整形外科的に埋め込まれた人工物が見つかったときには、医療記録をくまなく調べる価値がある。ふと思ったのだが、父の人工股関節は葬儀屋の箱の中に納まったのだろうし、母の母趾中足趾節関節（ぼしちゅうそくしせつかんせつ）の人工関節もたぶんそうだ。どちらも結局同じ箱に収まることになるなんて、妙なものだ。二人とも火葬されたので、燃え残る人工装置はどこかの時点で葬儀屋が取り出したに違いない。そんなものの存在なんて忘れていた私は、尋ねてみようとも思わなかった。

ここまでいろいろと見てきたように、骨折痕は検死でわかるさまざまな情報や証拠の中でもとても重要だ。だから法人類学者は、それが死の前（プレモーテム）、死亡時（ペリモーテム）、死後（ポストモーテム）いずれのタイミングで起きたものかきちんと判断しなければならない。プレモーテム骨折は死亡原因とは直接関係ないことが多いが、ときに過去の虐待の証拠となる場合がある。医療記録につながれば個人が特定できるし、治癒の程度や仮骨の形成具合から骨折がいつのものか推定できる。ポストモーテムの骨折も死とは無関係かもしれないが、そこから遺体を遺棄あるいは隠匿した方法を推定できる可能性がある。つまり、死亡時に起き、死の様態と関係しているかもしれないペリモーテム骨折が、法科学にとっては本質的に最も有用となる。

長骨はどんな原因で骨折するか？　上腕骨はあまり骨折しない骨で、骨折するとすればたいてい転倒やスポーツが原因になる。橈骨と尺骨は骨間膜という膜でつながっているので、片方が折れるともう一方も折れることが多い。橈骨骨折は、転んで地面に手をついたときによく起きる。手のひらの付け根が受ける衝撃が橈骨に伝わるからだ。これは続いて骨間膜から尺骨へと伝達される。一九世紀のアイルランド人解剖学者のアブラハム・コーレスがこの骨折について論文を書いたことから、コーレス骨折と呼ばれ、骨が骨粗鬆症のため脆くなっている高齢者が転倒したときに頻繁に起きる。

橈骨と尺骨は、防御骨折が起きる場所として私たちは注目する。誰かに続けざまに頭部を殴られたら、片方あるいは両方の前腕を持ち上げて身を守ろうとするだろう。それで橈骨か尺骨か、その両方が骨折するのである。第四章で紹介した、父親に殺された少年ハリーにはこの損傷があった。こういう場合、折れる場所が転倒したときとは異なるので、うっかり転んだせいなのか、それとも暴行によるものか、区別できるか否かが肝心だ。

橈骨と尺骨のポストモーテムの骨折は、火事で死亡した人によく見られる。強烈な熱に筋肉が反応して強く収縮し、四肢が曲がり、手は拳に握られて、いわゆるボクサーのポーズをとる。そのため筋肉の接合部分に強い力がかかり、やがて手首の骨が折れることがある。炎でダメージを受けて骨が脆くなっていればなおさらだ。ぼろぼろとすぐに崩れる焼けた骨のかけらから遺体の身元確認をするにはきわめて特殊なスキルが必要だし、現場が掃除されてしまう前に骨を回収しなければならない。

自宅の火事で亡くなったある年配男性の遺体を復元する仕事は、その典型だった。男性は一人暮らしで、酒と煙草が好きだったと誰もが知っていたので、警察も消防も火事の原因に怪しいところはないと確信していた。

火事の現場では、安全のために普通電気は止められており、発電機が持ち込まれていれば別だが、たいていは懐中電灯で作業をしなければならない。マスクやゴーグルをつけるので、すべてが黒と灰色のモノクロの月面世界を歩いているかのようだ。床は、天井が抜けて上の階の物が落ちてきていればとくに、ガラクタだらけだろう。そんな中で焼け焦げた小さな骨のかけらを拾うのだから、大変どころではない。

男性は居間にあった肘掛け椅子に座ったまま亡くなっており、まわりは新聞の束やウィスキーの瓶に囲まれていて、瓶の多くには小便が溜まっていた。体の上には、頭上の天井が落ちてきていた。消防士によれば、火の中心は彼の椅子の付近であり、十中八九、煙草の火が原因だと思われた。

人体のほとんどは水でできているのでそう簡単には焼けず、とくに服で覆われていた部分は皮膚が焦げている程度だ。頭部や手、ときには足など、体の中でもむき出しの部分は焼け方がひどくなる。今回は、男性の足の損傷はそれほどでもなく、周囲でスリッパが溶けて守ったのかもしれない。

一方、手首と前腕は炎の影響をかなり受けていた。真夏なのでTシャツ姿だったらしく、腕が炎に晒されたからだ。火事のダメージと筋肉の収縮の力で橈骨と尺骨が折れており、手は長骨にまだつながってはいるものの、指の骨の一部が見当たらなかった。それを見つけて回収するのは私たちの責任なので、その場で骨を正確に特定しなければならなかった。

ときには小指の爪ほどしかない焼けた骨のかけらを見つけ、体のどこの骨か正確に見極められるようになるまでには、この仕事を始めてから何年もかかった。それでもやるしかない。遺骨を置き去りにして、あとでひょっこり見つかったり、最悪の場合、清掃作業のときにゴミと一緒に捨てられてしまったりしては目も当てられない。

まず溶けた肘掛け椅子から遺体を下ろし、部屋の外へ運ばなければならなかった。椅子の生地が溶けて体にくっついていると、これは簡単なことではなく、生地の破片やクッション素材を切り取って分離しなければならない。火事の犠牲者は体が硬直し、ボクサーのポーズを崩せないことが多く、そのまま持ち上げて、手足を伸ばして仰向けの格好で入れるように設計されている遺体袋に入れるにはかなり苦労する。しかし、いざ遺体袋が部屋から運び出されると、遺体の四肢の末端を調べ、ポストモーテム骨折によって行方不明になった部分がどこか調べるのは、ずっと楽になる。

リストを作ったらそれを頭に置きながら、残骸の中の探索を始める。ここまで綿密に作業して、私たちはかの老人の指すべてと上肢の長骨の先端部分をなんとか回収でき、遺体袋の中に一緒に収めて、無事、遺体安置所に運んだのである。

すでに触れたが、大腿骨は交通事故で、ダッシュボードに膝が激突することでよく骨折する。また、高齢になると骨量が減るためそもそも骨折しやすくなり、股関節の骨折に注意が必要になる。英国では毎年、股関節を骨折する人が七万人から七万五〇〇〇人のあいだで推移し、そのうち七五パーセントが女性で、平均年齢は八〇歳近い。股関節骨折が死に結びつくことは多々あるが、股関節が折れたから転んだのか、転んだから骨が折れたのか、明確にするのは難しい。

父は、アルツハイマー病が進んで精神科に入院したあと、股関節を骨折した。当時父は歩行がおぼつかず、看護師さんたちはとても正直に、自分で転んだのか、ほかの患者に押されたか何かしたのか、はっきりとはわからないと話してくれた。相手が生きていても判断できないのだから、死者であればその違いを見分けるのはほぼ不可能だろう。

膝小僧、つまり膝蓋骨は、体の中で最大の種子骨（セサモイド・ボーン）である。セサモイドという単語は「胡麻」（セサミ・シード）から来ており、普通は筋肉の腱の中にできる小さな粒状の骨のことを言う。膝蓋骨はどこから見ても胡麻には見えないので、少々ずれた名称だと言えるだろう。

膝関節の近くには膝蓋骨とは別の種子骨が見つかることがある。腓腹筋頭種子骨（とうしゅしこつ）は英語でfabella（「小さな豆」の意味）と言い、ふくらはぎ最上部にある腓腹筋の外側頭の腱の中に形成される。それを持つ人は四割にも満たず、どの年齢層より高齢男性に多い。だからもし遺体に腓腹筋頭種子骨が見つかったら、比較できる生前のX線写真があれば身元の特定に結びつく可能性がある。機能はよくわかっておらず、遺伝要因と環境要因が相まって再発生した、進化過程にあった要素なのではないかという仮説がある。少々こじつけに思えるが、私は遺伝学者ではないので何とも言えない。

膝蓋骨は英語でpatellaと言い、小さな浅い皿や鍋を意味するラテン語が語源だ。腿の正面の大腿四頭筋の腱の中に存在し、三歳頃に形成が始まる。目的は、膝の生体力学的な効率を高めることだ。でっぱっているため骨折のリスクが高く、じかに衝撃を受けたり、高所から落ちたりして割れるのが一般的だ。膝蓋骨がこなごなに砕けたときには取り除くが、最近はばらばらになった骨を針金で一つにする（鋼線締結法）ような再生手術をすることが多い。そのため、法人類学者は、膝に整形外科的介入があったことを示す針金はないか必ず確認する。

膝小僧は神経がたくさん集まっており、とても敏感な部分なので、人に痛い思いをさせて苦しめたいときにターゲットになりやすい。ニーキャッピングは拷問や制裁として膝をわざと損傷させる行為で、銃で撃つのが普通だが、ときには野球のバットのような棒状の凶器で思いきり殴ることもある。じつは、意図的にしろ偶然にしろ、狙いが逸れて大腿骨下部や脛骨あるいは腓骨上部が骨折するケースも多い。

ニーキャッピングは、一九七〇年代から一九八〇年代にかけてイタリアの極左過激派組織〈赤い旅団〉や、北アイルランド紛争のときには、さまざまな背反行為に対する制裁として、ロイヤリスト（英国帰属支持者）もアイルランド共和国軍（ＩＲＡ）も使っていた。北アイルランドで紛争が続いていたあいだに、約二五〇〇件の記録が残っている。究極の制裁は〝シックスパック〟と呼ばれ、肘、膝、足首をすべて銃で撃ち抜くものだ。最近ではイスラム原理組織ハマスやバングラデシュ警察がこれを使っていたと報告されている。

脛骨や腓骨の骨折はスポーツ関連の事故や、走行中の乗り物との衝突で多く、〝バンパー〟骨折と呼ばれることもある。

四肢の長骨、とくに下肢の骨折は、左右の長さがだいたい等しくなるように治療する必要がある。もし片方がもう一方より短くなってしまったら、それを補うために体のほかのさまざまな部分に構造的な変化が起き、骨盤や脊椎、脚そのものにも影響が出る。下肢に整骨のまずい骨折痕があった場合、生前その人物は足を引きずっていたか、少なくとも歩き方がぎくしゃくしていたと断言できる。

長骨の対称性は人によってまちまちで、これは私たちに左右の偏り（側性化）がある証拠だ。つまり右利き左利きの違いである。一般に、ふだん字を書くのは右手か左手かで判断できるが、もちろんボールをどちらの足で蹴るかとか、全体として体のどちら側が優位かといったことにも関係してくる。また、左手で字を書くからといって、何をするにも左手を好むとは限らない。たとえば、食事をする、楽器を弾く、スポーツをするときだけ右手を使う人もいる。字を書くときとは逆の手でバットを振ったり投球したりするクリケット選手は大勢いる。

それでも、人口の約九割が右利きであり、もし手が右利きなら、脚も右利きの確率が高い。利き手利き足の程度は人によってまちまちだが、どちらの手でもまったく同じようにできる本物の両手利きというのは相当珍しい。右利きの人は、左脳の運動皮質と感覚皮質が発達している。神経は、指令の発生源（脳）とその目的地が交差しているからだ。側性化は人間だけでなく動物全般に見られ、ほとんどの霊長類、イヌ、鳥類、齧歯類で確認されている。

右利きかどうかは遺伝的なものかもしれないが、子供が幼いうちに右手を使うよう強制すること（昔はそれが普通だった）や日常生活で使う道具類が右利き用に設計されていることが、右利き優位の風潮を後押ししているのかもしれない。

古くは、体の右側のほうが〝正しい〟とされ、左でものを書く人は信頼できないとか、ときにはそれだけで悪人だとさえ見なされた。こうした信念は多くの古代文化や宗教の創世神話に根ざしており、多くの言語で「右」、「左」を表す語の語源に反映されている（英語の「右」rightには「正しい」の意味もある）。「右」は正当で正しく、まっすぐであることを示す一方、「左」は邪悪で不器用で弱いことを示唆する。

右利き左利きについては膨大な科学研究がおこなわれてきた。遺伝の影響、胎児期の各指標の差、出生時の体重、知能、収入などその他数多くの要素との関連。その結果、出生時でさえ四肢の骨の寸法に歴然とした差があり、右側のほうがより長くて太いことがわかった。成長するにつれ、よく使うほうの筋肉量が増え、それに応じて骨のサイズも増していく。

たとえば右の上腕骨は、血液の供給量が増え、筋肉がより発達するため、左より長く太く強くなる傾向がある。それは指も同じで、たとえば指輪をしようとしたとき、左指より右の同じ指にはめたときのほうがたいていきつく感じる。左利きの人でも右側の骨のほうがやはりやや長く、太く、頑丈になる傾向があるが、両側の差は少なくなる。

遺体を検分するとき、長骨の寸法に差があったとしても、骨だけを根拠に右利きか左利きかを特定するのは危険だ。もっとも、迂闊（うかつ）な法人類学者がそうしてきた過去があるのは事実である。かつての遺体安置所では、どちらの手で字を書いていたかわかる指標として指に胼胝（たこ）を探したかもしれないが、キーボードやキーパッドが主流の現代では、その方法は急速に廃れつつある。

もちろん、この人はたぶん右利きだったと言ったほうが当たる確率が高い。実際問題として、左利きのほうが珍しいので、そう指摘できれば身元の特定のためには役立つだろう。しかし、そう意見してしまうのはやはりリスキーだ。

腐敗したり損壊されていたりする遺体に対処する場合、その人にいつ何が起きたのか、骨から物語を引き出すのは、すでに見てきたとおり、そう簡単なことではない。長骨は、腐肉食動物にとってカルシウムの宝庫であり、骨髄は栄養豊富で食欲をそそる。そのため、自然環境に晒された状態であれば、そうした動物の餌食になる可能性が高い。私たちは骨の表面に残った歯形から、小さな齧歯動物か大型の肉食動物かなど、それがどんな動物に食われたか意見を述べることもある。

しかし、すべての遺体が摂食されるとは限らず、ときには動物に食われていないことそのものが、検死担当者が動物の行動に精通していなければ余計に、疑問を呼ぶことがある。動物の行動を理解するには、彼らのライフサイクルを俯瞰から眺めなければならない。

たとえばキツネは無節操に何でも食べる動物ではない。一年のうち特定の期間は、たとえば人間の遺体のような大型の死骸には見向きもせず、扱いやすく、数も多く見つかり、自分で狩りをすればより新鮮でもある小型動物を好む。

キツネは好みのうるさい動物で、腐敗の液化が途中まで進んだ人間の遺体にはあまり食指を動かさない。遺体の腐敗が進めば進むほど、多くの肉食動物を引き寄せるものだと考えがちだが、まったくそんなことはない。キツネは比較的新鮮な遺体を喜んで貪り（むさぼり）、カロリーの高い骨髄を求めて骨を砕く。そして、液化がさらに進むと、カルシウム摂取のために骨を齧りにまた戻ってくる。しかしそのあいだの期間は、よほど食料に困っていない限り、遺体には目も向けない。

スコットランドのセントラル・ベルトと呼ばれる中部地方にある農場の隅で見つかった遺体は、そこがキツネの多い地域で、腐敗もかなり進んでいたにもかかわらず、動物に食われた痕跡がびっくりするほど少なかった。警察は、遺体はどこか別のところに保管されたのちに畑の隅に遺棄されたものと推測した。ところが、遺体にはそのごまかしの痕跡が何も見当たらない。

キツネが遺体に関心を示すかどうかは、それが遺棄された時期に関係することを私たちは知っていた。一年のうち食料が豊富にあるとき、あるいは育てなければならない子供がいないときだったのでは？　警察にそう意見を伝えると、キツネ研究の専門家や狩場管理人の考えもそれを裏付け、彼らを説得できた。ほかの動物の遺骸もそうだが、野晒しになった人間の遺体に動物に食われた痕がなかったとしても、けっして珍しいことではない。そのためこのケースについても、必ずしも遺体が最近になって発見現場に運ばれたことにはならないというわけだ。

ただ両手の部分だけはなくなっており、それはキツネに食料を貯蔵する習慣があることが理由だろう。次にいつ食料が見つかるかわからないので、キツネはよく食べ物を貯蔵しておく。手のような持ち運びしやすい部分からまずちぎって、後で食べるためにどこかに埋めておくのだ。これを貯食行動と呼ぶ。

消えた体の一部は、キツネ道をたどり、掘り返されたように見える地面を探すとよく見つかる。キツネは自分の貯蔵食についてとても慎重なので、貯蔵する食べ物を保険として〝分散させる〟。一か所に埋めると、ほかの肉食動物に全部食べられてしまう危険性があるからだ。それでも見つかって盗まれてしまうことも多い。おもな犯人はアナグマだ。

結局、遺体は高齢のホームレス男性のものとわかった。低木の下に潜り込んで眠るうちに、そのまま亡くなったものと思われた。消えた両手は？　その後、遺体から少し離れた、それぞれ違う隠し場所で見つかった。骨には、見ればすぐにそれとわかる、キツネの尖った歯の痕があった。

四肢を覆う皮膚や軟組織も、その下の骨と同様に身元特定の役に立つ。タトゥーを入れるのに最も一般的な場所は、男性なら前腕、女性なら肩や腰だ。デザインも、人は自分だけの特別なものと思いたがるものだが、実際にはタトゥーパーラーでカタログを見て選ぶか、誰かのタトゥーをコピーしたものをアーティストに渡すかするのが普通だ。

ある若者は、テロ組織の一員になる資格があることを証明するため、拳銃の分解組み立てをするところをビデオ撮影して、銃の扱いに長けていることをアピールすることにした。たしかに銃の分解と組み立ての腕前はたいしたものかもしれないが、ほかの点では少々抜けているようだった。彼は自宅キッチンで撮影しており、もし警察が関わることになればそれですぐに素性がばれてしまう。少なくともテレビで法科学関連の番組はよく観ていたらしく、顔や服を見せないこと、拳銃に指紋を残さないことは心がけていた。だからウエストから上は裸で、首から下しか映らないようビデオカメラのアングルを工夫し、食器洗い用のしゃれた黄色いゴム手袋をはめていた。しかし、手袋の端から肩にかけては素肌が見えていて、垣間見えた前腕のタトゥーの見分けはついた。

私は、容疑者のタトゥーをビデオに映っているものと比較した。容疑者の左前腕にある昔から人気の高いモチーフ〝聖母マリアと薔薇〟が、ビデオのマリゴールド印ゴム手袋の上部に見えた。右前腕には、よく目立つ母斑のすぐ隣にケルト十字架が彫られており、ビデオの右手袋のすぐ上に十字架上部と母斑の両方がのぞいているのがわかった。こうしてわれらが勇敢なるヒーローはタトゥーだけでなく母斑までしっかりと確認され、刑務所に放り込まれることになった。

ほくろ、そばかす、肝斑といった、皮膚に起きるいわゆる色素沈着は多くの人に見られる。これは、皮膚の基底層にある、目、皮膚、髪の色のもとになる色素メラニンが増加したものだ。メラニン細胞は紫外線を吸収するため、日光を浴びた場所が黒くなるのである。また、色素沈着は年齢を重ねることによっても増える。色素沈着によるこうした斑はランダムに現れるので人によって異なり、容疑者や被害者を特定したいとき、その人物を事前に撮影したイメージと解剖学的比較をするうえで便利な指標になる。

そういう比較は、児童虐待も含む性的虐待に関連する写真やビデオでおこなわれることが多い。携帯電話で猥褻なメッセージを送ってきたり、不適切なタッチをしてきたりしたとして、二人の少女が小学校の用務員だったピーター・ライアルという男を告発した。警察は彼を逮捕し、携帯電話やパソコンを押収した。彼が所有していた多数の映像の中に、別の女性がベッドで眠っている短いビデオ映像があった。ブラがたくし上げられ、あらわになった胸が映像に収められていた。

警察は捜査を進める中で、ライアルとその妻ゲイルと懇意にしていた一〇代の少女から話を聞いた。彼女はある晩、二人の家を訪ねたときに、酒を飲みすぎて客間で寝かせてもらったことがあった。撮影されていたことには気づかなかったが、そこに映っているのは確かに自分だと話した。顔は見えなかったものの、ブラが自分のものだとわかったからだ。

妻のゲイル・ライアルは、そうした映像にショックを受けたと警察で打ち明けた。ところが裁判が始まると急に証言を変え、夫が撮影した映像に映っているのは自分で、ロールプレイングをしていたのだと訴えた。

法廷の議論は紛糾した。裁判官は事実審理のやり直しを命じ、その間に一〇代の少女とゲイル・ライアルの体形を区別できる専門家を探すよう警察に求めた。

ビデオの検討を依頼されたのが私だった。携帯電話にあったその映像の質はまずまずで、私のチームはビデオを一つひとつコマに落とし、映っている女性の肩や腕のほくろのパターンをマッピングした。そのあとゲイル・ライアルと少女の写真についても同じ処理をし、両者を比較した。

今回、私たちが答えを出さなければならないことははっきりしていた。それぞれの映像がどの程度マッチするかではなく、ビデオに映っている女性はゲイル・ライアルか、それとも少女か、きっぱり白黒つけることだ。ゲイルにはそばかすは多かったがほくろはなく、ビデオと一致するとは言えなかった。一方少女にはほくろがあり（そばかすはない）、その散り方も映像にあるものとまったく同じだった。法廷に投げかけられた疑問に対する答えは明らかだった。

私は法廷に呼ばれて証言した。裁判官は、ピーター・ライアルの弁護士の作戦にしだいにいらだちを募らせていった。弁護士はただひたすら、私は皮膚科医でも何でもないのだから、そばかすとほくろの違いを証言する資格はないと訴えることに終始していたからだ。しまいに裁判官は彼を黙らせた。要するに、鑑定上ではそばかすと呼ぼうとほくろと呼ぼうと関係ない。それは斑状の色素沈着であり、そのランダムなパターンが一方の皮膚とは一致し、もう一方とは一致しなかった、それだけのことだ。

陪審による短い評議のあと、ライアルには未成年者への性的暴行と児童ポルノ映像の作成について有罪の評決が出された。ゲイル・ライアルがその後偽証罪に問われたのかどうかは不明だが、夫のほうは一八か月の禁固刑を言い渡され、性犯罪者として一〇年間登録されることになった。しかし彼はその後も無罪を主張し続け、刑務所内では彼を性犯罪者扱いするのは不適切とされた。

私は今も、被害者である少女が家族と一緒に証人用の控室に座っていたときの様子を覚えている。彼女はすでに一度、法廷で証言をしており、ひどく取り乱し、体を震わせて泣きながら、また法廷に戻るなんてとても無理ですと訴えていた。見ず知らずの人々の前で、しかも彼女を嘘つきだと証明しようとしている者までいるなか、心に深い傷を負わされるあんな体験をまたくり返さなければならないなんて、誰にとってもつらいことだ。まして彼女はまだ一〇代なのだ。レイプや性的暴行事件の多くが警察に通報されず、法廷に持ち込まれないままになるのも無理はない。

それでもいざ事件扱いになれば、法人類学者は犯人を裁くためにさまざまな面で協力を惜しまない。私たちの仕事のせいで犯罪者がより慎重になるのでは、とよく訊かれるが、私にはそうは思えない。被害者の身元の特定や犯人の訴追、あるいは無実の罪を晴らすことに、役に立たない人体の部分は一つとしてない。私たちの仕事は、骨から読み取れることだけに限定されるわけではない。それに、科学技術が進歩し続ければ、人体が証言してくれることもどんどん増えていくに違いない。

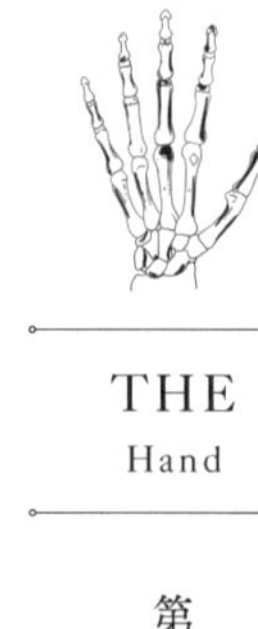

THE Hand

第九章 手

私たちには唯一無二の道具がある。創造したわけでも発明したわけでもないが、完璧な道具だ。人間の手である

——フリオ・ラモン・リベイロ（作家、一九二九—九四）

私は自分の手を見ると、悲しいことに、優美で女性らしい母の手ではなく、大きくて頼りがいのある父の手を思い出す。たくましいという言葉がいちばんしっくりくるこの手がハンドクリームのCMに使われることはないだろうし、「ヴォーグ」誌の表紙を飾ることもないだろう。でも、これこそが私の手で、今までずっと頼んだことは何でもこなしてきてくれた。何百体という人体を解剖し、意見をキーボードに打ち込み、赤ん坊を抱っこし涙とお尻を拭いて、一月の凍えるように寒い日に浄化槽から死体を引き上げてくれた。この信頼できる大事な〝家来〟が、ときおり刺すような

痛みとともに不満をこぼすようになったのは、つい最近のことだ。

人間の手は進化の奇跡であり、工学的にも非常によくできている。アメリカの古生物学者で生物学者のスティーヴン・ジェイ・グールドは、進化を研究する同僚たちが、その証拠を人間の頭部にばかり求めることをやんわり批判したが、それは正しい。彼らは見るところを間違っている、もっと手に注目すべきだ、とグールドは言った。人間が身のまわりのものを二本の手でこれほど巧みに操れるようになったのは、知性と大きな脳のおかげか、それとも、二本足で立って両手が自由になったことで初めて頭がその潜在能力を発揮し、手の器用さに追いつけたのか。

人間は、何かを失って初めてその価値を知る。手が片方、いや、場合によっては両方ない人生がどういうものか、想像してみてほしい。体の一部を失う心配をしなければならないのは、路肩爆弾や急ごしらえの爆破装置に絶えず脅かされる戦場の兵士だけだと思うかもしれない。だが、必ずしも従軍する必要はない。〝何もしない〟だけで充分なのだ。国民健康サービスによれば、II型糖尿病が進行して手足を切断しなければならなくなったケースが毎年六〇〇〇件も発生しているのだ。

私たちは何か作業をするときだけでなく、拍手したり、ハグしたり、愛撫したり、歓迎したりするときにも手を使う。手には多くの神経終末があり、触感や温度をじかに脳に伝えている。体の感覚能力のほぼ四分の一が手に集中している以上、手こそが知覚探索器官であると考えて間違いないだろう。

最新の義手は、手の運動機能をある程度補える性能を持ち、手を切断したとしても基本的な動作は一通りできる。だが、手が本来持っている感受性や、生身の手がもたらす人と人との結びつきを再現する技術は、いまだに存在しない。人間がコミュニケーションに用いる無意識の複雑なジェスチャーを模倣することも不可能だ。とはいえ昔の素朴な義手に比べれば、できることは驚くほど増えたのだが。

何かを直接示したり強調したりするときに、人はつい無意識に手で指し示すものだ。声が出せないときには、手や唇を動かして気持ちを伝えるすべを身につけてきた。今は技術の進歩によって、目の不自由な人にもさまざまな選択肢があるとはいえ、盛り上がった小さな点の並び方や間隔を見極めてそれが伝える情報を解釈する、点字を読む技術こそ、人間の指先にたくさんの神経終末がある意味を端的に示している。

手の構造は複雑で、しかも忙しなく動いているため、芸術家にとっては、体の中でも正確にとらえるのが難しい部分だ。レオナルド・ダ・ヴィンチが描いた手の精密画はすばらしい出来だが、触れれば静脈や腱や皺の感触まで伝わってきそうなアルブレヒト・デューラーのスケッチに比べると、見劣りがする。年を取って体調がすぐれなくなったヘンリー・ムーアは、老いゆく肉体の象徴として、自らの両手を描いた。「手はあらゆることを伝えてくれる。頼んだり断ったり、物をもらったりあげたり、喜びや不安も伝えてくれる。若々しい手も、年老いた手もあり、美しくも、醜くもなれる」とムーアは語った。

手が工学的にとてもすぐれていることを理解するため、〝ペンを持つ〟という単純な動作を例にとり、それができるようになるために人間の体がどのように発達してきたのか見ていくことにしよう。

まずは、五指状（五本指）の肢が発現する必要がある。人間は、胎生期の二六日目頃、胎芽の頸部に肢芽と呼ばれる一対の突出物ができ始める。そして三三日目までに、胎芽の上肢の先に手板が現れる。この時点ではまだ指が分かれておらず、手板は鰭（ひれ）のような状態だ。その五日後には、指間部の細胞が死に始めて、指先が見えだし、鰭の先がぎざぎざになっていく。細胞が徐々に死んでいくにつれて、指の形はさらにはっきりしてくる。

指間部の細胞があらかじめ決められたとおりに死ななかった場合、指は翼状になる。指が正しく分離しないと、二本もしくはそれ以上の指がくっついたままになり（そうなるケースは手指より足指のほうが多い）、合指症と呼ばれる状態になる。これは比較的簡単な手術で治り、手術で指を切り離せば二組の五本指となって、機能の上でもまったく問題はない。

四一日目には、手板の隅々に神経血管構造が行き渡る。これによって将来、軟組織への血液供給や神経支配が可能になり、手を動かすのに必要な（約）三四の筋肉が正しく機能するようになる。四七日目には手が回転できるようになり、その翌日には、骨の前駆物質である軟骨が作られ始める。続く八日間のあいだに、軟骨の塊の中の細胞があらかじめプログラムされた場所で死ぬと、将来の骨の間に関節腔ができる。関節腔は、手が形の変わらないシャベルのようなものでなく、自由自在に動く多機能の道具になるためには必要不可欠だ。

五六日目に、解剖学上は母指と呼ばれる親指がほかの四本の指と向かい合う形となり、物をつかむ動作が可能になる。つまり、母指対向性と呼ばれる、母指球をほかの四つの指球と接触させられる能力である。これは人間などの霊長類だけに見られる特徴で、ほかの動物との大きな違いだ。イヌもネコもウマもカピバラも、親指とほかの指をくっつけることはできない。

この時期になると、指先がふっくらし始めて指球となる。ここにぎっしり詰まっている神経終末こそ、探索道具としての手が独特の感受性を持つうえで欠かせないものだ。そして指球は指紋ができる場所でもある。

こうしてすべてが順調に発達し、胎生期の六週目頃になると、両手は完璧な機能を持つ器官となり、胎児は早々と指に慰めを求めるようになる（超音波画像でも、きわめて早い時期から、胎児が親指やほかの指をしゃぶる様子が見られる）。赤ん坊が生まれてから両手をスムーズに使えるようになるまでにはある程度時間がかかるものの、手を伸ばしてつかむ反射作用は新生児の段階からはっきり見てとれる。この反射作用は、はるか昔に樹上生活を送っていた人類が母親にしがみつかなければならなかった時代の名残だと考える古生物学者もいる。

さてこうして、人間は二つの手を獲得した。では、ペンを持つために次は何をする必要があるだろう？　まず、脳が目の前の物体をペンと認識して、それを持ちたいと思うことだ。ペンに手を伸ばすには、脳が中心前野皮質から電気信号を送り、それが脊髄から、上肢を司る脊髄神経（手が最初に形成された頸部にある）に伝わらなければならない。そこからさらに、腋窩にある神経が密集した腕神経叢を通って、動作に必要な筋肉に到達する。それから三角筋や前鋸筋を動かして、上肢を持ち上げて前に出し、前腕の少なくとも六つの筋肉を収縮させて、手首や、親指と人差し指の関節を動かす。これらが滞りなくおこなわれるために、脳の底部にある小脳が一連の動きを監督し、問題が起こりそうなときはそのつど動きを調整する。

さて、これで指先の感覚神経を通じて、親指と人差し指のあいだにペンがあることを感知できる。指先の感覚神経からは、ペンを持っていることを伝える信号が今度は逆向きに脳の中心後回に送られ、目が伝える情報と相違ないことを確認する。私たちは、ペンをつまんでいる感覚を親指と人差し指で感知していると思っているが、実際には、すべて脳の中で処理されていることなのだ。

望んだ位置でペンを持つには、手首をやや傾け、前腕のいくつかの筋肉を使いながら、親指の関節を二つとも曲げ、人差し指の関節は二つは曲げるが一つは伸ばす。ほかの指は力を抜いて手のひらにくるみ、邪魔にならないようにする。

これら一連の動作が、何を書くかまだ考えてもいないうちからおこなわれているわけだ。人体とはじつに驚異的で、とりわけ手がくり広げる繊細な〝バレエ〟ほどすばらしいパフォーマンスはなく、それは人間が生まれるはるか昔からそれぞれの役柄の練習をしてきた大勢の〝脇役〟に支えられている。私たちは、これらの動きを考えもせずにおこなっており、すべての部位がしかるべき場所で正しく連携して動くのを当たり前だと思っている。

もちろん、このみごとなパフォーマンスの陰には複雑な構造が必要だし、成人の骨格を構成する二〇〇あまりの骨のうち、少なくとも五四個、つまり骨全体の四分の一以上が両手にあるとしても不思議ではないだろう。器用に、そして自由自在に動かすには、細かい筋肉を接合させるため、骨はどうしても小さくなる。一般的に、片方の手だけで、手首に八つの手根骨、手のひらに五つの中主骨、十四個の指骨（親指に二つ、そのほかの指に三つずつ）、さらに親指の筋肉の腱には小さな種子骨が二つある。

手の骨は小さく、骨格が崩れてしまうと見つけにくい。とりわけ子供の手は骨の一つひとつがとても小さいので、何かの豆や米粒、小石などと間違えかねない。実際、遺体が腐敗するにつれて骨はばらばらになるので、法人類学者が手の骨を探しまわるはめになるのも珍しいことではない。手は服の袖から飛び出していることが多いため、腐肉食動物の格好の餌食となり、しばしば持ち去られてしまう。だから、遺体が両手のない状態で見つかっても、ただちに犯人に切断されたとは考えない。もちろん、念のために残っている骨に切断痕がないか確認はするが、ほとんどの場合、見つかるのはキツネの犬歯の痕で、アナグマの場合もある。野良猫や野良犬にも狙われやすい。

手のない遺体が見つかるのは珍しくないが、逆に手だけが見つかることはそう多くない。もちろんその場合、持ち主が死んでいるとは限らない。事故にしろ故意にしろ、単に手が切断されただけかもしれないからだ。誘拐された被害者の指が切断され、身代金の要求と一緒に送ってこられるという話をよく聞くが、そういうのはもっぱら犯罪小説や映画の中のことで、現実にはめったにない。

手や指だけが見つかったとき、どうやってそれが人間のものとわかるのか？　同僚も私も、警官が海岸で人間の手を見つけたと電話してくるケースには慣れっこになっている。あんまり慣れてしまって、そう聞いたとたん、もううんざりと思うくらいだ。送ってもらうことになる写真をまだ見もしないうちに、たぶんアザラシの鰭でしょうと言うことも多い。驚くことに、腐敗したアザラシの鰭と人間の手は本当によく似ている。アザラシの鰭も、人間の手と同じく、五指性（五本指）の肢の末端付属器官なのだ。五指性の肢の進化についてはいろいろな議論があるが、両生類、爬虫類、鳥類、哺乳類を含むすべての四足動物に見られる特徴といっていい。

こうした器官は、原始魚類が地上を移動する必要が出てきたとき、それに適応するため、対になった鰭を進化させたものと考えられている。種によって異なる形に変化して基本形ができていったが、たいていは〝足〟や〝手〟の骨がなくなったりくっついたりした結果である。その好例が有蹄（ゆうてい）類だ。有蹄類の場合、五指性の肢がその移動形態に必要な形に進化したのが蹄（ひづめ）である。有蹄類には、ウマなど奇数の蹄を持つもの（奇蹄目）と、ラクダなど偶数の蹄を持つもの（偶蹄目）がいる。また、亜有蹄動物――近蹄類（「有蹄類に近い」の意味）――という分類もあり、たとえばゾウが含まれる。

ある日、スコットランド西岸部の警察から「海岸で人間の手が見つかった」という例の電話がかかってきた。私たちは、確認のために写真を送ってくれるように頼みつつも、たぶんアザラシの鰭だから心配いらないと明るく伝えた。そうやって安心感を与えれば、早急な対応が必要かもしれないという警察側の不安を取り除いてあげられる。切断された人間の手となれば、陸海空にまたがる大規模な捜索の手配をして、検死官や地方検察官にも連絡しなければならない。早とちりはしないに越したことはない。

ところが写真が送られてくると、明らかに鰭ではなく手だ。しかし、人間のものにとても近いが、かといってそのものではなかった。腐敗が進んでいるので皮膚は見当たらないものの、形のバランスが人間の手とあまりに違う。親指がやけに短くて、ほかの指が長すぎる。人間以外の霊長類、たぶんチンパンジーの手だろう。切断の刃物痕もなく、食いちぎられた痕が残っているわけでもない。いったいどうしてスコットランドの海岸にチンパンジーの手が？

おそらく出どころは動物園か、霊長類の保護施設だろう。あるいはペット霊園か。ホメオパシー療法や黒魔術用に動物の体の一部を密輸する船から捨てられたのかもしれない。結局わからずじまいだったが、それ以来、海岸に打ち上げられた手がすべて鰭だとは思わなくなったし、きちんと目で確かめる前に気安くそう言うのは避けるようになった。

第八章で述べたように、焼死体の手や指は失われることが非常に多い。手には軟組織や脂肪がほとんどないので、火が短時間で骨に達し、骨がばらばらになって灰に紛れてしまうからだ。だから火災現場で遺体を回収するときは、前腕の先あたりを徹底的に調べて、灰の中から手の残存物を漏れなく回収したか確かめる。この作業はとても難しいため、死亡者のいる火災の調査チームには、回収作業のときもその後の検証作業のときも、法人類学者の立ち会いが必要だという考えが、最近は主流になっている。

法人類学者の知見や解剖学の知識が警察や火災調査官の調査にいかに役立つか、これまでにも証明されてきた。私たちが拾い上げた小さな燃えかすが、彼らには炭化した木材のかけらか小石にしか見えなかったのに、じつは指や手首の骨だったことを指摘すると、いつも驚かれる。

だが残念ながら、火災事故の調査に法人類学者は必ずしも必要ではないという考えの人はまだまだ多い。失敗してからやっと改善するというのが、得てして世の習いなのだ。大惨事となったある火災事故のとき、警察が初めて私に意見を求めてきたのも、たまたま地元の法病理医が休暇中だからだった。

その痛ましい火事では二人の男の子が亡くなった。火災現場は、スコットランド高地地方の人里離れたのどかな場所にあり、ヤニ松の外観が火口箱を思わせるヴィクトリア様式の山荘だった。火事の原因は電気系統の故障。消防車が山荘にたどり着くには、曲がりくねった一車線の道を延々と走らなければならなかった。男の子たちの両親は、消防車が到着するまで炎と孤軍奮闘し、寝室に取り残された息子たちを何とか助けようとしたが、火の勢いが強く、黒煙に阻まれて中に入ることもできなかった。さいわい、少年たちは寝ているあいだに煙を吸って亡くなったらしい。ご両親にとっては、わが子が取り残された家が燃えるのをただ見守るしかないのは、想像を絶するつらさだっただろう。

ようやく鎮火して建物内へ安全な立ち入りが認められると、二人の男の子の遺体を探す悲痛な捜索作業が始まった。山荘の屋根は垂木も屋根材も含めて崩れ落ち、骨組みだけが残った建物を一部屋ずつ確認するには、あらゆるものを手でどかさなければならなかった。重い垂木は慎重にどけて、家の外に積み上げられた。二人の少年は、ベッドで寝たままの状態で、屋根材や建材に埋もれているのが見つかった。周囲の瓦礫が取り除かれると、焼けただれた二人の遺体は検死作業のために遺体安置所に運ばれた。

男の子の一人は骨格が完全に揃っていたが、長男のほうは、体の重要な部位が明らかにいくつか欠けていた。家族には、欠けた部位はおそらく完全に灰になり見つからないだろうと伝えられた。二人の遺体は小さな白い棺に納められた。葬儀の参列者は、すべてを失くした両親の気丈な姿に胸を打たれた。

両親はたびたび山荘に足を運び、多くを失った悲しい現実を受け入れ、おそらくは、幸せだった頃の思い出のかけらをできるだけ拾い集めようとしていた。火事から二週間後、両親がいつものように山荘に花を手向けにいくと、庭の芝生で小さな骨の山を見つけた。

二人は警察に連絡したが、調べにきた警官は動物の骨でしょうと言った。地元の田舎暮らしの警官なので、ネコの骨か何かだろうと考えたのだ。心配は無用ですと両親に告げてから、拾った骨を証拠袋に入れ、遺体安置所に持っていった。折しも法病理医が休暇中で、私に連絡が来たのはそのときだった。遺体安置所でネコの骨をざっと確認して、両親にその旨伝えてほしいと頼まれたのだ。

型通りの調査だけが期待されているとき、その作業に真剣な関心を寄せる人は誰もいない。だから、そのときも、遺体安置所の技師は最低限のことしか手伝ってくれなかった。しかし残念ながら、私はまたもや波風を立てることになってしまった。周囲が想像もしなかったことを指摘するはめになったからである。その〝ネコ〟の小さな骨は間違いなく人骨で、しかも四歳から六歳の子供ののだった。

そこにはさまざまな骨がまじっていて、たとえば脊柱の一部、肋骨のかけら、手首の小さな骨もいくつか含まれていた。なかには歯形がついている骨もある。警官から見れば、そんなちっぽけな乳白色のかけらは、何であってもおかしくなかった。こんな状況のとき最もお手軽な反応は、法人類学者に異議を唱えることだ。なにしろ私は、相手があまり聞きたくないことを伝えていたのだから。

それは確かかと訊かれ、私は確かだと答えた。それでもなお、なぜそんなに確信が持てるんだと詰め寄られた。子供の骨の見分け方について教科書を書いたこともあるくらいですら、と私は答えた。それぞれどの部位の左右どちらのものか、一つひとつ名前を挙げて、年齢の推定だってできますよ。

遺体安置所の室温がまた一〇度くらい下がった。耳を塞ぎたいこんな意見が正しいなんて受け入れがたい。専門家が間違っていると考えるほうがまだましだ。どうやら警官はそう思ったらしい。私が記録を取り終えるまで警官が席をはずそうとしたので、報告書を提出しましょうかと尋ねた。すると驚いたことに、その必要はないと言われた。法病理医が休暇から戻るのを待つつもりらしい。

私は帰宅した。自分が絶対に正しいとわかっていることを疑われ、しかも私にはなすすべがない。

それが悔しくて仕方がなかった。亡くなった子供のことや家族のこと、火事のことを考えた。骨がどういう経緯で庭で見つかったのか考えた。言うべきことが言えないままになったらどうなるか考え、とにかく報告書を書こうと決めた。たとえ自分の心の平安のためでしかなかったとしても。細かいところまで覚えておきたくても、すぐに文章にしないとあっという間に忘れてしまうことは、これまでの経験でわかっていた。それに、書面に残さなければ、存在したはずの証拠も存在しないことになってしまう。

数週間後、いろいろ偶然が重なって、私はその子供の遺族の弁護士から連絡をもらった。休暇から戻った法病理医が、庭で見つかった骨を見て私の意見が正しいと認め、それでようやく警察が両親に連絡して、骨が長男の骨格の欠損部分とぴったり一致することを伝えたらしい。両親がセカンドオピニオンを求めたので、弁護士は知り合いの私にたまたま意見を求めたというわけだった。その件に関する報告書は手元にあると言うと、彼はたいそう驚いた。

私がすでに骨を検分していたことを彼が知らなかったのは、私が遺体安置所に行ったことが警察の記録からきれいに消されていたからだろう。私の報告書がない以上、ありうる話だ。報告書の提出を求められていたら、私が検分したことも周知されていたはずだ。私はもう一度、今度は遺族の代理人として遺体安置所に行き、遺族に返還される骨が自分が以前調べたものと相違ないことを確認した。骨はすべて揃っていた。人間の子供のもので、動物に食われた痕が残っていた。すべて間違いないと確認がとれたところで、すでに作成してあった報告書に、二度目の安置所訪問について追記して弁護士に提出した。

これで一件落着と思っていたが、しばらくして、今度はスコットランド南部の別の警察から連絡をもらった。当初の管轄署の調査の進め方に問題がなかったか確かめるようにと上から指示があったらしく、問題の原因を突きとめて今後の教訓にしたいという趣旨だった。連絡をくれた上級捜査官は、仕事場ではなくご自宅で話を聞きたい、自分の家からそう遠くないし、そのほうが気楽だからと言う。部下を一人連れてわが家にやってきた彼と、キッチンでコーヒーとビスケットを囲んであれこれ話をしたが、気楽だったにしろそうでなかったにしろ、事情聴取だったことに変わりはなかった。上級捜査官が質問し、部下が私の話を漏れなくメモしていった。

報告書を求められなかった理由は、私には答えられなかったので、管轄署に直接訊いてもらうしかないだろう。

なのに、なぜ報告書を書いたのか？　意見を求められた専門家として、頼まれた仕事を最後までやり通した、それだけのことだ。報告書を書いて報酬がもらえるかどうかは関係ない。調べてわかったことを記録に残すのは、私の責務だった。

あのとき、どうして人骨だとわかったのか？　そう訊かれた時点では、見つかった骨はＤＮＡ鑑定の結果、すでに長男のものであることが確認されていた。だから、子供の骨と判断した私の能力が疑われているわけではなかったが、私の意見が当初は認められなかった理由を知りたかったようだ。

なぜ弁護士は私に助言を求めたのか？　この質問の答えは簡単で、単なる偶然だ。あの弁護士とは仕事でもプライベートでも知り合いだったが、連絡してきたとき、彼は私がすでにあの件に関わっていたことを知らなかった。

そして待ちに待った質問が来た。亡くなった長男の骨の一部が、なぜ火事の二週間後に庭で見つかったのか？　もちろん、私も断定はできない。火災現場には一度も行ったことがないし、最初に遺体を回収したときも、その後骨の一部が見つかったときも、現場にいなかったのだから。

私にできるのは推測だけなので、それでもいいかと上級捜査官に尋ねると、いいと言う。私はすでにあれこれ考え合わせた末に、一つの仮説を立てていた。まるで見当違いか、一部は正しいか、みごと正解か。真偽のほどは誰にもわからない。だが少なくとも、説明としては筋が通っていた。

火事のとき、崩れた屋根が子供部屋に落ちた。二人の子供が下敷きになったが、垂木が子供のベッドにまたがるように落ちていたのは確かだったので、燃えている垂木の下に長男の体があった可能性がある。

燃焼中の木材が皮膚の表面を焼いて付着したままの状態になると、結果的に体の一部が火から守られて、ほかの部分ほど損傷がひどくならない。そのまま木材が燃え残ったとすれば、撤去作業でそれを持ち上げたとき、体の組織も一緒にくっついてくる可能性がある。

鎮火後、遺体の捜索のために瓦礫をどけていた消防隊は、子供部屋に崩れ落ちた垂木を苦労して運び出した。その際、わざわざ垂木を引っくり返して下がどうなっているか確かめたりしなかっただろうから、子供の体のごく一部が付着していたとしても気づかれなかった。こうして垂木はほかの瓦礫と一緒に家の外に積み上げられた。

ここで動物が腐乱した体の一部に気づいた。ネコやキツネはとりわけ鼻が利くので、遺体の一部を見つけて食べるために持ち去った――骨が見つかった庭に。骨に残っていた歯形がこの仮説を裏付けている。

なぜ最初からその仮説を警察に伝えなかったのか、と上級捜査官が尋ねた。答えは簡単で、誰にも訊かれなかったからだ。

警察は昔のことをなかなか忘れないものなので、例の管轄署とは、少なくともその後一〇年は仕事での付き合いがなかった。この火事は三〇年前の出来事で、それ以降、時代も警察の現場検証の仕方も大きく変わった。それはとてもいいことだと思う。死者が出た火災事故における法人類学者の役割の重要さも広く理解されるようになったが、いまだに私たちの知見がきちんと認められるには努力が必要なときもある。

火事でばらばらになった成人の遺体を回収するとき、手については、骨あるいはその残存物を合計二七個探さなければならない。八つの手根骨、五つの中手骨、一四個の指骨を意味する「八・五・一四」は魔法の合言葉だ。だが、すべての手にきっちりこの数の骨が揃っているわけではないし、親指とほかの四本指が正しい場所に正しい形で残っているという前提で探しても、そのとおりに見つかるとは限らない。先天的に、あるいは不慮の事故により、その人の手の造りが普通の人と違う場合もあるからだ。

すでに述べたように、将来的な手の形は胎児期の四週から六週にほぼでき上がる。その時期に何かで正常な発達が妨げられると、最終的な手の形にそれが現れるが、人体の差異は遺伝子によるところも大きい。最もよくある手の先天性症状は、指の数が違うことだろう。

人間の手足の指の数が普通と異なる症状を、専門用語で指症と呼ぶ。指の数が多いのは多指症で、最も多いのは、手の小指の内側に余分な指が残っている場合だ。余分な指骨を切るのは、比較的簡単な手術である。余分な指骨は軟組織だけでできていることが多いが、なかには完全な骨が形成されていることもある。多指症の原因は命に関わらない突然変異なので、何世代にもわたって遺伝することがある。けっして珍しくない症状で、新生児の一〇〇〇人に約一人の割合で見られる。

二〇一六年、中国で（両手の指が六本ずつある）多指症の女性が産んだ男の子は、さらに珍しいケースだった。両手に手のひらが二つずつあり、右手に七本、左手に八本、計一五本の指があったが、親指は一本もなかった。さらに足の指も八本ずつあった。つまり手足に三一本の指があり、通常より一一本も多かったのだ。それでも世界記録ではない。史上最多の指の持ち主は二〇一〇年生まれのインド人の少年で、両足に一〇本ずつ、両手に七本ずつの計三四本あった。その少年は生後しばらくしてから手術で余分な指を一部取り除いたため、現在、最も多くの指を持つのは、やはりインド人のデヴェンドラ・スタールで、手足に七本ずつ、計二八本である。大工の彼は木を切るとき、指を落とさないように細心の注意を払わなければならないという。

多指症の反対は指の数が少ない欠指症で、症状には臨床的にさまざまな種類がある。たとえば裂手症・裂足症（SHFM）は、中央部の指が一本か複数欠けていて、手足の指が偶数本（二本か四本）しかなく、鉤爪のような見た目をしている。指が二本しかない人は、指骨同士が融合する合指症を併発していることが多い。

珍しいのは、手足の指が異常に大きくなる巨指症だ。これは片手のみに出ることが多く、たいていは人差し指が大きくなる。原因はよくわかっていない。反対に短指症は、おもに骨が通常よりも短いために、指が極めて小さくなってしまう。遺伝性疾患で、患者は先天的にその特徴を持っているが、ほかの指が成長しているのに一部の指だけ大きくならないので、初めて気づくことも多い。

数ある手の先天異常の中でとりわけ珍しいのが、中指にそっくりな指（複製指）が並んでついている多指症だ。トマス・ハリスの『羊たちの沈黙』の主人公ハンニバル・レクターは、小説ではもともと左手に中指の複製指がある設定だったが、映画ではその描写が削られている。同じように珍しいのは、指の位置が入れ替わっているケースだ。ある晩、私は（「一パイントの科学」と呼ばれるイベントの一環として）パブで講義をおこない、手による身元確認に関する自分の研究について話した。講義の後、近づいてきた若い女性に、自分は中指と薬指の位置が逆になっているので写真を撮ったらどうかと言われた。さらに最近でも、別の女性が手の写真を撮らせてくれたのだが、彼女は小指の皺が一本多く、関節の数と合っていなかった。彼女も不思議に思っていたようだ。この疾患を持つ人は全人口の一パーセントに満たないので、私も大変興味をそそられた。手は本当に面白く、飽きない部位なのだ。

もちろん、後天的に手の形が変わることもある。事故、儀式、外科手術によって指が切断されることもあれば、罪を犯した罰として指を切断するのが珍しくない地域もある。自分の意志で指を切り落とすこと（自己切断）はめったにないが、あったとしても、体が何かで拘束されて、手足を犠牲にしても生き伸びようとした結果であることが多い。また、身体同一性障害の人が自分の体の一部を自分のものと思えず、一方的に押し付けられたものとして切断しようとすることも、よく知られている。

子宮内で胎児に羊水索が絡まって体の一部が切断されることもある。きわめて稀なケースだが、新米の両親が受けるショックは相当なものだ。

つまり、法人類学者はそうした疾患や不慮の出来事が手の形に影響することを、絶えず意識しなければならない。もし手が切断されていたら、骨の先端を見て、亡くなる前に切断されていたことを示す治癒痕がないか確かめる。切断面からペリモーテムのものか、ポストモーテムのものかがわかり、使われた凶器の特徴を示す痕跡がたいていは見つかる。

単純労働者の健康と安全がないがしろにされていた時代は、指がなくなっても、仕事柄仕方ないとされた。最近、スコットランドのパースにあるジェネラル刑務所の受刑者九〇〇人（うち約三分の一は女性）を出所直前に撮った古い写真が展示公開された。いずれも一九世紀の警察の典型的な人相写真で、出所後はスコットンランドじゅうを自由に闊歩することになる彼らを当局が追跡調査できるようにするためのものだった。よくある正面からの写真と、位置を慎重に決めて置いた鏡に映る横顔を写したものも添えてある。だが、とりわけ興味深かったのは、手も一緒に写した写真が多いことだ。どうやら、出所時は指が五本揃っていた（あるいは揃っていない）ことを記録したものらしい。当時は工場労働で指を落とすことが珍しくなかったため、指がないことは顔と同じくらい大事な特徴だったのである。

最近は、指や、場合によっては手そのものがないことをあえて目立たせる〝切断タトゥー〟も流行している。たとえば、握った両手の指に一文字ずつ入れた「Good uck（幸運を祈る）」というタトゥーは、「L」が欠けていることで、あるはずの指が一本ないことをアピールしている。あるいは、右の拳に「Love（愛）」というタトゥーを入れ、指が一本もない左手の甲に「No room for hate（憎しみの場所はない）」というタトゥーを入れた男性を見たこともある。

また、とくにハロウィンの時期になると、偽物の指を使ったおふざけによく遭遇する。私の子供の頃は、毎年一〇月になると、誰かの皿に盛られた給食のライスプディングの中からおもちゃのゴムの指が出てきたものだった。最近はゴムの指では飽き足らなくなったのか、古い人骨を使ったグロテスクなゴシック風アクセサリーがネット上で売買されている。本物の指の骨でできたネックレスに一五ドルも払いたがる人がウェブストアに残したコメントを見れば、どういうたぐいの人間かは一目瞭然だ。

「骨はきれいでした。一部の骨は骨粗鬆症か関節炎だったようです。友だちへのプレゼントにぴったりです」

そしてQ&Aにはこうある。「Q：三つの骨はどれも同じ手のものですか？ A：それぞれ違う人の骨ですが、できるだけ同じ手のものに見えるように組み合わせを考えて選んでいます」

亡くなった人の骨がアクセサリーとして売られていても問題ないなんて、ここはいったいどういう世界なのか？ それとも、そう思うのは私だけ？

ある日、仕事をしていると、秘書のヴィヴが例によって警察からの問い合わせ電話をつないできた。

「ちょっと見てもらいたい変わった骨があるんですが、今からそちらにお持ちしていいですか？」

今回は、アザラシの鰭ではなさそうだった。やがて二人の警官が小さな証拠品袋を持って職場にやってきた。ここはスコットランドなので、警官はいつもペアで動くし、用件を切り出す前に、出されたお茶を飲む。

袋の中にあったのは銀色のキーホルダーで、犬の散歩中の男性が（こういうものを発見する人は、いつも犬の散歩中だ）、林の中の小径脇の草むらで見つけたものだった。鍵はついていない。一見何の変哲もないキーホルダーだが、なんとキーリングに人間の指の骨が三つついていた。骨の関節同士を銀色のワイヤーでつなげて、みごとに一本の指になっている。私と警官たちは目を見合わせた。彼らは、ただのおもちゃだと言ってくれと目で訴えていたが、私は彼らの一日を台無しにせざるを得なかった。

それは、若い男性の左の人差し指の末節骨と中節骨と基節骨の一部だった。どの骨もきれいで（たぶん煮沸して漂白されていた）、腐敗臭もないので、切り取られてからしばらく時間が経っていると思われた。基節骨の末端にある切断痕の間隔と規則性から、たぶん普通の手のこではなく、電動ノコギリで切ったものだとわかった。

こうして警察はやむなく捜査に乗り出した。手始めに、キーホルダーが見つかった場所の周辺で一軒ずつ聞き込みをした。探しているのは、左の人差し指がない若い男性（まだ生きている可能性が高かった）なので、もし近所に住んでいるなら見つけるのはさほど難しくないはずだ。案の定、まもなく見つかった。

キーホルダーの持ち主は、デヴィッドという指のない男性で、子供の頃から父親の会社で働いている大工だった。ある日、急いで木を切らなければならなかった彼は、焦るあまり、いつも使っている安全ガードと保護カバーをつけずに作業を始め、丸のこの操作を誤って指をすっぱり切り落としてしまった。彼は指と一緒に急いで病院に運ばれた。だが、指を接着することはできず、彼は許可を得て記念に持ち帰ったのだった。

切断された体の一部をどうするかについては、それを規制する法律があり、もちろん、たいていは医療廃棄物として焼却処分される。だが、胆石や歯など、患者が自分の体の一部だったものを持ち帰りたいと言えば、例外として認められることもある。それについては病院ごとに独自のルールがあるものの、公衆衛生上問題がなければ、患者が自分の体の一部を保持することを禁止する法律はない。体の一部を切断した人がその部位の返却を望むことはできるし、実際にそうしている人もいる。英国の人体組織管理庁は、たとえそれが許されたとしても、病院側は追跡調査できるように記録を残す義務があるとしている。

体の一部を失ったとき、宗教的あるいは個人的な理由から、死亡時には自分の体を完全な形に戻したいと考えて、いずれ一緒に埋葬か火葬してもらうために切断した部位を取っておこうとする人がいる。手足の一部を失っても生き延びた人が、その部位のための墓を作ることは昔からあった。ウォータールーの戦いで砲弾を浴びたアクスブリッジ卿の片足の墓がいい例で、「片足を墓に突っ込む」という表現を作ったのは彼だと言われている。最近になってその風習がまた戻ってきており、あるムスリム系の病院聖職者は、イングランド北部に切断された四肢だけを埋葬する共同墓地を作った。

皮肉なことに、人生半ばで失った体の一部について唯一できないのが火葬である。二〇〇八年の火葬法によって、存命中の人間の体の組織を燃やすことが禁じられたからだ。とはいえ、個人の判断のもとに焚火で燃やすのを止めることは、誰にもできない。

自分の切断部位を献体しようとして断られ、それならいっそ、と突拍子もないことをしでかす人もいる。片足を切断したアメリカ在住のある女性は、わざわざお金を払ってそれを白骨化してもらい、自分のインスタグラムに投稿した。これには私もさすがに言葉を失う。

しかし、私たち法人類学者の仕事は、人間がそこまでするわけを突きとめることではないし、体の一部を失った人がそれを手元に置いておきたがる理由がたとえ不可解に見えるとしても、それで心の傷が癒されるのであれば、許されるべきだろう。私たちには自分の体を自由にする権利があり、体にくっついている部分でも切り離された部分でも、それは変わらないのではないか？　議論の余地はあるだろうが、人骨を使ったアクセサリーを売買するというおぞましい行為に表れているように、他人の体に対して敬意を持たない人がいることを考えると、それとこれとは別、と線引きをする必要があると思う。

とはいえ、デヴィッドが切断された自分の指におこなった処置は、誰の目から見ても信じがたいものだ。指を持ち帰った彼は、まずそれを熱湯で煮て、軟組織を取り除いた。母親がスープを作るときに骨を煮ていたのを見て、同じようにすればいいと思ったらしい。そうやって軟組織と爪を捨てたあと、取り出した骨を真っ白になるまで漂白剤に漬けた。でも骨からまだ脂肪分が少し染み出ていることに気づき、もう一度煮ることにしたのだが、今度は酵素入り洗剤を使った。母親がテーブルクロスについた油染みを取るときに、そうやっていたからだ。いやはや、すべて正しい手順だ。次に、自室の窓際にキッチンペーパーを敷き、そこで骨を日干しにしてから、臭いと脂肪分が抜けたところで小さなガラス瓶に移し、部屋の本棚に置いておいた。

彼が指をとっておいたのは、そうするのが「面白い」と思ったからだが、しばらくは使い道が思いつかなかった。ときどきハロウィーンの時期などに近所のパブに持って行き、友人に見せびらかすのが関の山だった。いつかこれでアクセサリーでも作るかなと言っていたのだが、ついに実行に移すことにした。

彼は指骨それぞれにドリルで縦方向に穴を開け、銀のワイヤーを通して一つにつなげると、末節骨の端で玉を作り、基節骨の切断面に銀のふたをかぶせてからキーリングにつけた。それでも飽き足りなかったのか、なぜかバレンタイン・デーの日に、永遠の愛の証として新しい彼女にプレゼントすることにした。

彼女が欲しかったのは、たぶんバラやチョコレート、あるいはいっそ自分の指にはめるダイヤモンドの指輪だっただろう。いずれにせよ、もらった彼女は気味悪がってキーホルダーを茂みに捨ててしまった。慌てたデヴィッドは何時間も探しまわったが、結局見つからなかった。もちろん、二人の関係は長くは続かなかった。デヴィッドは法に背いたわけではないし、唯一の罪はと言えば、贈り物のセンスがまるっきりないことぐらいだろう。どうでもいい些細な話だと思うかもしれないが、そもそも警察がじかに持ち込んできた一件で、九本指のなかなか図太い〝ロミオ〟を見つけたのも彼らだ。

指の骨が若い成人男性のものであると、なぜわかったのか？　もう一度、骨の発達の話に戻ろう。胎児のときに将来的な手の形が定まることは、すでに述べた。誕生時、人間の手には一九個の骨が確認でき、生後二か月になると、手根骨のところに骨ができ始める。そして最後の豆状骨ができるのは、女子が八歳、男子が一〇歳のときだ。その後も七年間、手は成長し続け、それぞれの骨の成長板（骨端線）が閉じると、手の成長も止まる。

大工のデヴィッドは、不運にも一六歳のときに指を失った。キーリングについていた骨のX線写真を見ると、中節骨と末節骨の成長は止まっていたが、骨端線の〝残存〟がまだ見えたので、完全には閉じていない状態だった。つまり骨端線が閉じたのは比較的最近ということになる。手の骨は思春期の血中ステロイド濃度の変動に応じて成長していく。また、テストステロンは、より頑丈で大きな骨を作る。手の成長が止まるのは女子より男子のほうが二歳遅いことから、テストステロンの影響により、男子の手の骨は女子の標準的な手の骨より大きくなる。これらから、見つかったのは男性の骨だと結論づけたのだ。

とはいえ、デヴィッドの指の骨のX線写真は切断時の年齢を教えてくれるだけで、何年前に切断されたものかはわからなかった。最初はガラス容器に入れられ、その後キーリングにつけられた骨は、永遠に一六歳のままだったが、デヴィッド本人は警察にその持ち主として特定されるまでに八歳も年を取っていた（が、脳みそのほうはあまり成長しなかったらしい）。

手の骨は数が多く、骨それぞれが独自のペースで成長していくため、子供の実年齢の推定にも手のX線写真がよく使われる。

難民や難民申請者が付添人のいない未成年者（UM）としてイギリスに入国する際は、その子の年齢を推定する必要がある。出生届が義務化されていない国も多く、そういう場合、子供の正確な年齢がわからない。身分証明書を持たずに出国していたり、イギリスに来るまでに失くしてしまったりして、申告年齢を証明できる書類がないケースもある。

そういう子供については、ソーシャルワーカーが、いろいろな質問に対する回答や外見、全体的な発育度合いをもとに年齢を推定する。そして、一八歳未満とされた場合は、生年と思しき年の一月一日を新たな誕生日とする。未成年か否かをできるだけ正確に見極める作業は、児童保護の観点から重要だ。英国は、国連子どもの権利条約の批准国なので、その条約が定める一八歳未満の子供ということになれば、成人するまで住まいや教育、食事などを提供し、保護し世話をしなければならない。つまりその子が成年になるまでは、各地方自治体が責任を持って育てなければならないのだ。

とはいえ、すべての制度がそうであるように、子供に与えられる権利の恩恵にあずかろうとしたり、わざと身分証明書を持たずにイギリスに来たりする悪質な〝大人〟が年齢をごまかすケースは、どうしても出てくる。そういう人がいったん未成年と認められると、何か目立つことをしたり、法を破ったりしない限り、実年齢が明らかになることはまずない。

イギリスの司法制度には、法律の適用年齢について独自のさまざまな基準がある。たとえば、一〇歳未満の子供は刑事責任を問われないし、年少者（一〇歳から一七歳の子供）が警察や裁判所と関わるときも成人とは処遇が異なる。一八歳以上の者は法的には全員成人だが、刑務所に送致されるのは最低でも二一歳以降で、二一歳未満なら禁固刑の判決を受けても少年院に入る。

犯罪者の年齢が疑われ、それによって刑事司法上の処遇が変わってくる場合、当然、裁判所は福祉担当者が認定した年齢より、もっと根拠のある正確な年齢を知る必要が出てくる。そのため、年若い難民や難民申請者が法に触れる行為をしたとき初めて、法人類学者が関わるケースが多い。

マジッドは未成年者としてイギリスに入国したアフガニスタン出身の難民で、ソーシャルワーカーから一六歳と認定され、成年に達するまでの二年間を自治体の児童養護施設で過ごした。施設にいたときから女の子に手を出し始め、施設を出て二年後には、恋人の親友をレイプし殺害した容疑で逮捕され、起訴された。

裁判当時、彼の書類上の年齢は二〇歳だった。ところが彼の恋人が、彼は実際には二四歳で、役所の人を騙すのは簡単だったと自慢していたと証言した。もし本当に二四歳なら、養護施設に入所したときは一六歳ではなく、二〇歳だったことになる。当時施設にいたほかの子供たちは、子供の皮をかぶった狼のような男の餌食にみすみすなっていたのだ。

当然、裁判所はマジッドの実年齢か、できるだけそれに近い年齢を知る必要があったため、私たちのところにそれを調べる依頼が来た。この件はルシーナが担当した。まずマジッドの手のレントゲン写真を撮ると、すべての骨の骨端線が閉じきっていることがはっきり見てとれた。この点だけ見ても、彼が一七歳より上であることは疑いようがなかった。さらに鎖骨のCT画像から二五歳前後だとわかった。

その結果、正式に有罪になったマジッドは、少年院ではなく刑務所で服役することになった。彼は犯罪行為に手を染めたときはもちろん、イギリスに入国したときから子供ではなかったことになる。入国時にはすでに成人していたのだ。当然、出所後には国外追放になるだろう。

これは極端なケースだが、実年齢の推定は科学的におこなわなければならないことを示す、一つの例だ。年齢の推定はその人の権利だけでなく、まわりの人たちの権利を守るためにも、当てずっぽうでやるには重要すぎる問題なのだ。法人類学者ならそのための専門知識を持っており、その最大の情報源となるのが手の骨だ。実年齢を判断する手順は徹底的に見直す必要があると、私個人は強く思っている。手の臨床画像は年齢の推定の際にとても頼りになるし、もっと日常的に活用されてしかるべきだ。人体に有害とされるX線照射に対する不安は容易に解消できる。レントゲン写真の代わりに、X線の心配がまったくないMRIの画像を使っても、何ら問題はない。マジッドの最初の入国の際に手の画像が撮影されていれば、彼が嘘をついていることは当局の目にも明らかだっただろう。

もちろん、手は身元確認にも非常に役に立つ。皮膚の表面近くにある静脈パターンや、指の関節の皺のパターンはもちろんのこと、傷跡の場所、方向、大きさ、形、それにそばかす、ほくろ、肝斑の数や場所など、手はじつに情報豊富だ。それに手が触れた場所に残る指紋こそ、生体認証の手段として何世紀も前から使われてきたものだ。古代の粘土板からも製作者のサイン代わりの指紋が見つかっているし、中国の商人は指紋を捺印（拇印）として使っていた。

指紋のパターンについては、一六八六年頃にイタリアの解剖学者マルチェロ・マルピーギが初めて言及し、そのおよそ一世紀後には、ドイツの解剖学者ヨハン・クリストフ・アンドレアス・マイヤーが、指紋のパターンは個人によって異なる可能性があると示唆した。一九世紀に入ると、スコットランドの医師で宣教師のヘンリー・フォールズが、犯罪捜査に指紋が活用できるとする論文を発表。それを受けて、一八九二年には探検家で人類学者のフランシス・ゴルトンが指紋の識別に関する独創的な論文を発表した。指紋の歴史については、だいたいここまで知っておけば充分だろう。

学校の生物学の授業では、掌紋と指紋はたとえ一卵性双生児であってもそれぞれ違っていて、同じものは一つとしてないと習う。しかし、それを証明するのは不可能だ。したがって私たち法人類学者としては、指紋照合はあくまでも確率的なものであり、証拠として使う場合、二つの指紋がたとえ一致したとしても、同じ人のものかもしれないし、違う人のものかもしれないし、どちらもありうるという意見を出さざるを得ない。指紋は証拠として揺るぎないものだという考えが今は広く浸透しているが、それを覆す出来事が一九九七年に起こった。現役のスコットランド警官のシャーリー・マッキー犯罪捜査部巡査が、ある殺人事件の際に現場にいたとして起訴されたのだ。

捜査対象から除外するため、すべての警官と法科学専門家の指紋やＤＮＡのデータは登録されており、それはマッキーの指紋も同じだった。殺人現場の浴室のドア枠で親指の指紋が見つかり、それを記録と照合したところ、彼女の指紋と一致したのである。現場にいたことを否認した彼女は、停職処分ののちに解雇され、逮捕され、裁判にかけられた。ところが最終的には、犯行現場にはいなかったとして、すべての容疑で無罪となった。

この誤認捜査の責任はスコットランド犯罪記録局と警察にあるのではないか、と論じられるなか、スコットランド政府は二〇〇八年に指紋調査会を立ち上げた。この動きは司法鑑定の世界に新たな認識をもたらした。つまり、指紋に同じものは一つもないかもしれないが、比較照合の方法には脆弱性がある、ということだ。指紋鑑定が本質的にまったく当てにならないわけではないが、捜査や事実確認に関わる者は、その限界を充分に考慮しなければならない、と審理会の答申書は警告している。

マッキーの一件は、どんな鑑定法であっても誤りは避けられないことを気づかせてくれた。指紋鑑定は絶対確実なものではなく、あくまでも確率の問題なのだ。だからこそ、すべての科学者は統計学の原理を理解していなければならない。

死亡の経緯を把握しようとするときも、法人類学者は手を念入りに調べる。なぜなら、人が相手の攻撃をかわそうとして真っ先に使うのが手だからだ。手に防御創があれば、被害者が犯罪に巻き込まれた可能性が疑われる。遺体が発見されてから何年も身元不明のままだったある女性の例を見てみよう。

ハイキング中の人に発見されたその女性は、ヨークシャー溪谷公園内のひとけのない谷間の小川の中で、半裸のままうつぶせで倒れていた。ジーンズと靴下は身につけており、ブラジャーははずれて片腕に引っかかっていた。Tシャツは少し離れたところで見つかり、靴や鞄、その他の所持品は発見されなかった。せいぜい死後一、二週間といったところで、冷たい流水のおかげで、腐敗はさほど進んでいなかった。

検死では死因を特定できず、その後、遺体は腐敗や虫の活動を抑えるために冷凍保存され、警察は捜査を続けた。数週間後、法人類学者のところに協力要請が来た。二度目の検死がおこなわれることになり、私たちは遺体から新たにわかることはないか確認するため、南へ向かった。見落としや記録の誤りが見つかるかもしれないし、もしなくても、最初の検死の結果にお墨付きを与えられる。

女性の年齢は二五歳から三五歳、身長は約一五〇センチ。顔立ちや髪の色と質、歯の状態から、東南アジア系（おそらくは韓国、台湾、ベトナム、カンボジア、マレーシア、タイ、フィリピン、インドネシア）と思われた。ジーンズのサイズは一二、Tシャツのサイズは一〇、靴のサイズはUKサイズで一か二。両耳にピアスの穴が一つずつあり、左手にある金の結婚指輪は東南アジア製のようだった。

遺体から見つかった傷は二つだけで、どちらも右手にあった。一つは第五中手骨のらせん骨折。小指の中手骨は非常に骨折しやすく、救急外来患者の五から一〇パーセントがこの怪我で来院するが、そのほとんどが若い男性である。おもな原因は転倒、交通事故、鈍的外傷、それに暴行（被害者と加害者の両方の場合がある）だ。中手骨頭頸部の骨折は拳で人を殴った際に生じることが多いが（ボクサー骨折）、底部が折れるのは稀で、衝撃が相当強かったことを意味する。しかし骨折が、手が何かにぶつかったせいなのか、手で何かを殴ったせいなのかを見分けるのは不可能だ。

二つ目の外傷は右の中指の近位指節間（PIP）関節の脱臼で、小指の骨折と同時にできたようだった。この傷も、転倒によるものかもしれないが、防御創の可能性も同じくらいあった。

女性の特徴に当てはまる人は行方不明者リストになく、ＤＮＡと指紋も犯罪記録にあるものとは一致しなかった。女性の骨の同位体分析で食生活に関する情報が得られ、発見された場所の近辺で長らく暮らしていたことがわかった。法医学アーティストが描いた彼女の似顔絵を地元紙に掲載しても、やはり情報提供はなかった。

結局、女性の遺体は身元不明者として小さな田舎の墓地に埋葬され、埋葬費用は遺体が発見された場所の自治体が寄付を募って賄った。自分の名前や家族と再会できる日まで、女性はその自治体の住民として扱われることになった。彼女の墓石には「丘の麗人」と刻まれた。

遺体の身元が不明のままだと、被害者の最後の足取りを追う手がかりがないため、捜査は難航する。被害者の銀行口座や、携帯電話およびパソコンの履歴を調べることもできないし、聞き取りのために身内や友人や仕事仲間を見つけることもできない。だが、たとえ手がかりが尽きても、事件そのものが忘れられることはなく、未解決事件は定期的に再検討される。そして解決への道のりは科学分析に大きく左右されるため、事件が再検討されるときには、当初の捜査では使えなかった、新たな突破口になりそうな最新の科学技術はないか、ということが議論の中心になる。

被害者の若い女性が発見された二〇〇〇年代初頭は、ソーシャルメディアが登場したばかりだった。ネットワークが世界じゅうに広がった今、捜査関係者は、東南アジアのソーシャルメディアに彼女の似顔絵を大量に流して新たな手かがりにつながらないか試してみようと考えた。すると驚いたことに反応があった。女性の死から一五年も経って、タイ在住の人から、「丘の麗人」は親戚かもしれないという連絡がイギリスの警察に入ったのである。

未解決事件は、こうした新たな手がかりによって動きだす。警察は改めて捜査チームを作ってタイに飛び、親戚と思われる人たちの話を聞いて彼らのＤＮＡを採取したあと、女性が身分証明書を申請した役所から指紋を手に入れた。ＤＮＡも指紋も遺体のものと一致し、ついに彼女の名前が判明したのである。

ラムドゥアンという名のその女性は、英語教師と結婚するためにイギリスに移住してきた。彼女には、その男性とのあいだにもうけた二人の子供のほかに、父親の違う年上の息子が一人いて、その子と一緒にイギリスに移住してきたのだ。遺体が発見される直前に年上の息子が母親に会いに行くと、継父の男性から、彼女は自分と子供たちを置いてタイに帰ってしまったと聞かされた。

ラムドゥアンと男性は人付き合いを避けていたので、友人はほとんどいなかった。タイにいるラムドゥアンの親戚たちも、死の前後くらいから彼女とは疎遠になった。夫と子供たちを捨てたと彼らも聞かされ、ラムドゥアンに憤慨していたので、連絡を取らなくなったのも無理はなかった。彼女の居場所がわからなくても、彼らはあまり気にしていなかったのだ。みんなが夫の話を信じて、ほかの男と駆け落ちしたのだと思い込んでいたため、イギリスでもタイでも捜索願が提出されず、誰も疑いを持たなかった。

ラムドゥアンの死因はいまだに不明で、事件は未解決のままだ。解剖学的にまだ検討できることといえば、右手の二つの外傷しかない。とにかく、経緯はわからないが、彼女は荒野の小川の中でうつぶせの状態で死体となって発見され、服は一部剝ぎ取られ、靴もバッグも見つからなかった。二つの傷は転倒してできたものなのか、防御創なのか。転倒したとしたら押し倒されたのか？　誰と一緒にいたのか？　いつかこれらの疑問の答えが見つかる日が来るという希望を失ってはならない。

遺体の身元を特定しなければならないとき、指輪などのアクセサリーがヒントになることもある。ラムドゥアンの結婚指輪しかり、第二章で取り上げたアイルランド人女性のクラダリングしかり。だから私たちはいつも手に何かアクセサリーをつけていないか、あるいはつけていた形跡がないか確認している。

手はタトゥーを入れる場所としても一般的だ。ピアスはタトゥーほど多くないが、最近は流行の兆しがある。手にピアスをする場合は、親指と人差し指のあいだか、そのほか隣り合った二本の指の間の水かきにスタッドをすることが多いが、手首、指、あるいは手のどこにしろ、一点に埋め込むダーマルピアスもときどき見られる。

未来の法人類学者が使うチェックリストの項目は、今より増えるかもしれない。個人情報入りのマイクロチップを手に埋め込んで、日々の手間を減らす人もいるという。IDカードやキャッシュカード、職場に入るためのカードキーをいちいち探す必要がなくなり、なかには健康情報を入れておく人までいる。

手や体のどこかに個人情報がすべて埋め込まれれば、そのうちパスポートを持つ必要さえなくなる日が来るかもしれない。そんなテクノロジーが現実になれば、法人類学者の仕事も一部は消えてなくなるだろう。でも、私が生きているうちは無理かも。

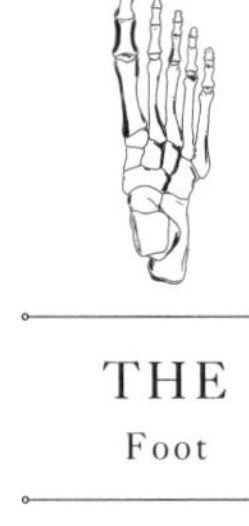

THE
Foot

第十章 足

誰もが知っていることだ、足指がないほうが
ポブルたちは幸せだって
——エドワード・リア（詩人、一八一二—一八八八）

生きている人のものにせよ、死んだ人のものにせよ、足はいつも厄介だ。足を解剖するのも厄介だし、ばらばらになった足指の小さな骨がすべて揃っているか確認しなければならないときも厄介だ。腱膜瘤、ウオノメ、胼胝、マメ、イボ、痛風もある。一日当たりジョッキ半分も汗をかく部位なので、チーズ並みに臭くなる。腐乱死体を解剖するときも厄介だ。靴下を裏返しに脱がせたら、黄色がかった茶色のねばねばした物体の中を探って、骨の塊を見つけなければならない。このどろどろの〝足のスープ〟に爪が浮いていたりすると、思わずぞっとしてしまう。節くれだち、カビが

生えてぶよぶよになり、ぶ厚く変形していて、それこそ吐き気をこらえるのが大変だ。足は体の中でいちばん厄介な部位だ。

じつを言うと、足は検死でも見落とされやすい場所だ。TVドラマ『CSI：科学捜査班』の世界では、白いシーツの下からこれみよがしに足が飛び出し、親指にタグがついていたりする場面がしょっちゅう出てくることを考えると、皮肉な話だ。多くの情報が隠れている部位なので、そこを見落とすのは間違いでもある。そんなわけで、私もしぶしぶ足には多少の敬意を払わざるを得ない。

足の価値を認めるには、まずそれが存在する目的を理解しなければならない。人間の足にはおもに二つの機能がある。一つは立ったときに体重を支える機能。もう一つは動きたいときに、体を前進させる機能だ。この二つ以外の機能はないに等しい。

二〇世紀初頭の博物学者で解剖学者のフレデリック・ウッド・ジョーンズは、足について熱弁を振るっている。「ヒトの足は独特だ。ほかの動物のものとはまったく違う。解剖学的な構造上、最も人間らしい部位だ。人間特有のものであり、誇りに思うかどうかはともかく顕著な特徴であり、ヒトがヒトとして存在する限り、動物界のほかのすべてのメンバーとも、この足によって区別される」

まったくそのとおりだ。人間と似た足を持つ生物は動物界に存在しない。だからこそ、古生物学者は先史時代の人間の足の骨が見つかると狂喜するのだ。エチオピアのハダールで見つかった化石標本によって、約三二〇万年前に私たちの祖先が二足歩行を始め、現代人と同じような足を使って歩いていたことがわかった。このことは、ほかの数多くの発見物によっても裏付けられているが、なかでも重要なものは、私たちの祖先と見られるヒト亜族のアウストラロピテクス属の足の骨、すなわちアウストラロピテクス・アファレンシスの標本番号三三三－一六〇だ。左の第四中足骨の標本で、みごとに弓状になっているのがわかる。これは現代人だけに見られる特徴なのだ。

人間の胎芽では、上肢ができ始めてから数日後の受精後約二八日目に、下肢の形成が始まる。そして三七日目には、鰭に似た足の板のようなものが下肢の先にできて、その四日後には足指が見えだす。妊娠二か月目の終わりには足の骨ができ始める。誕生時には、足の前部と中央部に一九個の足の骨のほか、踵の骨である踵骨と、踵骨の上に、くるぶしに当たる距骨が存在する。そして成長が完了した大人の足には、全部で約二六個の骨ができている。

踵骨はX線写真で最も早く判別できる足の骨で、妊娠五から六か月頃には確認できる。さらに妊娠六から七か月頃になると、距骨が見えるようになる。また、足根骨のうち最も外側にある立方骨は、生まれる直前から生後二か月までのあいだに作られる。昔は、この三つの骨の発達度合いを見ることが、胎児の月齢を判定するのに最もわかりやすい方法だった。また、かつての法病理学者が、早産や流産で死んだ子供が医学の介入なしに生きられたかどうか見極めるときの判断材料にもなっていた。もちろん、今の赤ん坊はかなりの早産でも生存できるが、過去には足の骨からわかるこうした情報が、母親に法的措置をとるべきかどうか判断する基準になっていたのだ。

足と同じく、足跡も間違いなく人間固有のもので、似た足跡を持つ生物はほかにいない。踵の一部あるいは全部と足の外側縁、足先の指球は、人間が裸足で歩いたときに地面に足跡として残る部分だが、できる足跡は地表の状態や性質によって左右される。足の内側縁は足跡に残らないが、それは弾力性と安定性を持たせるために足の内部構造がここだけ弓状になっているからで、これも人間の足ならではの特徴である。

赤ん坊の足跡は全体がぺったりつくので、土踏まずは二歳以降に作られると広く信じられている。しかし実際には土踏まずができ始めるのはもっと早く、幼児の足が扁平に見えるのは、足の軟組織が厚いクッションになっているからだ。

長い年月を経て残った太古の足跡は、人間が最も早く二足歩行を始めた時期を考古学者や古生物学者が定める裏付けとなった。三人のアウストラロピテクスが、数百万年前に彼らが地上を歩きまわっていたことを示す明らかな証拠を残していた。タンザニアのラエトリ遺跡で火山灰の中から見つかった約七〇個の足跡は、その後の火山の噴火でさらに灰に覆われたことで三六〇万年後まで残り、一九七六年に英国の著名な古生物学者メアリー・リーキーによって発見された。

アウストラロピテクスは現代人のように、まず踵をつけてから最後に爪先が離れる歩き方をしていたが、歩幅が狭いため、現代人より身長が低かったと考えられる。この推測は、発見されたほかの骨によっても裏付けられている。アウストラロピテクスの足跡は間違いなく〝人間〟のものであり、移動手段として安定した直立二足歩行が出現した時期を教えてくれる。そしてこの足跡により、人間が獲得したのは大きな脳と二足歩行のどちらが先だったのかという問題も、ついに解決した。

アウストラロピテクスの頭蓋骨と四肢を並行して研究した結果、最初に人間を人間たらしめたのは間違いなく二足歩行であり、手が自由になったおかげでそれを探索手段として使えるようになった、という結論が出たのだ。おそらく、二足歩行ができるようになって初めて、脳が大きくなっていったのだろう。二本足で直立したことは、人類、ほかの生物、地球、それらすべての未来を変えた画期的な出来事だった。フレデリック・ウッド・ジョーンズが言うように、すべてはこのちっぽけな足のおかげなのだ。

アフリカの貴重な古生物学資料の充実ぶりにはかなわないが、それ以外の場所で見つかったヒトの足跡のうち、最古のものが英国で発見されている。二〇一三年にイングランド東部のノーフォークで古代の河口の泥の中から見つかった複数の大人と子供の足跡からなるヘイズブラ足跡は、八五万から九五万年前のものとされる。それを覆い隠していた砂の層が秋に来襲した巨大嵐〈ユダ〉によって流されたあと、別プロジェクトの科学者チームが偶然発見したものだ。

足跡が残っていた堆積層は満潮線の下にあったため、波に浸食されてしまう前に記録を取らなければならず、時間と潮との戦いだということを科学者たちは承知していた。後日、記録された足跡の写真は自然史博物館で展示され、迅速な判断を行った彼らには、その年のレスキュー・ドッグ（救助犬）ならぬ「レスキュー・ディッグ・オブ・ザ・イヤー」大賞が贈られた〔digは「発掘」の意味〕。実際、足跡は発見後二週間足らずで消えてしまった。

足跡とそれが教えてくれることには、さまざまな分野の科学者が関心を寄せる。臨床医は足跡をもとに治療の必要な異常がないか判断するし、法足病学者は、足跡を観察して裁判に使う証拠を集めていく。犯罪現場では、血塗りの足跡や窓の外の地面に残った足跡が容疑者のものと一致するかどうかが焦点になるだろう。これはもちろん、人が日常的に素足で歩いている状況下でおもに使える捜査方法であり、寒い季節や戸外では靴跡が見つかるほうが圧倒的に多い。

とはいえ、靴跡も役には立つ。それで靴の持ち主を特定できる場合があるからだ。その人が靴下やタイツをはいていなければ、いっそう特定しやすい。靴の中を見ると、足跡の一種の写しが残っているのがわかるだろう。法足病学者は、靴の中に残った足跡、少なくともその写しと、本人の足とを比較して、靴の持ち主かどうかを判定する。

足跡は、それを残した人（たち）について非常に多くの情報を与えてくれる。たとえばアウストラロピテクスの足跡のように、歩幅からその人の身長が推測できるし、靴のサイズも割り出せる。犯行現場にいた人数もわかるし、立っていたのか、歩いていたのか、走っていたのかもわかる。

もし裸足の足跡がはっきり残っていたら、手の指紋と同じように足の指紋も拾える。二〇〇四年スマトラ沖地震の大津波で、子供の遺体の身元を確認するときもこれが役立った。自宅に残っていた、たとえば家具に裸足で登るなどしてついた足跡の指紋と比べることができたからだ。最近日本では、手の指紋と連動させた足の指紋のデータベース作成が検討されている。妙なアイデアに思えるかもしれないが、聞けばなるほどと思う。足はたいてい靴に守られているので、とくに大災害のときは、ほかの部位より保存状態がいいことが多いのだ。そのため、空軍関係者の個人データにも、万が一事故が起こったときの身元特定手段として、裸足の足跡が含まれていることがある。

近年、足跡が証拠になった事件で最も有名なのは、二〇〇七年にイタリアのペルージャで起きたメレディス・カーチャー殺人事件だろう。当時二一歳のイギリス人留学生だったメレディスの遺体が、ほかの三人の留学生と彼女が共同で借りていたアパートの寝室の床で発見された。ルームメイトのアマンダ・ノックスとその恋人のラファエレ・ソッレチートが殺人の容疑で起訴され、近くの部屋を頻繁に訪れていたルディ・ゲデも、犯罪に関与したとしてのちに逮捕された。

被告が三人いると、真実と憶測を区別するのが難しくなるものだ。この事件が混乱を極めた原因の多くは、犯行現場のバスマットに残っていた血の足跡の一部など、いくつかの法医学的証拠の信頼性が薄かったことにある。足跡の血液はＤＮＡ鑑定によってメレディスのものと判明したが、足跡をつけた人物の特定は容易ではなかった。

検察側は、足跡はソッレチートの右足と「ほぼ完全に」一致するが、ノックスやゲデのものではないと主張した。ところが弁護側の証人となった専門家が、検察側の専門家の証言に根本的な誤りがあることを指摘し、さらに、足跡はゲデのものである可能性のほうが高いと証言した。検察側の証人は解剖学者ではなく物理学者だった。解剖学的証拠が分野の違う専門家によって解釈されると、きまって面倒なことになる。

現場に残された足跡と比較するために採取された被告の足跡は、静止状態で、しかもインクを使って紙の上に記録された。これは、元の足跡を構成する血液と厚手の生地とは素材がまったく異なる。紙よりバスマットのほうが吸水性がはるかに高いことや、血の粘度の高さなどは、まるで考慮されなかった。

ゲデは審理期間の短いファストトラック裁判を選び、メレディスに対する性的暴行と殺人の罪で有罪になった。禁固三〇年を言い渡され、のちに一六年に減刑された。ノックスとソッレチートは殺人で有罪となり、どちらも約四年間服役したが、その後控訴して無罪となった。ところが控訴判決がやがて破棄され、二人とも二度目の有罪判決を受けた。だが、この判決がまたしても破毀院（最高裁判所）によって合理的な疑いのもとに取り消された。この判決をもって終審となり、ノックスとソッレチートは無罪放免となったのである。

足跡は、それを残した人物がじっと立っていたのか、あるいは動いていたのかを教えてくれる。私たちは歩き方で人を認識するが、普通は同時にほかの情報も処理している。私は目が悪いけれど、夫のことはその歩き方や立ち方で遠くからでもわかる。でも体の大きさや体形、着ている服も手がかりにしているし、たいていの場合、まだぼんやりとしか姿が見えていなくても、そろそろ来るとわかっているからでもある。

人間の歩き方を研究する歩行分析は、こうした日常生活での見分け方とはまったく別物だ。歩行分析の専門家は、警察の留置場で実際に目にする容疑者の歩行パターンと、防犯カメラで斜めから撮影された質の悪い映像のみにもとづく犯人の歩行パターンは比較対照できると主張する。犯人と容疑者はどちらも専門家にとって知らない人物であり（もし二人が別人ならの話だが）、着ているものも違うことから、比較の根拠は両者の歩行パターンだけとなる。しかし犯人と容疑者では置かれた状況がまったく異なるので、それによって挙動が変わる可能性もある。防犯カメラに写る人物は自分が見られていることに気づいていない。だが留置場にいる人物は、自分の歩き方が人に観察されていることを知っている。

人間の歩き方には人それぞれに個性があると言われるが、それを裏付ける確かな証拠はない。もちろん、きわめて特徴的な歩き方をする人の場合はそうした歩行分析が頼りになるだろう。しかし人の歩き方はいつも同じとは限らない。ハイヒールとフラットシューズを履いているときでは違う歩き方になるし、きつい靴と楽な靴でも変わる。片方の肩に重いバッグをかけているときと両手にそれぞれに持っているとき、砂利道を登るときと舗装道路をくだるときでも変わってくる。こんなふうに条件の変化が歩き方にどの程度影響を与えるか、まだきちんと研究されていないのだ。

法廷で歩行分析が被告人の有罪の根拠として提示されることがあるが、法医学的手法としてはまだ新しいものなので、証拠として採用するどうかは慎重に判断しなければならない。英国司法界で要職を歴任してきたブライアン・レヴソン卿は、歩行分析について「かなり歴史が浅く、科学的にも不確かだ」として注意を促した。現在、英国の裁判官には「司法読本」なるものが配布されているが、そこにも、歩行分析研究には充分に検証された部分とまだ相当足りない部分があることが、はっきり指摘されている。

二〇一三年、法足病学者が提示した証拠が、ある殺人事件で弁護側の控訴理由になったことがある。二〇〇六年、二五歳の男性が、ヴィゼンショーのマクドナルドの店外で、口論ののち射殺された。銃を発砲したとされた人物の訴訟は頓挫し、容疑者は無罪となった。しかし、犯罪に加担するだけなら必ずしも銃の引き金を引く必要はなく、射殺犯が乗っていた逃走車の運転手として起訴されたエルロイ・オトウェーは、二〇〇九年に共謀罪で有罪となり、最低二七年の禁固刑を言い渡された。

事件の直前、犯行に使われたとされる逃走車に一人の男が給油している様子が、ガソリンスタンドの防犯カメラに映っていた。そこで専門家として証言を求められた法足病学者は、留置場でのオトウェーの歩行パターンと、防犯カメラに映っていた人物の歩行パターンを比較したのだ。

これに対し、弁護側は控訴審で、歩行分析は有罪を立証できるほど法医学手法として確立されたものではなく、検察側の法足病学者は専門家として充分な資格があるとは言えない、と主張し、検察側が提示したのは状況証拠にすぎないとした。しかし、ロンドンで控訴審を担当した三人の裁判官は、検察側の証言を総合的に検証した結果、弁護側の訴えを棄却した。彼らは、証拠を認定する権限や法足病学者の証言を認める権限は予審判事にあるとし、歩行分析の正当性については判断を保留して、議論の余地を残した。ただし自分たちとしては、歩行分析をつねに法的証拠とすることを支持はしない、と付け加えた。法廷に提出される証拠は、あくまでも再現性・確実性・正確性において一定の基準を満たす検証可能な科学にもとづいて判断され、証拠としての条件を満たすように、科学者と司法関係者が協力することが大事なのだ。

走る動作では、歩いたり立ったりするのとは足の動きも足跡も異なってくる。立つには二本の足が地面についていなければならない。歩くときは、片足だけが地面を離れる。これが全速力で走るとなると、両足とも地面から離れるときがあり、その瞬間、事実上体が宙に浮いていることになる。歩行と走行の違いは、走ることが禁じられている競歩のルールに集約されている。競歩の代名詞とも言える、あのどことなく奇妙な足の動きのおかげで、片足は必ず地面につけつつも驚異的な速さで歩くことができるのだ。

人間の歩行は歩行周期と呼ばれる二重振り子運動で、二本の足がそれぞれ違うタイミングで立脚期と遊脚期という二つの動きをくり返している。歩行周期のうち、立脚期が六割、遊脚期が残り四割を占めている。歩行は、この二つの異なる動きを一定の周期でくり返す。歩行周期のどのタイミングでも、下肢は次の動きのいずれかをおこなっている。すなわち「踵接地」「足底接地」「立脚中期」「踵離地」「足指離地」そして「遊脚」だ。試しに自分でもやってみてほしい。ゆっくり歩いてみると、どちらの下肢が今どの動きをしているのかがわかるだろう。

立脚期は「踵接地」から始まり、遊脚期は「足指離地」から始まる。後ろの踵から前の爪先まで、足全体が歩く動作に関わっている。歩行の足跡のうち、いちばんはっきり残るのは、踵が地面につくときと、足指が地面を離れるときのものだが、その理由もこの歩行周期からわかるだろう。ただ立っているときの足跡には、踵や爪先で〝地面を掘る〟動作がない。

人間の足には立つことと歩くことの二つの機能しかないが、必要なら訓練によってとても器用になる。実際、一九世紀のバーミンガム出身の解剖学者で外科医だったルーサー・ホールデンは、足を「もう一つの手(ペス・アルテラ・マヌス)」と呼んだ。足の骨と手の骨には相同性があり、片足に七個ある足根骨は片手に八個ある手根骨に、五個の中足骨は五個の中手骨に相当する。さらに、片手と片足には指骨がそれぞれ一四個ずつあって、末節骨、中節骨、基節骨というように、同じ位置の骨には同じ名前がついている。足にも親指と小指があり、いちばん大きい親指は第一指、一番小さい小指は第五指というように、大きいほうから名前の代わりに番号が振られている点も同じだ。

たしかに、足は手ほど機敏に動けない。足には手の母指対立筋に当たるものがないので、手のように親指とそれ以外の指を合わせて物を挟むこともできないし、足の親指と手の親指では役割がかなり違う。それでもほかの筋肉や骨については、必要に応じて足が手の代わりをすることが構造上可能なようにできている。

歴史的に見ても、病気や事故で手を失ったり、先天的に手に障害があったりしても、優れた芸術を生む妨げにはならないことを、数多くの人物が示してきた。かの有名な一六世紀のドイツの芸術家で西洋書道家のトーマス・シュヴァイカーは、ある女性に求愛する権利をめぐって決闘した結果、両手を失った。しかし、独自の描写法を身につけたことで、神聖ローマ皇帝のマクシミリアン二世の目に留まり、王宮に呼ばれることになった。シュヴァイカーの代表作の一つである自画像は、一六〇二年に亡くなった彼の墓石にもその複製が刻まれたが、彼が右足の親指と人差し指で絵筆を握り、左足を支えにしながら絵を描く姿を描写している。

一九五七年、英国に加え欧州八か国の手を使わずに絵を描く芸術家が集まって、自助組織〈口と足で描く芸術家協会（ＭＦＰＡ）〉のイギリス支部を設立し、現在も活発に活動している。自叙伝『マイ・レフトフット』の映画版がアカデミー賞を受賞したクリスティ・ブラウンも、この協会の初期メンバーだった。現在、口と足で描く芸術家としてイギリスで最も有名なのは、生まれたときから手のないサリドマイド児であるトム・イェンデルだろう。彼は「与えられた状況に適応することを学んだのさ」とあっさり言うが、彼の言葉は、自分の体をほぼ一から〝作り変える〟ことができる人間の驚異的な能力をみごとに要約している。種としての人間がここまで環境に適応できるのは奇跡としか言いようがない。

もちろん、さいわいにも両手が揃っている大多数の人にとって、足の親指は手の親指に比べると、あくまでも脇役にすぎない。手の親指を失えば、足の親指を失うよりも日常生活に大きな支障が出る。そのため、なくなった手の親指の代わりに足の親指を移植する外科治療が広くおこなわれている。

イギリスで最初に足の親指の移植手術がおこなわれたのは一九六八年のことだ。親指と人差し指と中指を誤って丸ノコギリで切り落としてしまった木工職人の患者は、欠損した手の親指の代わりに足の親指を移植したことで、手先の器用さがかなり戻った。手術の際、外科医は少なくとも二本の神経をつなぐほか、付随する静脈や筋肉、腱、皮膚も縫合する。移植された親指は義指よりはるかに有用だということがわかっている。どんなに出来のよい義指であっても、動きの繊細さや本物の皮膚や骨の刺激感応性には劣るからだ。

移植手術をした患者は、足の親指がない生活に慣れていくが、なかには親指がないことに耐えられない人もいるようだ。現在、最古とされる足の義指は、蝶番でつないだ三つの木片と革からできており、くぼんだ爪まで彫刻されている。〝カイロの足指〟と呼ばれるこの義指は、紀元前一〇六九年から六六四年のあいだに作られたもので、ルクソール西部の共同墓地でエジプトのミイラ〝タバケテンムット〟で見つかった。ミイラと三か所でつながれていた義指は、本人にあつらえて作られており、年を重ねるとともに何度か手直しされたようだ。

タバケテンムットは神官の娘で、死亡時の年齢は五〇から六〇歳。若いときに、おそらく壊疽（えそ）か糖尿病で右足の親指を切断したらしい。足の傷は完治したものの、何らかの理由で体の一部が欠けていることを隠したかったのだろう。単に見栄えが悪かったから？　義指は体のバランスを保つためのものだと推測されているが、足の親指がなくても、その点でもとくに問題ないはずだ。（中足指節関節のところですべての指を切り離して）足の指が一本もなくなっても、バランスを取って歩いたり立ったりするのに、さほど影響はない。唯一難しくなるのは、走るなど、すばやい動作をするときだけだが、神官の娘のタバケテンムットが短距離走者だとは考えにくい。

もちろん、古代エジプトの墓に入るミイラは、来世で使用できるように、いろいろな埋葬品と一緒に埋められるので、この義指もタバケテンムットが死後の世界で不自由しないように、純粋な埋葬品や葬送品の一つとして作られた可能性もある。しかし、義指に明らかな摩滅の痕跡があることや、手直しをした可能性が一度ならずあることを考えると、単なる葬式用の装飾品ではないだろう。もしかすると、サンダルがきちんとはけるようにつけていただけかも。

エジプトで出土したものにはもう一つ、少し時代が新しいものがある。〝グラヴィル・チェスター〟と呼ばれる右の義指だ。収集家のグラヴィル・チェスターが一八八一年に大英博物館の展示用に入手したもので、紀元前六〇〇年以前のものとされる。義指は、麻布やパピルスを何枚も重ねて膠で固めた「カルトナージュ」と呼ばれる手法で作られており、この手法はミイラの棺を作るときによく用いられる。〝グラヴィル・チェスター〟の足指は曲がらないので、純粋な装身具だったと思われる。爪の部分が空洞になっており、そこに本物の爪に近い見た目のものか、つけ爪の走りのようなものか、何かしら別のものをはめ込んでいたのだろう。

新生児の足の大きさは平均三インチ（約七・六センチ）で、その後の五年間で急速に大きくなり、早くから本来の機能を果たせるようになる。一歳頃には、もう大人の足の半分くらいの大きさになり、五歳の終わりには六インチ（一五・二センチ）ほどになる。

たいていの子供は、生後一〇か月から一歳半のあいだによちよちと二足歩行を始めるが、安定した二足歩行になるのは六歳前後まで待たなければならない。足の大きさは、女子は一三歳くらい、男子は一五歳くらいまで成長する。面白いことに、胎児のときは下肢より上肢のほうが早く発生するが、大人の大きさになるのは手より足のほうが先だ。これは、体を安定させる足を手に入れるほうが優先されるからである。

親は、自分の子供が初めて歩いてから六週間から八週間以内に、大事な思い出の品となるファーストシューズを買うことが多い。だがご存じのとおり、足の健やかな成長を助けるには、靴をはかずに裸足でいる時間が長いほうが望ましい。毎年何らかの足のトラブルで足病医や足専門の治療医を訪れる人の割合は全人口の約五パーセントだが、原因のほとんどは足に靴が合っていないことである。とくに女性は足をいじめすぎる。女性が靴を買うときの決め手は、はいていて疲れないとか楽というより、見た目がすてきとか、手持ちの服に合うといったものだ。厚底、ウェッジソール、ピンヒール、ポインテッドトウ、バレエシューズ、踵のないサンダルなど、おしゃれな靴というのは、ほとんどが足にとって拷問部屋みたいなものなのだ。

足に合わない靴をはき、負担のかかる動きを長く続けているとどうなるか、もっと真剣に考えたほうがいい。以前、私の娘が足の治療医に、今まで見た中で一番ひどい足は、と訊くと、医者はすぐさま「年配のバレリーナの足だ」と答えたそうだ。まるでライスプディングを二皿出されたみたいだったという。私ではなくその医者が言ったことなので、くれぐれも誤解しないでほしい。

身長と足のサイズは相関しているので、背の高い人は足も大きくなる。つまり、存命中の世界一大きな足の持ち主が、身長七フィート三インチ（約二メートル二〇センチ）のベネズエラ出身の熱心なバスケットボール選手、ジェイソン・エルナンデスなのは、当然だろう。二〇一八年、当時二二歳だった彼の左足は四〇・四七センチ、右足は四〇・五五センチだった。靴のサイズはUSサイズで二六（UKサイズだと二四）。反対に、成人で世界一小さな足は、身長わずか二四・七インチ（約六二・八センチ）の若いインド人女性ジョティー・アムゲのもので、足のサイズ三・五インチ（約九センチ）は一歳の子供とほぼ同じ大きさだ。

足は小さいほうが美しいという考え方が最も極端な形で表されたのが、女性の足を縛る中国の風習「纏足（てんそく）」で、一〇世紀から二〇世紀の初めまで続いていた。かつてこの風習は美の理想というだけでなく、身分の高さを示すものでもあった。布できつく縛って専用の小さな靴に詰め込まれた足は、一部の人々の間では、女性の体の中で最もセクシーな秘部だと考えられていた。

上流階級の女性は、自分の魅力を高めるため、足を水に浸し爪を切ってから爪先を踵に向かってぎゅっと丸めて縛った。足は強く圧迫され、やがて爪先と土踏まずの骨が折れる。最終的に、そのまま普通と違う形で落ち着いてしまうのだ。

指の付け根と踵を近づけるのは、足の甲の真ん中の部分を盛り上げるためだ。足の汚れを落とすために、定期的に布を解いては縛り直すが、変形した足の見た目が美しくなければ、最初からやり直すこともある。足をきつく縛ることで血行が悪くなり、女性たちは感染症や慢性的な痛みにも悩まされた。足の爪を全部剝がすこともあり、指が壊疽を起こして落ちようものなら、儲けものと見なされる。完璧な纏足の大きさは一〇センチにも満たず、これはよちよち歩きの幼児の足とほぼ等しい。

当然、纏足した女性は、どのような方法であれ、歩くのが難しくなるし、それは立つことも同じだ。足が普通の状態であっても、長時間立ったままでいるのはつらい。直立したまま倒れないようにするには、体じゅうの筋骨格系をうまく協調させなければならないからだ。職場環境アドバイザーは、立っているときは座っているときに比べてエネルギーを約二〇パーセント多く使うので、八分以上立ちっぱなしでいるのは勧められないと言う。

また、片足立ちは、わずかなあいだでもバランスを取るのが難しいことは知ってのとおりだ。これで酔っぱらってでもいたら、あっという間に倒れてしまう。バランスを保つために必要な、複雑な協調運動をコントロールする能力が、アルコールの影響を受けるからだ。体のバランスが取れているときは、脊柱の前方から腰の後方、膝と足首の前方、そして両足のあいだにある広さ数平方センチの支持基底面まで、一本の重心線が通っている。

足を保護し、体温を保つために靴下や靴をはく習慣は、人間独自のものである。法人類学者にとっては、そうやって足を覆ってもらえるとじつにありがたい。昨今は羊毛や皮革など昔ながらの自然素材ではなく、合成素材のものが主流だが、どんな素材であれ、靴や靴下のおかげで、体のほかの部分がばらばらになり始めても足だけはそうならず、ときにはより保存状態がいいこともある。それに靴をはいている足は、動物に持ち去られにくい。また水中では靴が浮きの役割を果たす。

二〇〇七年から二〇一二年にかけて、カナダとアメリカ国境のジョージア海峡で、ある奇妙な事件が続いた。その五、六年間に、靴をはいた片足だけが二〇個も海岸に打ち上げられたのだ。靴をはいた足は千マイルでも流れていくことができるし、冷たい海水のおかげで足の脂肪分が嫌気性加水分解によって屍蠟に変わり、足にさらなる浮力を与えるとともに軟組織を守ってくれる。打ち上げられた足の中には行方不明者の足と一致するものもあったが、例によって根も葉もない噂や作り話がどんどん広がっていき、この事件を巡ってネット上では大騒ぎとなった。

そうした騒ぎの最中に、学生の何人かが、動物の腐乱した足に靴下をはかせ、海藻と一緒にスニーカーに詰めて海岸に置いておくといういたずらをした。だが、ご存じのとおり、人間の足はほかの動物の足とは似ても似つかないものなので、私たち法人類学者が偽物と見抜くまでにそう長くはかからなかった。

海難事故や飛行機事故、その他の大災害や、ときにはあえて波間に葬る水葬という形で、海の藻屑と消える遺体は多い。死体が水中で腐敗すると、当然、各部分はばらばらに散逸していく。靴という専用の救命具をつけている以上、足だけが潮に流されて岸に打ち上げられてもさほど驚くことではない。

英国本土の海岸線（離島は除く）は全長約一万二〇〇〇キロメートルで、そのおよそ半分は国有地が占めている。つまりイギリスの海岸や川岸や湖岸や運河で足だけが見つかるのは、そう珍しいことではないのだ。

イングランドの東海岸沿いの川で、トレーニングシューズをはいた右足が見つかり、その直後、同じ川の上流で左足が見つかったことがある。ただし、左足のほうは茶色のブーツをはいていた。

ブーツの足の持ち主はその年に行方不明になった男性のものとわかったが、トレーニングシューズをはいていた右足のほうは、二年前に行方不明になった、まったく別の男性のものだった。のちに、その男性の左足は、北海を越えて、オランダ北部沖の西フリジア諸島にあるテルスヘリング島で見つかった。

このように法人類学者は片足を調べるだけで、(大きさや体毛の有無などから)その人の性別、年齢、身長、靴のサイズを割り出せるし、場合によっては、それらの情報からかなり詳しい人物像がわかって候補者を絞り込むことができる。とはいえ、足だけで具体的に身元を特定することはできない。

面白いのは、足が片方見つかったからといって必ずしも持ち主が死んでいるとは限らないため、変死体を検死する司法官吏である検死官がすぐに捜査を指示するわけではないことだ。片足の切断は、何かしら命に関わる出来事の結果である可能性が高いが、それでもその人が生き延びる可能性はある。

事件の捜査で足の骨だけが証拠となるのは稀だが、遠い昔、私がまだロンドンで働いていたとき、そういうケースが一つあった。電話をよこしたケンブリッジの警官は、当時、管轄の湿地帯で、第二次世界大戦時のポーランド人パイロットの遺体と戦闘機の残骸が見つかった事件を担当していた。パイロットはたしか一九四四年頃に北海に出撃したあとイギリスに帰還するところだったが、乗っていたスピットファイア戦闘機のエンジンに敵弾が命中し、東海岸を飛行中にエンジンがとうとう動かなくなってしまった。パイロットが脱出する時間もないまま、機体は両翼がとれて葉巻ケースのような筒状の金属の塊になり、鼻から湿地帯に突っ込んだ。

こうした墜落事故の場所はきちんと記録されているので、当局はだいたいの位置を把握している。そして農地が毎年耕されるうちに、飛行機の残骸やパイロットの遺体の一部が地表に出てくることがある。たしか私に連絡が来たのは二月末か三月の初めで、ちょうど種蒔きが始まる頃だった。

難破船や事故機の回収は一大ビジネスで、第二次世界大戦時の戦闘機の残骸はとくに高値がつく。警察は数年前からそういう回収業者が一帯をうろついていることを認識しており、軍は小さな残骸がいくつも見つかっていることを知っていた。だが、湿地に埋まったまま形の崩れていないスピットファイアが見つかる可能性があるということで、その歴史的重要性や戦没者の慰霊よりも金銭的な価値のほうに興味がある輩(やから)にとって、この一帯はまさに宝の山だったのだろう。

地元警察に連絡してきたのは、そういう輩のグループの一つだった。彼ら曰く、スピットファイアが墜落したと思われるあたりを歩いていたら、人骨らしきものを見つけたという。見つけた場所にそのままにしてあるが、目印に旗を立てておいた。重要なものかもしれないから、動かしたらまずいと思ったそうだ。

警察は話半分で聞いていた。そのグループは以前も接触してきたことがあり、パイロットのブーツを見つけたと訴えて、中には骨が残っていた。今回の骨(もし骨だとすればだが)が前回と同じたぐいのもので、墜落した機体とまったく無関係だったとしても驚かない、と警察は言った。もし人間の遺体の一部が見つかれば、その一帯に考古学者や人類学者が調査に入ることを、回収業者はよく知っている。そうやって大規模な発掘調査がおこなわれて、もし機体の残骸が見つかったら、彼らにとっては所有権を主張する絶好のチャンスというわけだ。

私が警察の車で現地入りしたのは、ひどく寒い朝のことだった。耕されたばかりの畑のそばで車を降り、担当の警官と問題の場所まで歩いていった。骨が見つかったとされる地点には、オレンジ色のキャンプ用の旗が立っていた。真っ先にそこに行ったのは、ほかのことをする前に、まず骨が本当に人間のものなのか確認するためだった。

たしかに人骨だった。左の第五中足骨、つまり小指のつけ根につながる骨だ。不思議なのは土の上にあって、土に埋もれた部分もなく、湿った土にさえ触れていなかったことだ。骨はきれいで、土も泥も埃も付着していない。まるで誰かがわざとそこに置いたようだった。とりあえず骨の写真を撮ってから、証拠袋に入れた。それから畑の端から奥のほうに向かって畝のあいだの溝を隅々まで歩いてみた。ブーツも靴も見つからず、機体の残骸もなく、動物の骨さえなかった。

ところが、第五中足骨が見つかった場所から半径八フィート（約二・四メートル）以内に、別の小さな人骨が四つ、いずれも左足のものが見つかったのだ。大きさや色や見た目などあらゆる点から例の中足骨と比べた結果、どれも同じ人物の骨と見られた。だが、骨はどれも畝の上にぽんと置かれており、中足骨と同じように、地面に埋まってもおらず、土がこびりついてもいない。見つけてもらうためにわざとそこに置かれた、というのが私の見立てだった。

当然、回収業者は、骨のことは何も知らない、出どころもわからない、と言うだけだった。しかし、発掘調査をするように仕向けるのが彼らの目的だったとしても、それは失敗に終わった。警察も軍当局も、わざと置かれたものだという私の意見を聞き入れたからだ。私は、今回の件は発掘作業をおこなう正当な理由にはならない、とも助言した。

一方で、骨のＤＮＡはいちおう採取したほうがいい、万が一パイロットの家族のものと一致する可能性がなくはないので、ともアドバイスした。とはいえ、当時のＤＮＡ採取法は現在ほど高度なものではなく、どの骨もかなり風化が進んでいたので、検査に必要充分な遺伝物質は得られなかった。結局、骨は身元不明者のものとして埋葬されたように思う。こうしてスピットファイアとパイロットは、静かな沼地でもうしばらく眠る時間を与えられたのだった。

私が嫌なものといえば、足の骨以外に足の爪もある。爪も、その人のこれまでの人生について何がしか教えてくれる。足の爪は毎月約一ミリずつ伸びる（手の爪よりスピードはかなり遅い）ので、すっかり生え変わるには一年から一年半ほどかかる。つまり足の爪には、その人のおよそ二年間の記録が残っているわけだ。爪のつけ根の爪床と呼ばれる部分には直近の情報が、爪先にはいちばん古い情報が刻まれている。調べたいことがわかっている場合、科学者が爪を見れば、その人が住んでいた場所や食事の内容など、非常に多くのことがわかる。

ウォルフラム・マイヤー＝オーゲンスタイン教授のグループが個人の特定における安定同位体分析の役割について研究をおこない、それを法医学に応用したことは、じつに画期的だった。ある少年の死亡事件で父親が有罪となったのは、マイヤー＝オーゲンスタイン教授の専門知識によるところが大きい。

子供が呼びかけに応じないとの連絡を受けた救急隊が現場に向かうと、哀れなほど痩せ細った少年が倒れていた。階段の手すりに複数の血痕があり、漆喰の壁に球状のへこみがあったため、救急隊は警察に連絡した。少年は病院で死亡し、検死解剖の結果、頭部と内臓にいくつも損傷があり、古傷もたくさんあることがわかった。少年の父親は、子供を叩いたことは一度もないし、子供の死にも自分はまったく関係ない、子供のことはかわいがっていた、と話した。

少年の骨や足の親指の爪や筋肉から採取した組織のサンプルが検査に送られた。そして親指の爪から、少年の過去一年間の栄養状態が順を追って明らかにされた。

マイヤー＝オーゲンスタイン教授は少年の食生活を三つの時期に分け、二度の変化があったことを指摘した。死亡時から最も遠い時期に当たる一年前から四か月前までは栄養状態が安定していて、ごく普通の雑食性の食事をしていた。四か月前に大きな変化があり、それまでのC４植物（トウモロコシ、サトウキビ、キビ・アワ・ヒエなどの雑穀）中心の食生活から、C３植物（小麦、ライ麦、オート麦、米）中心のものに変わった。こうした変化が見られるとき、理由として考えられるのは、暑くて空気が乾燥した土地から、もう少し気温の低い温帯の土地へ引っ越したことである。さらに少年の最後の二か月は、それまでの雑食性の食事が一変して、動物性たんぱく質をまったく含まない食事になっていた。

警察の取り調べにより、少年は亡くなる約四か月前まで母親とパキスタンに住んでいて、父親とはまったく接触がなかったことがわかった。その後、少年はイギリスに来て父親に養育されることになったが、最初のうちは、ほぼ祖父母が面倒を見ていた。ところが亡くなるまでの二か月間は、父親だけが少年の世話をしていた。少年の痣や傷はたまたまできたものだと聞かされていた祖父母は、孫の身に何が起こっていたのか疑いもしなかった。そしてついに父親が故殺だったことを自白し、禁固一九年が言い渡されたのである。

人間の体は嘘をつかない。だが、専門家がやさしくなだめすかしてやらないと、真実を語ってくれないことがある。それは足の爪でも同じだ。

足はその持ち主の生活について、ほかにもいろいろな情報を与えてくれる。たとえば小さな針の跡を見つけた法人類学者は、薬物の静脈注射の跡ではないかと身構える。足は薬物注射のときに好んで選ばれる場所ではないが（普通は上肢だろう）、習慣的に四年も注射を続けると静脈が傷んで針を刺せなくなるので、常習者は脚や足に打つようになる。足裏には軟組織があまりないため静脈が見えやすく、刺す場所も決めやすい。常習の証拠になる注射跡が靴下や靴で隠せるのも都合がよい。

薬物注射に足の静脈を使う場合、親指と人差し指のあいだがよく選ばれるが、傷が治りにくく、膿瘍や感染症、静脈破裂、血栓症、静脈性下腿潰瘍といった合併症の危険がある。また、足の静脈は細いので、薬の注入時に破裂しやすい。ヘロイン中毒者は注射跡を隠すためにタトゥーを入れることが多く、とくに足の親指と人差し指のあいだにタトゥーを見つけると、私たち法人類学者は念入りに足を調べたほうがいいと考える。

足にはたくさんの神経終末が集まっているため（触られたらどんなにくすぐったいか、考えてほしい）、感じる痛みが強烈で、神経がすり減る。だから相手を痛めつけたいとき、足は絶好の場所だ。足裏をくり返し打つ太古の風習〝ファランガ〟は、今では欧州人権裁判所によって拷問の一形態として認識されているが、中東や極東の国々を中心に、世界じゅうにその記録が残っている。この拷問を受けると歩行障害が残ったり、ときには足の骨が折れたりすることもある。

二〇一四年一月、ロンドンに拠点を置く国際法律事務所から突然、連絡をもらった。ある独立系国際調査団のメンバーを集めているところで、国際弁護士や法科学者も必要だという。カタールに飛んで写真を見てもらえないだろうか？　滞在期間は一週間足らず、活動中の経費はすべて事務所側が持つ。航空券は指定の日時にヒースロー空港で受け取れるようにしておく、という。写真に何が写っているのか、チームのメンバーは誰なのかは知らされなかった。

慎重に判断しようと、その法律事務所について調べてみた。きちんとした事務所のようだし、連絡してきた男性はきわめて評判のよい国際弁護士だった。外務省の窓口担当者にも相談したが、とくに心配する要素はなさそうだという。

だが、それはあくまでも自分で調べてわかったことだ。そもそも行くときは私一人だし、それだけでも身の危険がある。法律事務所から追って連絡もなかったので、運を天にまかせようと思った。いずれにせよそのときはロンドンにいたので、ヒースローに行って航空券がなかったら、それはそれだ。もしあったら……新たな冒険の始まり始まり。

そして航空券が私を待っていた。しかもファーストクラス。ほっとすべきか不安になるべきかもわからなかった。それでも搭乗して通路の左側に進むのはいい気分だったことは認めざるを得ない。たまに出張のときにビジネスクラスを使う贅沢は許されていたが、ファーストクラスはまったく別物だと思い知ることになった。

残念なことに、そのときの私は一か月間ずっと悩まされていた内耳炎がやっと治りかけてきたところで、飛行機に乗るのが心配だった。治療の妨げになるかもしれないのでアルコールは控え、食事にも細心の注意を払うつもりだった。飛行機に乗って、あの耐えがたい乗り物酔いのような症状が戻ってくるのが怖かったのだ。だから人生初の、そしてたぶん（もともとしまり屋なので）最後になるであろう広々としたファーストクラスの席に座りながら、シャンパンや高級ワインやホタテ、ステーキ、チョコレートなど、勧められるものをことごとく断って、パンと水だけもらった。それでもすばらしいひとときだったことに変わりはない。ベッドはすこぶる寝心地がよく、客室乗務員の気遣いも完璧で、お土産は全部ディオールだ。とはいえ、いつ正体を見破られてもおかしくない詐欺師になったような気分は、どうしても拭えなかった。

ドーハのハマド国際空港に着くと、ファーストクラスの全乗客はそのまま待機するように言われた。到着ターミナルに向かうリムジンを各乗客に用意しているようだった。内心、こういう旅にもようやく慣れてきた、などと思い始めていた。そして私の名前が呼ばれ、最後まで待つようにと言われた。そういうことか。一人だけとぼとぼ歩いてターミナルに向かうはめになるのだろう。

ところがなんと私のために特別リムジンが用意され、ある大物政治家が空港からホテルまで案内してくれたのだ。彼が私のパスポートを預かって、入国審査で話をしてスタンプを押してもらい、荷物を受け取ってくれているあいだ、私はリムジンでのんびり待てばよかった。それでも、どことなく不安で落ち着かない。国がここまで手厚く扱ってくれるときは、相応の代償を払う必要があると思うから、気が抜けなかった。「タダより高いものはない」ということわざもあるし、何よりこの待遇はあまりにも不自然だった。

超高級ホテルに案内され、プライベートスイートに通された。そのフロアの宿泊客は全員、私が所属する調査団のメンバーで、仕事中はフロアに籠(こも)ったままでいられるというわけだ。何をすることになるにせよ、カタール政府が全面的に支援しているのだと今でははっきりわかった。調査団のメンバーは六人。そのうち三人は世界有数の国際刑事弁護士だ。私のところに最初に連絡してきた弁護士もいて、話してみると本当に感じのいい紳士だとわかった。心強かったのは、友人のイギリス人法病理医も来ていたことだ。それに私、という顔ぶれだった。私たちは政府高官から簡単な説明を受けた。

二〇一一年の「アラブの春」をきっかけに、シリアではバッシャール・アル・アサド大統領に対する大規模な反政府運動が起こった。多くのデモが武力で鎮圧され、大勢の男たちが行方不明になったり拘束されたりした。「フィナンシャル・タイムズ」紙によると、続いて勃発した内戦の最初の二年間で、カタールはシリアの反政府勢力にすでに「三〇億ドルもの」資金提供をおこない、さらに亡命者とその家族向けに難民援助として年間およそ五万ドルを供出する予定とのことだった。そうした亡命者の中に一人の男性がいたが、私たちは「カエサル」というコードネームしか教えられなかった。

カエサルが戦争犯罪調査官に語った話では、アラブの春以前の彼は法科学捜査官だったという。だがシリアで反政府運動が始まると、シリア憲兵隊のカメラマンになった。彼の仕事は、ダマスカスの二つの陸軍病院で「死亡した拘束者の写真を撮影」することだった。要は、軍収容所で死亡した人々の書類を作成するための写真である。彼は、処刑や拷問の現場を目撃したことはないと言い、それでも、きわめて系統だった死亡者記録システムについて詳しく語った。

病院に運ばれてくる人には全員、二種類の番号がついていた。一つは入院時に割り振られる番号、もう一つは収容所での番号だ。カエサルは、死亡男性一人ひとりの顔写真を入院番号とともに撮影した。顔写真は男性の家族に送られたが、その際にはお悔やみの言葉とともに、息子（や夫や父親）は病院で自然死した、この写真は死亡証明書の発行に必要なものである、との説明が添えられた。

どの死亡者についても顔には拷問の痕跡はなく、すべて顎から下だったという。そうした痕跡も写真に撮らなければならず、そのときは必ず収容所番号を添えた。拷問が命令どおりに実行されたことを証明するためだ。

カエサルは、目の前で起きているあまりにも恐ろしい組織的な戦争犯罪がしだいに許せなくなり、国外脱出の手段としてカタールの難民援助活動にかすかな望みを託して、反政府組織と連絡を取り合うようになった。すると、自分の身を危険に晒すことになるとはいえ、ぜひ死亡男性たちの証拠写真をコピーしてほしいと依頼された。彼は毎日、靴下の中にＵＳＢを隠して職場の外に持ち出し、反政府組織に渡した。

反政府組織はＵＳＢをひそかに国外に持ち出し、二〇一三年八月にカエサルは交通事故で「死亡」した。実際には、悲しみに打ちひしがれる彼の家族が葬儀をとりおこなうあいだに、彼自身もひそかにシリアから脱出していた。そして二〇一四年一月に彼と私たちがドーハで会ったときには、家族もシリアを無事に脱出して彼と合流していた。

カエサルは、一万一〇〇〇体以上の遺体を写した五万五〇〇〇枚以上の写真をコピーしていたが、どの写真にも飢餓や激しい殴打、首を絞められた跡など、拷問や殺害の形跡が見られた。調査団の弁護士の役割は、カエサルと面談して信用できる証人かどうか判断することであり、法病理医と私は、五万五〇〇〇枚の写真をできるだけたくさん見て、捏造や複製の可能性はないか判断するのが使命だった。

調査団は証拠の真偽を見極めるに当たって細心の注意を払った。いかなる政治的立場の人間にも都合よく利用されることのないように、メンバー全員が気をつけた。調査団が独自の結論を出すこと、他の関係者の干渉を受けないこと、調査結果は公平で正当なものであることが必要とされた。

法病理医と私の車がホテルからドーハのダウンタウンのアパートメントに向かうときは、大きく遠回りした。そのアパートメントには三回行ったが、同じ道は二度と通らなかった。カエサルの居場所がよそに漏れないよう、いつも後方からカタール特殊部隊がついてきた。

異常がないことが確認され、アパートメントに入れるようになるまで、私たちは車中で待機した。部屋の入口で警備員にボディーチェックされてから、ほんのわずかな家具しかない居間に通され、しばらく待たされた。ようやくカエサルが居間に現れ、紹介された。物静かで感じのいい人だった。ノートパソコンが運ばれてきて、中のフォルダを見ることを許された。そこには無数の写真があり、すべて男性の遺体だった。最初の一時間は写真にざっと目を通しながら、写っているものに慣れようとするのと同時に、捏造やコピーの形跡がないか注意深く見ていった。

最初、カエサルは当然ながら私たちをひどく警戒していたが、ともに過ごすうちに私たちの質問に疑わしい意図はないとわかって安心したのか、しだいに打ち解けていった。写真はすべて自分で撮ったものかと訊くと、そうではないと言う。殺害の現場を見たことはあるかと尋ねたときには、ないとはっきり答えた。彼の口ぶりには、大げさに話しているそぶりはなかった。

一枚の写真に、撮影者の親指が写り込んでいた。隣に座ったときにカエサルの手をじっくり観察したので、彼の指でないことはわかっていたが、あなたの指かと訊いてみると、違うと言う。さまざまな角度から質問を投げかけてみたが、彼の答えはいつも矛盾がなく明快で、わからない場合はストレートにわからないと答えていた。

私たちが書く予定の報告書についても話をしたが、私はそのときはまだ報告書の最終的な目的を知らなかった。カエサルを囲む男たちは、報告書に写真は一枚も載せてはならないと頑として譲らなかったが、私は、これらの写真には視覚的に非常に大きなインパクトがあると主張して、再考を促した。そしてもしコピーの許可をもらっても、再現できない方法で顔や番号を黒く塗りつぶす加工を施せば、誰の写真かわからなくなることを実演してみせた。話し合いを重ねた結果、被写体の匿名性が必ず守られるのであれば何枚か（一〇枚以内）使っていいと認めてもらえた。これで報告書の価値もインパクトもぐんと上がるので、私たちにとっては大きな勝利だった。

ファイルの写真をすべて丹念に調べる時間がないことはわかりきっていたので、写真に写っている損傷の全体像を把握するため、おおまかな傷の種類ごとにフォルダを作って、ランダムに選んだ写真（ディップ・サンプル）を該当のフォルダに入れていった。こうして五五〇〇枚近くの写真を分類した。

カエサルと同じく、私たちも顎から上の部分には拷問の跡は見つけられなかった。しかし、チェックした写真の一六パーセントには、首を横断する索条痕があった。だが、首を吊った跡ではない。縊死では、索条痕は首の後方に向かって上向きに残るからだ。私たちの見立てでは、いずれも首を絞められてできたもので、拷問によるものと考えられる。ある写真では、拷問に使われたと思しき車のエンジン用のファンベルトが首にまだ巻きついていた。手首や足首に拘束の痕がある写真もあり、結束バンドがそのまま写っているものもあった。

写真の五パーセントには、いわゆる〝二重条痕〟が見られた。鉄やプラスチックの棒など、細長い円柱状のもので打たれてできるもので、皮膚が裂けて間隔のあいた二本の線状の痣が生じる。この痣が平行して何本も胴体にはっきり残っているだけでなく、手脚に見られる写真もあった。ある写真では、上半身全体に数えきれないほど——五〇本以上も——できていたが、これは拷問中、体を拘束されていたからに違いない。普通なら、身を守ろうとして体を縮めるものだからだ。

さらに、抽出写真の六〇パーセント以上で、はなはだしい衰弱が見られた。遺体の多くはひどく痩せ細り、第二次世界大戦中の強制収容所の写真を見ているかのようだった。全身の骨が浮き出て肋骨がはっきり見えたし、頬がげっそりこけていた。

分析した最後のカテゴリーは、下肢、とくに脛と足の外傷だった。写真の五五パーセント以上に、脛と足の広範囲にわたって潰瘍（かいよう）が見られた。はっきりした原因は不明で、拷問後の様子しか見ていないカエサルからもヒントは得られなかった。考えられる原因は、褥瘡（じょくそう）、血管不全、たとえば熱いものや冷たいものを押しつけられたことによる損傷、栄養不足からくる組織破壊などだ。しかし、これだけ多くの若年男性に潰瘍性の病変が見られるのは、自然発生的にはまずありえないことだった。

最もありうる原因は、たとえば膝をきつく縛って下肢への血流を滞らせるような、苛烈な拷問で起きる静脈不全症である。体に長時間強い圧力がかかると、血管が破裂したり皮膚に潰瘍ができたりするのだ。チェックした写真のうち、半分以上の男性の両下肢にこれらの症状が見られることから、彼らがどういう種類の拷問を受けていたのがうかがえた。

拷問による損傷を正確に診断したい法科学者の立場からすると、望ましい方向から撮られた写真ばかりではなかったので、ファランガの拷問を受けていた可能性も否定できなかった。報告によれば、シリアでおこなわれるファランガは、踵や母指球より、柔らかい土踏まずを狙うことが多いため、拷問者同士で協力し合うか、被害者を身動きできないようにする必要がある。写真を見れば、拷問で損傷を負わされると同時に、その間拘束を受けていたことでも傷ができたのだとわかった。

カエサルは説得力のある、信頼できる証人で、提供された写真も本物だった。こうして私たちの〈ダ・シルバ報告書〉はカタールで完成した。その翌週、報告書は世界じゅうの新聞やテレビで大きく取り上げられ、英「ガーディアン」紙をはじめ、多くの媒体が全文を掲載した。報告書公表のタイミングは、国際連合の後押しのもとにシリア内戦の終結を目的に開催される「シリアに関する国際会議（ジュネーブ2）」に合わせた。会議前夜に公表された報告書によってアサド政権は窮地に立たされ、同政権がおこなった大規模な虐待行為は国際社会の激しい怒りと非難を浴びた。だがこの問題は、現在もまだ全面的な解決には至っていない。

この章はカエサルの言葉で締めくくるのがふさわしいだろう。彼はオバマ米大統領にこう言った。「私は自分と身近な家族の命を懸け、親戚まで身の危険に晒しました。アサド政権がおこなっている組織的な囚人虐待をどうしても止めたかったのです」

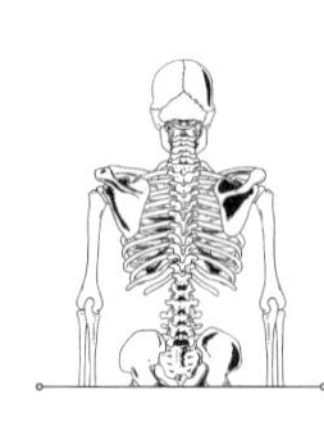

Tailpiece

尾部

まさか、クローゼットに隠した骸骨みたいな秘密を、洗いざらい話さなきゃならないような日が来るとは
——マーク・マグワイア（野球選手）

アメリカ人疫学者ナンシー・クリーガーの言葉は、私たちの体と私たち自身、そして周囲の世界との関係について、じつにうまくまとめていると思う。曰く、私たちの体が語る物語は、私たちの存在する環境と切っても切り離せない。自分の物語と他人の語る物語はたいていは一致する——しかし、いつもとは限らない。体は、他者には語れない、あるいは他者がけっして語らない物語を語ってくれるのだ。

私の前著が二〇一八年に出版されてから、大勢の人から手紙が来て、自分の体について話してくれた。何年ものあいだ普通と違うどんな症状を抱えているか、自分の体がどんなに奇妙ですばらしい構造的な特徴を備え、死んだあかつきにはどんな様子の遺骨が残るか、彼らは語った。そうしたすべての物語が、人間の体には驚くほどさまざまな違いがあることをいきいきと伝えると同時に、人は体について話すときにここまで率直になれるのだと教えてくれた。

本書は、体の部分ごとにスポットライトを当てている。法人類学者はそうして仕事をするものだからだ。遺体の身元確認に臨む私たちは、いざ直面するまで、体のどの部分が与えられるか、あるいはどんな保存状態か、どんなふうに切断されているか知る由もない。本書で紹介したあらゆるケースがそうであるように、私たちは目の前にある部位からできる限り情報を搾り取り、その人の身元や、生前の状況、どんな死を迎えたかなど、疑問の答えを出そうとする。

事実上、私が今携わっているこの分野を誕生させたある事例は、法人類学者の役割とは何か、それが司法手続きにどう役立つのかを、はっきりと示してくれる。これは法人類学者はもちろんのこと、すべての法病理医、解剖学者、警官、弁護士、裁判官にとって大事な話だと思う。私が今暮らし、仕事をしているランカスターと、故郷のスコットランドを結びつける事例でもあり、警察が解剖学者とともに仕事を進める様子を伝え、私たち世代の科学者や捜査官のために新たな道を拓いた画期的な捜査スキルを紹介している。また、私たちがあらゆる可能性を受け入れる心の広さを持ち、自分の技術をつねに磨き、真実にたどり着く新しい方法に目を配ることの大切さを教えてもくれる。

同様にこの話は、その遺体に何が起きたのかはっきりさせるまでには、ときにとても時間がかかること、そして、殺人捜査の終幕には必ず真実が明かされ、正義がおこなわれるべきだということにも改めて気づかせてくれる。バラバラにされた体の部分から何がわかるか、私たちはきちんと把握しておかなければならない。たぶん、私たち誰にとっても、興味深い練習になるのではないだろうか。自分を自分だと特定し、自分の身に起きたことを明らかにしたいとき、体が何をどんなふうに教えてくれるのか？　この本でやったように、頭から始めて爪先まで順に下りていくと、ささいな特徴が次々に見つかり、それが組み合わさるにつれてあなたやあなたの人生の肖像が作り上げられ、家族や友人が見ればすぐにあなただとわかる、その事実に驚くだろう。

この話の主人公はバクティヤール・ラストンジ・ラタンジ・ハキムという男で、彼は一八九九年にボンベイのフランス系インド人の裕福な中流家庭に生まれた。内科と外科の医師資格を取ったあと、まずボンベイの病院で、その後インド医療サービスで勤務したが、チャンスを求めて一九二六年にロンドンに移り住んだ。大きな野心を抱いてはいたが、ロンドンには有望な医師があふれており、ハキムは自分が大きな池でこそこそ泳ぐつまらない小魚だといやでも気づかされた。そこで、やはり医学のメッカだったエディンバラに居を移し、王立外科医師会の一員になるべく勉強に励んだが、三度も試験に失敗した。

インド人としての名前が自分の障害になっていると感じた彼は、もっとイギリス風に思える名前に改名した。だから、エディンバラのあるレストランの店長をしていたイザベラ・カーが彼と出会ったときには、すでに紳士然としたドクター・バック・ラクストンになっていた。短い最悪の結婚人生への架け橋となってくれると思えた。

生活のあと離婚したばかりだったイザベラには、そのやさしくて異国情緒漂う医師こそ、よりよい人生への架け橋となってくれると思えた。

ベラことイザベラは妊娠し、スキャンダルを避けるために二人はエディンバラを脱け出して、ロンドンに向かった。二人は夫婦を装い、ベラはそこで娘を産んだ。ラクストンは、ロンドンはやはり競争が厳しくて、成功するのは難しいと改めて思い知った。とうとう、外科には向いていないのかもしれないと思い至り、競争のあまり激しくない土地で一般医として開業したほうがそこそこ稼げるのではないかと考えた。

そこで一九三〇年、三人は一家でランカスターに引っ越した。その貧しい北部の町は人口のわりに医者が少なく、新たに開業するにはうってつけの場所だった。土地は安く、ラクストンは銀行から金を借りて、ダルトン・スクエア二番地のジョージアン様式の大きな家を買い、そこを自宅兼医院にした。

まもなく医院は繁盛し始めた。ラクストンは一般医として人々から高く評価された。とくに、当時は妊婦や新生児の死亡率が高かったこともあり、名産婦人科として評判だった。保険制度がまだない時代だったから、薬代も診察費も全部患者が負担しなければならないなかにあって、どうしても払えない貧しい患者からは金を取らないことでも知られていた。

ラクストンのこざっぱりした外見や医者としての腕前、やさしい物腰、ベラの社交性や人を惹きつける魅力のおかげで、二人はすぐに地元社交界にも受け入れられた。五年もすると、さらに二人の子供に恵まれ、表面的には幸せな家族に見えた。家には居心地のよさそうな家具がしつらえられ、一九三〇年代当時としてはステータスシンボルと言える自家用車が一人に一台ずつあった。家事をまかせられる使用人を何人か雇い、近くの海岸の町モアカム出身のメアリー・ロジャーソンという住み込みのメイドも一人いた。

しかし、そんなきらびやかなおとぎ話は見せかけで、夫婦の関係はぎくしゃくしていた。ベラは野心にあふれた、こうと決めたら引かない女性だった。医者の妻という役割に飽き足らず、自分で事業を立ち上げ金を稼ごうと考え始めた。ラクストンは手綱を握りたがり、ベラは自由を欲しがった結果、二人がしょっちゅう大喧嘩をしていることは誰の目にも明らかだった。警察も何度か呼ばれ、ベラは首の痣を彼らに見せて、夫に暴行されたと訴えた。子供を連れて頻繁に家出したが、結局いつも帰ってきた。当時のDVに対する世間の受け止め方は、一家の主人は男であり、彼が家をどう管理し、妻をどう扱うにしろ、他人が口出しをすることではない、というものだった。

かつてはラクストンを慰めていたベラの明るさが、今では不安と苦痛の源だった。彼女の独立心や浪費に腹が立った。美人とは言えない容姿ではあったが、そのカリスマ性に若い男たちが引き寄せられ、ラクストンは嫉妬に狂った。恋人がいるに違いないと思い込み、二度と自分のもとには戻ってこないだろうと憤慨した。

事件が起きたのは、一九三五年九月一四日、週末のことだった。ベラはその土曜日の夜、ブラックプールに住む二人の姉妹のもとを訪れ、世界的に有名なイルミネーション見物をする予定だった。

でも、夫が不満そうだったので、また喧嘩になるのがいやで、姉のところに泊るつもりだったのを急遽取りやめ、その晩のうちにランカスターに車で戻ることにした。ところが、彼女が帰ってきたときにはすでに午前一時を過ぎており、ラクストンからすると、それは妻が別の男と会っていたことの裏付けだった。

九月一五日日曜の未明にベラが帰宅したとき、ラクストンはおそらく彼女を待っていたのだろう。過去にも首を絞める暴行を働いたことがあるので、扼殺だったのかもしれないし、火掻き棒で殴り殺したのかもしれない。目撃者はいなかったので、方法はわからない。いずれにせよ、ベラは死んだ。メイドのメアリー・ロジャーソンは騒ぎを聞きつけ、階下に下りてきたところで、同じ目に遭ったものと思われる。顚末は不明だが、とにかく彼女もそのとき、命を落とした。その後、階段で見つかった血痕の量からすると、女性の一方、あるいは両方が刃物で刺された可能性もある。

ラクストンは内縁の妻とメイドを最初から殺すつもりだったのか？　それは違うと思うが、いずれにしても二人は死亡し、彼はどうするか決めなければならなかった。すべて白状して、キャリアも評判も捨てるのか？　さっさと荷物をまとめて逃亡するか？　なんとか隠蔽するか？　ラクストンが選んだのは最後の選択肢だった。とても頭の切れる男だったことは間違いないが、慢心するところがあり、自分の脳みそを買いかぶりすぎていたうえ、警察の能力を少々見くびっていたのだろう。何かもっともらしい話をでっち上げなければならなかったが、それより今しも階段下の絨毯に血やら体液やらがどんどん染み出している二つの遺体をどうにかする方法を見つけるのが先決だった。

　切断するのが理にかなった解決策だと思えたのだろう。体の構造ならよくわかっているし、法医学の知識もあり、道具も揃っている。だがそれだけでは足りなかった。秩序立てて事を進め、バラバラにしたものを捨てる場所を確保し、汚れをきれいにしなければならない。そういう後始末をしながら、医者としての仕事をこなし、今は部屋で寝ている三人の子供の世話を、メイドの力を借りずにやるのだ。

　彼は階下から遺体を引きずって浴室に運んだ。遺体を切断するならそこがいちばんやりやすい。浴槽という体の形と大きさに合った容れ物とあらゆる体液を洗い流せる排水システムがある。血抜きをしなければならないことも知っていただろう。家じゅうに血の跡を残すわけにはいかないし、やるなら血が凝固して作業が困難になる前に急いで始めなければならない。正体をわかりにくくするために顔などを損壊する必要があっただろう。完璧を期さずとも、そのうち腐敗してしまうだろうが。

　適切な道具と技術があれば、遺体の切断にはじつはそう時間はかからない。ラクストンはまず妻のベラから始めた。彼女を浴槽に入れ、服を脱がせ、胴体の皮膚を剝ぎ、乳房を切除した。喉仏で男女の違いがわかるので、喉頭を取り除いた。同様に外性器と内性器も除去した。唇、耳、目、頭皮、髪を削ぎ落した。そのあと首をはずした。頰を削ぎ、前歯など、記録と照合できる治療痕のある歯をすべて抜いた。骨盤を切り離し、下肢の肉を削いだ。足首が目立って太いことを知っていたからだ。指紋の照合ができないよう指先をすべて切り落とした。おもな関節を正確かつ巧みに切断した。大きな失敗は一度だけ。特徴的な右足の腫物を切除しようとしてメスが滑り、自分の手をかなり深く切ってしまったのだ。そのせいで作業が遅くなり、メアリーについてはそこまで念入りにできなかった。

この時点で、ラクストンは相当疲労していただろう。当初勢いよく噴出していたアドレナリンも枯渇し、怪我をしていたうえ、すでに道具も切れ味が悪くなり、血や体液でつるつる滑ったはずだ。メアリーだとわからないようにすでに顔の多くの部分を切除し、母斑を隠すために大腿部の皮膚も剝いだものの、手足はそのままにした。胴体部分は見つからなかったので、どこまで切断したのかはわからずじまいだった。

遺体の正体を隠すという意味では、文句なしの仕事ぶりだった。いや、みごとすぎたのだ。その作業そのものに、ラクストンは自分の手がかりを残してしまった。すっぱりと切断されたメアリーの肩関節と股関節は、それを手がけた人物が解剖学の知識と必要な外科的技術を持っていることを如実に物語っていた。そして、体の特定の部分が切除されていることは、当時の法科学では遺体の身元特定のために何が重要か、詳しい知識があることを示していた。

切断が終わると、ラクストンは浴室のドアに鍵をかけ、階段下の絨毯やおそらく壁もできる限り清掃し、血まみれになっていたはずの服を着替えた。その朝はそれから子供たちと朝食をとり、掃除婦の家を訪ねて今日は来なくていいので明日また頼むと告げ、子供たちを友人に預けて、ようやく人目を気にせず自宅で作業を再開できるようになった。

大きめの体の部分はひとまとめにして古い服や新聞紙で包んだ。今彼の手元には、バラバラの体が入った大きな包みが一つ、それに、それぞれ個別に捨てたい、服や身元特定につながる切除した体の部分や組織があった。ラクストンはガソリンを買い、何晩かかけてそれらを裏庭の古いドラム缶で焼いた。

ベラとメアリーの姿が見えないことについて、彼はいろいろな話をでっち上げた。まずメアリーの両親には、妊娠したので、堕胎させるためにベラがよそに連れていったと説明した。堕胎は違法行為なので、そう言えば両親が警察に届けを出すのを控えるだろうと思ったのだ。しばらくはまわりの人々を自宅から遠ざけておけたので、遺体の包みをどうすればいいかじっくり考える時間ができた。使用人や患者たちによれば、そのときのラクストン家からは変な臭いがしたし、絨毯がいくつか消えていたうえ、本人も身なりが乱れ、疲労困憊した様子だったという。ラクストンは人によって、家の内装を変える準備をしているとか、ストレスと不安でつい服装がだらしなくなり、それでベラがまた家を出ていってしまったとか、言い訳を変えた。手に包帯をしているのは、ドアに挟んだからだと説明した。だが嘘をうまくつきたければ、話に一貫性を持たせるべきだ。

遺体を捨てるのに、自分の車を使うわけにはいかないと気づいた。近所の人たちが見れば、すぐに彼だとわかるだろう。そこで地元のレンタカー店でトランクの大きな地味な車を借り、北のスコットランドをめざした。たとえスコットランドで遺体が見つかっても、国境をまたいでイングランド警察に問い合わせが行くことはまずないと考えてのことだろう。

九月一七日火曜日早朝、彼は下の息子を連れて、イングランドとの国境に近い、距離にして一五〇キロメートル以上離れたモファットの町までレンタカーで行った。こんにちのようにスピードの出せる車があり、高速道路が縦横に通っている状況なら二時間もあれば到着するが、一九三五年当時はもっと時間がかかった。ラクストンは、ダンフリースシャーのモファットの町から数キロメートル北にある、ガーデンホーム・リン川にかかる古い石橋で車を停めた。強い雨が降ったばかりで、氾濫しそうなほど水量が多かった。彼はトランクの中身をその欄干越しに急流に放り投げた。

午後一二時二五分、自転車に乗っていた人が、ケンダルで南に向かって飛ばしていた車に衝突されたと警察に届け出た。その人は車のナンバーをメモしていたので、警官は通りの先のミルソープの警察に連絡を入れた。待ちかまえていた警官が、走ってきたラクストンの車を停めた。怪我人はいなかったので、ささいな交通事故として記録されただけで、ラクストンはそのまま放免された。患者思いの医者らしく、ランカスターで患者が待っているのでスピードを出してしまったと説明した。しかしこれはラクストンにとっては大きな失敗で、本人もそうわかっていたはずだ。スコットランド国境から戻る途中のカンブリアに、レンタカーに乗った彼がいたことが、日付や時間とともに正式に記録されてしまったのだから。

二日後、彼は再び残りの荷物を持って、スコットランドをあちこちまわった。今回はもっと慎重になり、誰にも見られないようにアナン川やその支流の方々で遺体を捨てたと思われる。

九月二五日、メアリー・ロジャーソンの家族はいよいよ娘のことが心配になり、警察に捜索願を出した。雇用主のラクストンは事情を訊かれ、すでに清掃済みだった庭を警察隊がひと通り捜索した。

九月二九日日曜日、ベラとメアリーが殺害されてから一四日後、モファット近辺を散歩していた若い女性が、橋からガーデンホーム・リン川を眺め下ろしたとき、川面から腕と手が突き出しているのが見えた気がした。地元の男たちが集められ、確認したところ、岩に引っかかっていた包みが見つかり、人間の頭部と上肢が入っていた。ダンフリースシャー警察隊の警官たちが自転車に乗ってすぐさま駆けつけた。

その川だけでなく、周辺の小川や溪谷、さらにはアナン川も捜索され、二つ目の頭部を含む十数個の人体の各部分が発見された。布や服にくるまれているものもあれば、濡れた新聞紙に包まれているものもあった。当時はもちろん鑑識などなく、DNA鑑定も、鑑識写真も、夜間に現場を照らす発電機もない時代だった。それでも警官たちはみな有能で、すばやく徹底的に捜索をおこなった。見つかる限りあらゆるものを回収し、細部まで漏らさず事細かにメモを取った。遺骸はモファットの墓地の隅にある遺体安置所に運ばれ、そこで検死医の到着を待った。

目録作りは翌日おこなわれた。やり方は現在とほとんど同じだ。その時点では腕が二本、上腕骨が二本、大腿骨二本、下腿骨二本、胴体上方一つ、下腿骨の下方部分二本と足、骨盤部一つ、損壊された頭部二つ、合計で七〇個近くの人間の遺骸が発見された。それらが包まれていた布や新聞紙もすべて剝がされ、きれいに洗われ、丁寧に乾かされた。

自然死でないことは明らかで、少なくとも二人以上の人間の遺骸が含まれていた。どう見ても、専門技術を持つ者による切断だった。警察は、医師がおこなったものか、あるいはすべてただの悪ふざけか、どちらかだろうと考えた。解剖学教室から持ってきた人体を医学部の学生が捨てたのかもしれない。ただ、被害者が地元住民なのか、あるいはどこか別の場所からモファットに運び込まれた遺体なのかがわからなかった。その時点では、犯人を見つけて全容を解明するには、遺体の身元を特定することが最優先だった。

目録作りで明らかなとおり、まだ見つかっていない部位があり、犬を使ったその後の捜索でさらに数点発見されたとはいえ、二人分の体を完成させるには程遠かった。当初の分析では、被害者は年配男性と若い女性だとされた。この誤解によって、行方不明の女性二人に目を向けようとする者がいなくなった。地元では条件に合う行方不明者はおらず、捜査網は拡大された。とはいえ、発見場所がスコットランドだっただけに、それは南ではなく北へ向かい、グラスゴー警察が捜査に加わった。また、解剖学者や法医学者もグラスゴーとエディンバラの伝統校から派遣された。

主任解剖学者はエディンバラ大学のジェームズ・ブラッシュ教授で、ほかにやはりエディンバラ大学の法医学教授シドニー・スミスと、グラスゴー大学の法医学教授ジョン・グレイスターが派遣された。三人とも国際的に高く評価されている学者で、皮肉なことに、ラクストン医師も敬愛していたようだった。彼が外科医の試験のために勉強していたときに、おそらくブラッシュ教授とスミス教授の授業も受けたはずだ。

彼らは体の各部分のマッチングを始め、シンプルに〈ボディ1〉、〈ボディ2〉と名付けた個人に振り分けていった。切断はおそらく外科手術か解剖の経験者によるもので、一部切除されているところがあるのは、遺体の身元につながる情報を消すためだと彼らは考えた。でも、切断の目的は性別や身元を特定されないようにすることだと気づいていながら、依然として年配男性と若い女性という仮定のもとで作業をしていた。防腐保存液を満たした二つの水槽が用意され、〈ボディ1〉用と〈ボディ2〉用に分けた各水槽に、それ以上腐敗が進まないよう、特定された部分が次々に浸されていった。

九月三〇日、モファットで身の毛のよだつような遺体が発見されたという記事が新聞に掲載されたが、そこにもやはり被害者は男性と女性だと書かれていた。ラクストンはさぞほっとしただろう。しかし、捜査に大きな進展をもたらしたのも、やはり新聞だった。

遺骸を包んであった新聞の一つは、一九三五年九月一五日付の「サンデー・グラフィック」紙で、一〇六七番という通し番号が印字されていた。ここから、遺体が投棄されたのはどんなに早くてもその日以降だということがわかった。そのうえ、それはランカスター一帯の地方版であり、さらに配布地域を絞ることができた。ランカスターとモアカムにしか配られていない地域限定の〝折り込み版〟だったからだ。

これによって、警察の捜査はランカスターとモアカムへ向かうことになった。そこでも遺体の特徴と一致する行方不明のカップルはいなかったが、女性が二人、姿を消していた。「大当たり！」と声があがったのはまさにその瞬間だろう。なにしろ、そのうち一人の女性の夫が外科医の経験を持つ一般医だとわかったのだから。警察は捜査を開始してからこの一二日間、ずっととんちんかんな方向へ進んでいたのだ。初期段階に警察に渡す情報の正確さがいかに大切か、その典型例だと言えるだろう。

有名な学者たちは、自分たちが間違っていた可能性を素直に認めた。ここにも大事な教訓がまた一つ。自尊心にしがみついて、捜査をそれ以上とんちんかんな方向へ進ませるな。一〇月一三日日曜日に、ドクター・ラクストンはメアリー殺害容疑で逮捕された。遺体を包んであった服が、家族によって確認されたのだ。

最新の法科学が活躍する最初の場面がここだ。ベラの指先は切断され、最後まで見つからなかったが、メアリーの指は残っていた。とはいえ、〈ボディ1〉の手の表皮は、長時間水に浸かっていたせいで起きる、〝洗濯婦の手〟とも呼ばれるデグロービング損傷を患っていた。それでも、より深層の真皮指紋が見えていた。指紋の専門家は、遺体の真皮指紋を採取することに成功し、それをダルトン・スクエア二番地のメアリーの部屋や、たとえばガラス器など、彼女が掃除を手伝うラクストン家のさまざまな場所で見つかった表皮指紋と照合した。

真皮指紋は薄くてあまりはっきりしていないとはいえ、外側の表皮指紋と模様は変わらず、身元確認では同等の利用価値を持つ。これは、真皮指紋が英国内の事件で利用された最初のケースで、法廷でも初めて証拠として認められた。

ゴムで〈ボディ1〉の手足の型がとられ、それがメアリーの手袋や靴とぴったり一致したが、ベラのとは合わなかった。母斑のあったメアリーの脚の皮膚が剝ぎ取られていたのは身元の特定を妨げようとしたことを示しており、消極的事実の証明となる。体の特定の部分がわざわざ損壊されていた場合、犯人は何を隠そうとしたのかという疑問が持ち上がるわけだ。

ラクストンはまずメアリー殺害の容疑で逮捕された。彼女の特徴に関わる証拠――性別、年齢、身長、服装、指紋、メアリーの特徴的な箇所が切除されていたこと、彼女の手袋や靴が手足にフィットしたこと――が〈ボディ1〉と一致したからだ。〈ボディ1〉は年齢一八歳から二五歳の女性で、頭部に複数の鈍的外傷があった。〈ボディ2〉は三五歳から四五歳の女性で、胸に五か所刺し傷があり、舌骨が骨折していた。こちらの個人的特徴のほうが念入りに除去されていたので、彼女をベラと特定することのほうがはるかに難しかった。

科学者たちは、二人の女性の写真に注目することにした。既存のメアリーの写真はどれも写りがあまりよくなかったが、ダイヤモンドのティアラをつけたベラの写真は理想的だった。今まで試したことはなかったが、頭蓋骨の写真を顔写真に重ねてみることにした。こうして、六〇年後も依然として使われていた例の技術、スーパーインポーズ法が誕生したのである。そう、第二章で取り上げた、テラッツォの怪物の二人の被害者の身元特定をしたときに私たちが使った方法だ。

まさに神がかったアイデアだったが、カメラマンにとっては恐ろしく辛抱強さが必要だった。メアリーの写真ではあまり納得のいく結果が出なかったことは事実だが、ベラのほうは大成功で、こんにちにでもそれは法科学を代表するイメージとなる。

一一月五日、ラクストンは内縁の妻を殺害した容疑で逮捕された。検察側は〝合理的な疑いの余地のない〟状況になるまで証拠を確保する必要があり、彼らとしては充分だと思っていたようだが、事件の目撃者はいなかったし、凶器も発見できず、自白も引き出せていなかった。ほとんど状況証拠しかなかったため、実証されてもいない、初めて使われる新しい法科学技術に依存しきっており、検察官も警官も法科学者もそれらが法廷で認められることを祈るばかりだった。

裁判では、検察側はメアリー殺害については訴追をあきらめ、ベラに関する証拠のみを根拠に主張を展開した。被告の有罪を何としても勝ち取るために最善の戦略をとると決めた場合、法廷ではまま起きることだ。メアリーの家族からすれば、娘の命が奪われたことについてラクストンに裁きが下されないと知ったとき、どれほどショックだっただろう。

ラクストンは無罪を申し立て、検察側は一一人の証人と二〇九点の証拠品を用意し、裁判は一九三六年三月二日月曜日にマンチェスター裁判所で始まった。捜査を主導したのはスコットランド警察で、法科学の専門家もスコットランド人であり、遺体が発見されたのもスコットランドだが、事件が起きたのはイングランドだったので、裁判もそちらでおこなわれたのだ。本来ならランカスター城にある裁判所で開廷されるのが普通だが、ランカスターは小さな共同体で、被告が有力者だったことを考えると公平性に問題が生じる懸念があったため、マンチェスターに移されたのである。

裁判は一一日間続いた。イングランドにおける殺人事件裁判の最長記録の一つである。事件時近辺とその後の出来事の目撃証言とともに、法科学者の証言も認められ、それが法廷でおこなわれた証言の大部分を占めた。最終日の三月一三日金曜日、陪審はわずか一時間強の審議ののち、全員一致で有罪の評決を出し、裁判官のジョン・シングルトン卿は被告に死刑を宣告した。バック・ラクストンは法廷からストレンジウェイズ刑務所に移送され、そこで絞首刑になる運命だった。

もちろんラクストンは上訴し、控訴審は四月二七日に開かれたが、当時の首席裁判官で、のちのバリー男爵ヒューワート卿はこれを棄却した。一万人以上のランカスター市民の署名を集めた温情を求める嘆願書が提出されたものの、これも却下され、一九三六年五月一二日に刑が執行された。ラクストンは享年三六で、あとには六歳、四歳、二歳の孤児が残された。

世間では、その後もこの事件と甲乙つけがたいほど恐ろしい事件が次々と起きている。ベラとメアリーの遺体はその後埋葬されたが、頭蓋骨だけはエディンバラ大学に保管されている。あの世からのメッセージだというさまざまなほら話が出まわり、酒場では淫らな歌がうたわれ、公園では妙な噂話が囁かれた。遺体が見つかった周辺は、地元で〝ラクストンのゴミ捨て場〟と呼ばれた。ダルトン・スクエアの屋敷はといえば、法科学者の検査のために内装の大部分が運び出され、その中にはラクストンが二人の女性の血抜きをして体をバラバラにした浴槽も含まれた。これは、ハットンのランカシャー騎馬警察で長年飼い葉桶として利用されていたという。

現在でも、この一九三〇年代の警察や法科学者たちと同じくらい、労を惜しまず証拠を調べ尽くすだろうか？　もちろんそうありたいと思う。彼らは本当にあらゆる手を尽くした。証拠品の丁寧な保存、スーパーインポーズ法や真皮指紋といった画期的な法科学技術の採用に加え、グラスゴーの昆虫学者アレクサンダー・メアンズ博士が呼ばれて、遺体で見つかったウジの分析がおこなわれ、推定死亡日時の範囲をさらに狭めた。これもこの当時産声をあげた新技術の一つだ。この事件の捜査にはありとあらゆる要素が詰まっており、もっと詳しく知りたい方はぜひトム・ウッド氏のすぐれた著書『Ruxton: The First Modern Murder（ラクストン：最初の現代的殺人）』を手に取ってみることをお勧めする。

もちろん現在では遺体の各部分からDNAのサンプルを採取して正確に個人を特定できるし、メアリーの両親やベラの子供あるいは姉妹からDNAを提出してもらってマッチするかどうか確認できる。でも私たちは、危険なことだとわかっていながら、大事なスキルを失ってしまっている。いつそれが必要になるかわからないというのに。最新式の技術が必ずしも答えを与えてくれるとは限らないのだ。

私たちはDNAに頼りすぎるようになり、分析機器が高感度になるあまり、汚染の可能性を指摘されて法廷で窮地に立たされる恐れが出てきている。法科学という意味で、DNAがどのように振る舞うか、じつはまだわかっていない点がある。たとえば、それがどうやって別の物質に移動するのか、移動した場合どれくらいそこに残存するのか。ある物質の表面から別の表面へ移動するのが、どれくらい容易あるいは困難なことなのかもまだはっきりしないし、DNAが混在しているサンプルの場合、解析が非常に難しい。

ＤＮＡは、それで個人を特定することはできるかもしれないが、法廷で被告の有罪か無罪かを確定させるには不充分だろう。だから、それを補強するできるだけたくさんの証拠が必要になってくる。また、ＤＮＡが役に立たないケースでは、ほかの科学的スキルやさまざまな分野の知識に頼らなければならないし、捜査官と科学者がチームとして協力し合えばすばらしい成果が出せると、おたがい認め合うことも重要だ。

早期解決できたならもちろんそれでいいし、誰が見ても明らかな答えがやはり正解なのだ。とはいえ、心に残るのはやはり、あれこれ知恵を絞らなければならなかった難しいケースだ。私たちがつねに念頭に置いておくべきなのは、自分が今目にしているどんな体の部位でも、それはかつて生きていた人間のものだ、ということだ。母親や父親、もしかすると兄弟姉妹や子供、友人や同僚など、大切な人のいる誰か。

人体を巡るここまでの旅でおわかりのとおり、法人類学者の仕事は誰かの人生の物語を創作することではなく、すでにその人の骨や筋肉、皮膚、腱などありとあらゆる組織に記録された物語を見つけ出し、理解することである。そして、恐ろしい出来事、悲劇的な事件、あるいは単に残念な事故と、それがもたらした死のあいだの架け橋になり、安らかに埋葬し物語を終わらせてくれる人へその遺体をお返しすることだ。

法科学は、小難しい最新科学ではない。ときに華やかで魅惑的に描かれることがあるとはいえ、実際はまったく違う。体力的にも知力の点でも感情的にもこたえる厳しい仕事ではあるが、刑事司法システムにわずかなりとも協力でき、自分の成し遂げたことがどこかの誰かの人生を大きく変えるのは光栄であり、この仕事ならではの特権でもある。

まもなく私にも、本当にへとへとになるこの仕事にもっと向いている後続の世代にバトンを渡す番が来るのだろう。業界のグランマ役を自分がやるなんて想像もできないのだが、知らないうちにその時はこっそり背中に忍び寄ってきているようだ。先日、テレビで犯罪学者のデヴィッド・ウィルソンと対談した番組を録画して観たのだが、自分自身についてすでにわかっていたことをいろいろと思い知らされた。でも、〝自分〟ということから離れ、一人の別の女性として客観的に眺めると、さらに多くのことに気づかされた。

母と父の面影がすぐに見つかったが、喋り方は違う。二人の訛りや口調は私には引き継がれていない。ただ、父と同じく、私は訊かれている質問をはぐらかしながらうまく話をすることができる。私の脳みそは今もまだ口よりも速くまわり、そのとき話していることの二歩先まで考えているのがわかる。身振りや声のトーンから、自分が不快に感じているとき、あるいは地に足がつきリラックスしているときが見て取れる。二度微笑んでいるが、一度は目が笑っていなかった。こうした特徴はすべて私らしさとして自分でも認識できるが、私が死んだときに法人類学者が骨や体を見ても、けっしてわからないだろう。

だから、見ず知らずの誰かが私たちの体から何を知ることができるか、遺体の身元確認をするときにどんな重要な情報が引き出せるのか、あるいは引き出せないのか、現実的になる必要がある。いつか、わずかなりとも残っていた私の遺体を調べる法人類学者がいたとして、彼／彼女が優秀なら、私が女性であること、死んだときの年齢、身長（一六七センチ）、もしまだ白髪になっていなければ、赤毛であることは突きとめてほしい。もし髪がなくなっていたとしても、遺伝子構造から髪の色はわかるし、ほかにも肌の色やそばかすがあるかどうか（ある）も判明する。私は白人（コーカソイド）で、典型的なケルト系だということも、たぶん判明するはずだ。

ほかにこんなことも見て取れるだろう。タトゥーはなく、先天異常もなく（私の知る限り）、変形はなく（これからあるかもしれない）、外科的に手を加えたところもなく、ありがたいことに、切断箇所や大きな怪我も今のところはない。事故でできた傷跡はいくつかあり、たとえば右手の指の指輪の下には、一〇代の頃にコンビーフの缶の縁で切った傷痕がある。今のところ手術痕は一か所だけで、以前おこなった卵管を結索する避妊術をやめる手術をしたときのものだ。骨盤を見れば、三人のかわいい赤ん坊をこの世に迎えたことがわかるだろう。実物の歯より詰め物のほうが多いこの状態は私がスコットランド人だということを大声で宣伝するはずだし、中にはもう抜かれてしまった歯もある。扁桃は切除済み。首、背中、腰、足の親指に関節炎の兆候がある。数年前にバイクに乗っていて氷でこけて、右の鎖骨を折った。

ネジやプレートなど埋め込まれているものは何もない。銃弾を受けたことも刺されたこともない。（少なくとも私の知る限りは）どんなたぐいの違法薬物も摂取したことがないし、毒物学者が調べればはずぐにわかるだろうが常用している薬もない。もろもろ考え合わせても、じつにつまらない平凡な体で、もし何か面白いものはないかと私の骨を精査することになる人には謝るしかない。

以前も言ったが、私が死んだら、遺体はダンディー大学の解剖学教室で解剖してほしい。イギリスではわが学部が先鞭をつけたティール法によって防腐処理してほしい。とても平凡な遺体だからこそ、物言わぬ優秀な教師になれると思う。私は学生たちに臨床の医師や歯科医師ではなく、ぜひ研究者になってほしい。研究者であれば、カリキュラムに解剖学がもっと組み込まれるので、必然的に人体構造について詳しく学ばなければならなくなる。そして、私の解剖が終わったら、骨をすべて集め、煮沸して骨髄内の脂質をすべて取り除き、そのあとまた組み立てて教材用骨格として解剖学教室に吊るしてほしい。そうすれば、死んでからも教師を続けられる。

煙になって空に漂っていったり、ただぼんやりと土に埋められるだけなんて、あまりに無駄だ。それに、解剖学者や法人類学者にとって、骨格標本になること以上にぴったりの将来の夢なんて、ほかにないのでは？

謝辞

謝辞は、感謝する相手があまりに大勢いると、意外に書くのが難しい。一冊の本を作るのは純粋にチームの仕事で、著者はその一員にすぎない。感謝すべき人々のリストの先頭に来るのは、まあ言うまでもなく、夫とかわいい娘たちである。私が一度に何時間も、何日も、ときには何週間も屋根裏部屋に一人侘しく籠るのに、じっと耐えてくれた。ドアから食事や何リットルものお茶を差し入れ、いらだちや疑問をしばしば爆発させることにも我慢してくれた。夫と娘たちなしでは、私には何の目的もなくなる。

私には、何年も前から私の面倒を見てくれている、第二の家族と言える人たちがいる。私がどんなに二人を大切に思っているか、うまく伝える言葉が見つからない。とてもすてきな、本気で頭がぶっ飛んでいるスザンナ・ウェイドソンと、冷静沈着で落ち着いた話し方のマイケル・アルコック。あなたたちと一緒にウェルカム・カフェテリアで楽しむお茶とケーキは本当に罪深い。これを書くように自分がどうやって言いくるめられたのかわからないけれど、とにかくありがとう。

私の〝黒幕〟なんて、格好よく自称しているキャロライン・ノース・マッキルヴァニーに。でもけっして陰になんていないわね、あなた。どのページにもでかでかとあなたの影響が特筆大書されている。あなたの才能には驚かされっぱなし。永遠に感謝を。

ステフ・ダンカンは本書の中にも登場し、カメオ出演ではあっても、大活躍している。いつも専門家として舵取りに手を貸し、正しい方向に導いてくれることにお礼を言いたい。

そして、第三の家族もいる。会ったのは一、二度だとはいえ、創造力にあふれる、本作りについては熟練の彼らこそが、裏方としてたゆまず仕事をし、そのみごとな力量でこの本を完成させてくれた。ケイト・サマーノ、シャリカ・ティールワー、カトリーナ・ホーン、キャット・ヒラートン、タビサ・ペリー、エマ・バートン、そのほかトランスワールド社チームのみなさん。それに、確実に私を導き続けてくれた不屈のレジェンドことパッツィー・アーウィンと、信じられないほど才能豊かなリチャード・シャイラーのすばらしいアートディレクションのおかげもある。みなさんに心の底から感謝したい。

とても小さなある一団の人々にも、心から敬意を表したい。解剖学や法人類学に携わる人たちである。私は彼らから多くのことを教えられ、彼らとともに長年たくさんの冒険をしてきた。

解剖学を学び始めた頃の先生がたはすでに他界してしまったが、彼らの熱意が私にしっかりと伝わり、今のようなキャリアを築くことができた。遅きに失した感が拭えないとはいえ、ジョン・クレッグ教授とマイケル・デイ教授が私を信じてくれたことに感謝する。

ルイーズ・ショイアー教授とロジャー・ソームズ教授に。私たちはともにすばらしい時間を過ごし、あなたがたから多くを学んだ。必ずしも話が全部耳に入っていたとは限らないけれど。ごめんなさい！

最後に、私の副官へ。私にとって特別な存在で、とても人には言えないおかしな体験をいくつも一緒にしてきた法人類学者であるルシーナ・ハックマン。人生の中で彼女と関われた人は誰でもラッキーだし、あんなに奇抜な人と知り合えたこと、ともに仕事ができたことに本当に感謝している。彼女は友人であり、同僚であり、共犯者だ。

訳者あとがき

アメリカの連続TVドラマ『BONES ―骨は語る―』(二〇〇五年～二〇一七年、シーズン12で完結)で一躍脚光を浴びた法人類学者だが、一般には意外と知名度は低いのではないだろうか。もともとは、二〇世紀初頭に産声をあげた、人類の形質・遺伝・生理などを研究する形質人類学の一分野だった。その後、数々の骨格研究から、年齢や性別、人種、身長などが識別できる骨の特徴がデータベース化されていき、やがてそうした研究をもとに、戦争や大規模災害、事故や犯罪の犠牲者の身元特定に形質人類学者が協力するようになったという経緯がある。アメリカでは一九五〇年代から六〇年代にかけて、法人類学という専門分野が誕生したようだ。

現代では、端的に言えば、白骨遺体や、腐乱・切断・焼失などによって全身形態がはっきりしない遺体から身元を割り出すことが、法人類学者の実務面でのおもな役割だ。もちろん、本書を読めばわかるように、仕事はそれだけにとどまらず、ほくろやシミの位置から同一人物かどうかを判断したり、古い墓の発掘をおこなったり、骨折の痕跡から虐待の時期を推定したり、さまざまだ。しかし、法病理医（検死医）が軟組織から死因や死の様態（どうやって死がもたらされたか）を主体的に特定する一方で、法人類学者は硬組織（骨や歯）を調べて法病理医や警察をサポートするという点で、立場が異なっている（ただしイギリスにおいて）。

スコットランド出身の著名な法人類学者で解剖学者である著者のスー・ブラックは、本書の中で再三、フィクションやメディアで取り上げられる法人類学者はじつに華々しいが、実際はそんなことはまったくない、と半ば呆れ顔で言っている。ドラマやミステリの主人公たちは、警察に協力しつつ法人類学の知識を駆使してみずからも捜査に乗り出し、危険もかえりみずに派手な冒険をくり広げるものだ。しかし現実の法人類学者は、遺体安置所や研究室で、ばらばらになった骨格や一センチにも満たない骨片を前に、地味で地道な作業をこつこつと積み重ねる。実際、本書に登場するさまざまなエピソードを見るにつけ、気が遠くなりそうなほど細かくて、時間と手間のかかる手順を踏んで遺骨を回収し、分析していくその姿に舌を巻く。こなごなになった頭蓋骨を組み立て、火災現場の瓦礫の中から焼け落ちた小さな手の骨を拾い、何層にもなった灰の中から骨片を見つけだす。

なお、本書の中にも少し触れられていたが、英国では、法人類学者は英国王立人類学協会で正式な資格を取る必要がある。法人類学委員会のもとで試験を受けて、クラス1から3までの三段階に分けられ、たとえばクラス1と認定されない限り、専門家として法廷で証言することはできないし、おのおのの任務の内容も細かく規定されている。

読んでいると、たしかにグロテスクな遺骸の描写や陰惨な殺人現場、ぞっとするような作業風景などについ好奇の目が行きがちだ。しかし、本書から最も伝わってくるのは著者の科学者としての透徹したまなざしと、遺骸——命を落とすまでは意気揚々と世界を闊歩し、家族も友人もいたはずの人間——の身元を一刻も早く明らかにし、ふさわしい人のもとへお返ししたいという情熱、罰せられるべき人を罰し、そうでない人は救うという正義感だ。そして、さまざまな事件やケースの真相の中からは、社会の闇や悲しい現実、人間のエゴや虚無、やさしさが浮かび上がってくる。著者の正義感の背景には、自分が幼い頃に受けた性暴力のことがあるのかもしれない、という告白は衝撃的だ。

とはいえ、全体を貫く論理的で理性的な筆致の中に、つねにとぼけたユーモアがちりばめられているところも、本書の魅力の一つだろう。そうした緩急のある文章で、ぐいぐいと最後まで読ませる。訳者は初めて本書を読んだとき、著者の法人類学と解剖学への強い愛と情熱にどこかマッドサイエンティスト的なものを感じ、笑うところではないと思いつつも、なんとなくおかしかった。自分が死んだら骨格標本にしてほしい、そして後学のために解剖学教室に吊るしてほしいなんて、ちょっと普通じゃない……気がするのだが、どうだろう。

本書は構成がまたユニークで、法人類学で骨格を頭のてっぺんから爪先まで順に調べていくのと同じように、骨格の部位ごとに章立てされ、それぞれが法人類学でどんなふうに役立つかを解説している。ふだんは見えない自分の体を形作っている骨にそんな秘密があったのかと驚かされると同時に、みずからの体や骨格を意識せずにいられなくなる。

とにかく、科学ノンフィクションとして秀逸なだけでなく、読み物として面白いのだ。

そして本書の面白さのかなりの部分が著者スー・ブラックの人柄にあることは、反論の余地がないだろう。一九六一年、スコットランドのインヴァネスで生まれた彼女は、本書の中にも登場するが、湖畔でホテルを経営する両親のもとで幸せな子供時代を過ごしたという。しかし、わずか九歳のときに顔見知りの男に性的暴行を受け、それが自分を内向的で自省的な人間にしたと本人は語っている。

じつはスー・ブラックは子供の遺骸の識別について研究し、論文や教科書を多数書いているほか、写真に写った手や腕から個人を特定するシステムを開発し、これは児童ポルノの作成者や撮影者の判別におおいに役立っている。幼少時に受けた性暴力がこうした児童虐待にまつわる研究にあなたを向かわせたのか、という質問に対し、あまり関係ないと思うと本人は答えているが、本書を読んでいると、やはり執念めいたものが感じられる気がする。

アバディーン大学で解剖学を学び、一九八六年に博士号を取得したあと、ロンドンのセント・トーマス病院で解剖学の教鞭を執りながら、法人類学にも研究分野を広げる。やがて外務省や国連に協力して、世界各地の紛争や災害の犠牲者の身元特定任務に携わるようになる。彼女が関わったケースを挙げると、コソボ紛争、イラク戦争、シエラレオネ内戦、インド洋大津波などがある。もちろん本書で取り上げられているグレナダ侵攻やシリア内戦もその例に含まれる。

二〇〇三年にはダンディー大学の解剖学および法人類学部教授となり、二〇〇五年には大学付属の解剖学・個人識別センターを設立して、後進の指導に当たった。国連災害犠牲者身元確認チームに所属する人々もここで訓練を受けている。

二〇一八年からランカスター大学に移り、副学長代理を務めている。二〇二一年には、オックスフォード大学セント・ジョンズ・カレッジの次期総長に選出された。

メディアの露出も多く、二〇一〇年から二〇一一年までBBCの『ヒストリー・コールド・ケース』に出演。著書も多数あり、一般向けに書かれたものとしては、世界の災害現場や警察で協力したさまざまなケースについて赤裸々に語った前著『All That Remains（唯一遺されたもの）』がベストセラーとなり、二〇一九年ゴールド・ダガー賞ノンフィクション部門の最終候補にも残った。本書はいわばその続編であり、やはり高い評価を受けた。

もちろん受賞歴も多く、数えきれないほどだが、二〇〇一年と二〇一六年には法人類学における功績に対して大英帝国勲章を受章、二〇二一年にはストロームのブラック女男爵として一代貴族に叙され、以降、無所属で貴族院議員を務めている。

そんな輝かしい経歴の持ち主だが、本書を読む限り少しも偉ぶるところはなく、謙虚に、そして情熱的に研究と法に奉じる姿勢がありありとうかがえる。社会や人間の闇に怖気を震いながらも、わずかな遺骨や遺骸から、それが秘めた物語を聞き出そうとする法人類学者の真摯さと人体の不思議に感動する読書体験になるはずである。

簡単に英国の法体系について触れておこう。英国法はイングランド法、北アイルランド法、スコットランド法の三つに大きく分かれ、それぞれ独自の法体系になっている。スコットランドは歴史的にフランスの影響が大きく、法体系も大陸法であり、コモン・ロー（英米法）であるイングランド法と一線を画している。たとえば刑法も異なっていて、イングランド法では陪審は一二名だが、スコットランド法では一五名と定められていることは本書でも指摘されている。

最後になりましたが、本書の翻訳に際しまして、訳出をお手伝いくださった波多野理彩子さん、作業をサポートしてくださった亜紀書房編集部の高尾豪さんに感謝いたします。ありがとうございました。

二〇二二年六月

宮﨑真紀

スー・ブラック

SUE BLACK

1961年スコットランド・インヴァネス生まれ。法人類学者、解剖学者。アヴァディーン大学で解剖学の博士号を取得後、ロンドンのセント・トーマス病院で法人類学者としてのキャリアをスタート。警察の犯罪捜査に協力する傍ら、英国法医学チームの主任としてコソボ紛争での戦争犯罪調査やスマトラ島沖地震の津波による死者の身元特定等にも尽力。ダンディー大学の解剖学・法人類学教授として2018年まで教鞭を執り、現在はランカスター大学副学長代理、英国王立人類学協会会長。2022年オックスフォード大学セント・ジョンズ・カレッジ学長に就任予定。BBC制作のドキュメンタリー番組にも出演し、前著『All That Remains（唯一遺されたもの）』（未邦訳）はサンデータイムズ・ベストセラーに。大英帝国勲章はじめ受賞歴多数。

宮﨑真紀

MAKI MIYAZAKI

英米文学・スペイン語文学翻訳家。東京外国語大学外国語学部スペイン語学科卒。主な訳書に、スザンナ・キャハラン『なりすまし 正気と狂気を揺るがす、精神病院潜入実験』、マイケル・ポーラン『幻覚剤は役に立つのか』（以上、亜紀書房）、カルメン・モラ『花嫁殺し』（ハーパーコリンズ・ジャパン）、ガブリ・ローデナス『おばあちゃん、青い自転車で世界に出逢う』（小学館）、メアリー・ビアード『舌を抜かれる女たち』、ジョルジャ・リープ『プロジェクト・ファザーフッド アメリカで最も凶悪な街で「父」になること』（以上、晶文社）など多数。

骨は知っている
声なき死者の物語

2022年7月28日　第1版第1刷　発行

著　者
スー・ブラック

訳　者
宮崎真紀

発行者
株式会社亜紀書房
〒101-0051　東京都千代田区神田神保町1-32
電話　03-5280-0261（代表）
　　　03-5280-0269（編集）
https://www.akishobo.com

装　丁
APRON（植草可純、前田歩来）

DTP
山口良二

印刷・製本
株式会社トライ
https://www.try-sky.com

Printed in Japan　ISBN978-4-7505-1749-0 C0040

好評既刊

意識はいつ生まれるのか

脳の謎に挑む統合情報理論

天才脳科学者が意識の秘密に迫る
極上のサイエンス・エンターテインメント。

マルチェッロ・マッスィミーニ
ジュリオ・トノーニ
花本知子＝訳

２２００円＋税

亜紀書房翻訳ノンフィクション・シリーズ　Ⅲ-10

幻覚剤は役に立つのか

うつ病、末期ガン等への医学的利用と変性する意識の深淵。
２０２２年７月よりＮＥＴＦＬＩＸにてドキュメンタリー化！

マイケル・ポーラン
宮崎真紀＝訳

３２００円＋税